新编临床专科护理技能

主编　郑　菲　张　翔　石赞华　高鸿雁
　　　汪　萃　马万里　赵伟宏　石　丽

吉林科学技术出版社

图书在版编目（ＣＩＰ）数据

　　新编临床专科护理技能 / 郑菲等主编. —— 长春：
吉林科学技术出版社，2020.12
　　ISBN 978-7-5578-6926-7

　　Ⅰ. ①新… Ⅱ. ①郑… Ⅲ. ①护理学 Ⅳ. ①R47

　　中国版本图书馆 CIP 数据核字（2020）第 050298 号

新编临床专科护理技能
XINBIAN LINCHUANG ZHUANKE HULI JINENG

主　　编：郑　菲　张　翔　石赞华　高鸿雁
　　　　　汪　萃　马万里　赵伟宏　石　丽
出 版 人：宛　霞
责任编辑：孟　盟
助理编辑：陈绘新
书籍装帧：济南新广达图文快印有限公司
开　　本：787mm×1092mm　1/16
字　　数：300 千字
印　　张：12
印　　数：1-1500册
版　　次：2020 年 12 月第 1 版
印　　次：2021 年 5 月第 2 次印刷

出　　版：吉林科学技术出版社
发　　行：吉林科学技术出版社
地　　址：长春市净月区福祉大路 5788 号龙腾大厦 A 座 8 楼
邮　　编：130000
编辑部电话：0431—81629398
网　　址：www. jlstp. net
印　　刷：保定市铭泰达印刷有限公司

书　　号：ISBN 978-7-5578-6926-7
定　　价：50. 00 元

编 委 会

主　编：郑　菲　张　翔　石赞华　高鸿雁
　　　　汪　萃　马万里　赵伟宏　石　丽
副主编：李　莉　关婷芳　王　艳　李　慧　段丽鑫
　　　　朱高莉　朱晓芸　罗晓花　梁　爽　张　妍
编　委：（按照姓氏笔画）

马万里　山东中医药大学附属医院
马骥东　中国人民解放军联勤保障部队第九六四医院
王子冰　海军青岛特勤疗养中心
王　平　中国人民解放军联勤保障部队第903医院（原解放军117医院）
王佳冰　海军青岛特勤疗养中心
王　艳　中国人民解放军联勤保障部队第九八七医院
石　丽　大连康复疗养中心五龙背疗养区
石赞华　中南大学湘雅医院
田　雪　中国人民解放军联勤保障部队大连康复疗养中心
朱晓芸　中国人民解放军联勤保障部队第九二二医院
朱高莉　中国人民解放军联勤保障部队第九二二医院
任倩倩　中国人民解放军海军青岛特勤疗养中心
关婷芳　中国人民解放军联勤保障部队第九六二医院
孙　英　中国人民解放军联勤保障部队第903医院
杜红红　海军青岛特勤疗养中心
杨　军　中国人民解放军联勤保障部队第九六七医院茂林街院区
李　莉　泰安市妇幼保健院
李　敏　中国人民解放军西部战区总医院
李景娣　中国人民解放军联勤保障部队第九六七医院茂林街院区
李　慧　中国人民解放军海军青岛特勤疗养中心
吴玉丹　海口市人民医院
汪　萃　陆军军医大学第一附属医院
张　妍　中国人民解放军北部战区总医院
张春静　牡丹江医学院附属红旗医院
张　翔　海南医学院第一附属医院
罗晓花　中国人民解放军联勤保障部队第九二二医院
郑　菲　青岛市市立医院
赵伟宏　中国人民解放军联勤保障部队第九六七医院
郝小丹　中国人民解放军西部战区总医院
段丽鑫　中国医科大学附属第四医院
高　娟　中国人民解放军联勤保障部队第九八七医院
高鸿雁　锦州医科大学附属第三医院
郭　艳　解放军第九六〇医院泰安院区（原解放军88医院）
梁　爽　中国人民解放军联勤保障部队第九六八医院
梁　瑜　西部战区总医院（原成都军区总医院）
谭玮琦　中国人民解放军联勤保障部队第九六七医院

前　　言

护理是一门研究如何诊断和处理人类对存在的或潜在的健康问题反应的科学。随着医学科技的进步与发展，生活水平的提高，人们对医护服务的要求也不断提升，对护理学科的发展而言，正是机遇与挑战并存的时刻。护理学的相关理论基础以及更多人性化的护理方法技术层出不穷，目的则是为了更好地服务患者。本编委会鉴于护理学近年来的进展，为了更好地提高临床医护人员的护理水平，特编写此书，为广大临床医护人员提供参考。

本书共分为三章，内容包括：心血管疾病护理、胸外科疾病护理、神经系统疾病护理。

针对每个涉及的疾病都进行了详细叙述，包括疾病的介绍、护理评估、护理要点、护理目标、护理问题、护理措施、操作规范、注意事项以及对患者的健康教育等，内容丰富，重点强调临床实用价值。

为了进一步提高临床护理人员的护理水平，本编委会人员在多年临床护理经验基础上，参考诸多书籍资料，认真编写了此书，望谨以此书为广大医护人员提供微薄帮助。

本书在编写过程中，借鉴了诸多护理相关临床书籍与资料文献，在此表示衷心的感谢。由于本编委会人员均身负一线护理临床工作，故编写时间仓促，难免有错误及不足之处，恳请广大读者见谅，并给予批评指正，以更好地总结经验，以起到共同进步、提高临床护理水平的目的。

《新编临床专科护理技能》编委会

2020 年 12 月

目　　录

第一章 心血管疾病护理

第一节 慢性心力衰竭的护理

慢性心力衰竭也称慢性充血性心力衰竭，是大多数心血管疾病的最终归宿，也是最主要的死亡原因。在西方国家心力衰竭的基础心脏病构成以高血压、冠状动脉心脏病为主，我国过去以心瓣膜病为主，但近年来高血压、冠状动脉心脏病所占比例呈明显上升趋势。

一、诱因与发病机制

（一）诱因

心力衰竭往往由一些增加心脏负荷的因素所诱发。常见诱发因素有以下几点：

1. 感染　呼吸道感染最常见，其他感染如风湿活动、感染性心内膜炎、泌尿系感染和各种变态反应性炎症等也可诱发心力衰竭。感染可直接造成心肌损害，也可因其所致发热、代谢亢进和窦性心动过速等增加心脏负荷。

2. 心律失常　各种类型的快速性心律失常可导致心排血量下降，增加心肌耗氧量，诱发或加重心肌缺血，其中心房颤动是器质性心脏病最常见的心律失常之一，也是心力衰竭最重要的诱发因素。严重的缓慢性心律失常可直接降低心排血量，诱发心力衰竭。

3. 血容量增加　如饮食过度、摄入钠盐过多、输入液体过快、短期内输入液体过多等，均可诱发心力衰竭。

4. 过度体力活动或情绪激动　体力活动、情绪激动和气候变化等，可增加心脏负荷，诱发心力衰竭。

5. 贫血或出血　慢性贫血可致心排血量和心脏负荷增加，同时血红蛋白摄氧量减少，使心肌缺血缺氧甚至坏死，可导致贫血性心脏病。大量出血使血容量减少，回心血量和心排血量降低，并使心肌供血量减少和反射性心率加快，心肌耗氧量增加，导致心肌缺血缺氧，诱发心力衰竭。

6. 其他因素　①妊娠和分娩。②肺栓塞。③治疗方法不当，如洋地黄过量或不足，不恰当停用降血压药等。④原有心脏病变加重或并发其他疾病，如心肌缺血进展为心肌梗死、风湿性心瓣膜病风湿活动合并甲状腺功能亢进症等。

（二）发病机制

慢性心力衰竭的发病机制十分复杂，当基础心脏病损及心功能时，机体首先发生多种代偿机制。这些代偿机制可使心功能在一定时间内维持在相对正常的水平，但也有其负性效应。各种不同机制相互作用衍生出更多反应，久之发生失代偿。

1. 代偿机制　当心肌收缩力减弱时，为了保证正常的心排血量，机体通过以下机制进行代偿。

（1）Frank－Starling机制：即增加心脏的前负荷，使回心血量增多，心室舒张末期容积增加，从而增加心排血量及提高心脏做功量。心室舒张末期容积增加，意味着心室扩张，舒张末压力也增加，相应的心房压、静脉压也升高。当左心室舒张末压＞18mmHg时，出现肺充血的症状和体征。

（2）心肌肥厚：当心脏的后负荷增加时，常以心肌肥厚为主要的代偿机制，心肌收缩力增强，克服后负荷阻力，使心排血量在相当长时间内维持正常。心肌肥厚以心肌细胞增大为主，心肌细胞数增多不明显，细胞核和作为供给能源的物质线粒体也增大和增多，但程度和速度均落后于心肌细胞的增大，心肌从整体上显得能源不足，继续发展终至心肌细胞死亡。

（3）神经体液的代偿机制

①交感神经兴奋性增强：心衰患者血中去甲肾上腺素水平升高，作用心肌肾上腺素能受体，增强心肌收缩力并提高心率，以增加心排血量。但心率增快，使心肌耗氧增加，此外，去甲肾上腺素对心肌有直接毒性作用，使心肌细胞凋亡，参与心脏重塑过程。②肾素－血管紧张素系统（RAAS）激活：心排血量减少，肾血流量随之降低，RAAS被激活。

2.心力衰竭时各种体液因子的改变

（1）心钠肽和脑钠肽：心力衰竭时心钠肽和脑钠肽分泌均增加，其增高的程度与心力衰竭的严重程度呈正相关。

（2）精氨酸加压素：心力衰竭时，心房牵张受体的敏感性下降，使精氨酸加压素的释放不能受到相应的抑制，血浆精氨酸加压素水平升高。

3.内皮素　是由血管内皮释放的肽类物质，具有很强的收缩血管的作用。内皮素还可导致细胞肥大增生，参与心脏重塑过程。

4.心肌损害与心室重塑　原发性心肌损害和心脏负荷过重使心脏功能受损，可导致心室扩大或心室肥厚等各种代偿性变化。在心腔扩大、心肌肥厚的过程中，心肌细胞、胞外基质、胶原纤维网等均有相应的变化，即心室重塑的过程。目前大量的研究表明，心力衰竭发生的基本机制是心室重塑。

二、临床表现

（一）左心衰竭

主要表现为心排血量低和肺循环淤血的综合征。

1.症状

（1）呼吸困难：劳力性呼吸困难是左心衰竭最早出现的症状，开始多发生在较重体力活动时，休息后可缓解，病情进展后，轻微体力活动时也可出现，有的患者还可出现夜间阵发性呼吸困难，此为左心衰竭的典型表现。严重时可出现端坐呼吸、心源性哮喘和急性肺水肿。患者采取的坐位越高说明左心衰竭的程度越重，可据此估计左心衰竭的严重程度。

（2）咳嗽、咳痰、咯血：咳嗽是较早出现的症状，常发生在夜晚，患者坐起或站立时可减轻或消失，常咳白色泡沫痰，有时痰中带血丝，当肺淤血明显加重或肺水肿时，可咳粉红色泡沫痰。

（3）低心排血量症状：如有头晕、乏力、心悸、失眠或嗜睡、尿少、发绀等，其主要原因是心、脑、肾、骨骼肌等脏器组织血液灌注不足。

2.体征　呼吸加快、血压升高、心率增快，可有交替脉，多数患者有左心室增大。心尖部可闻及舒张期奔马律，肺动脉瓣区第2心音亢进。两肺底可闻及细湿啰音。原有瓣膜病变可闻及杂音及原有心脏病的体征。

（二）右心衰竭

主要表现为体循环淤血的综合征。

1.症状　患者可有食欲不振、恶心、呕吐、右上腹痛、腹胀、腹泻、尿少、夜尿等症状。原因是由于各脏器慢性持续性淤血所致。

2.体征

（1）患者颈静脉充盈、怒张，肝颈静脉反流征阳性。

（2）肝大：肝脏肿大伴有上腹部饱胀不适及明显压痛，还可出现黄疸和血清转氨酶水平升高，晚期可出现心源性肝硬化。

（3）水肿：双下肢及腰骶部水肿，严重的全身水肿，伴有胸、腹腔积液。

（4）其他：胸骨左缘第3～4肋间可闻及舒张期奔马律。右心室增大或全心增大时心浊音界向两侧扩大。三尖瓣区可闻及收缩期吹风样杂音。

（三）全心衰竭

此时左右心衰的临床表现同时存在。由于右心衰时右心排血量减少，能减轻肺淤血和肺水肿，故左心衰的症状和体征有所减轻。

心功能分级正确评价患者心功能，对于判断病情轻重和指导患者活动量具有重要意义。根据患者的临床症状和活动受限制的程度可将心功能分为4级［1928年纽约心脏病协会（NYHA）分级，美国心脏病协会（AHA）标准委员会1994年修订］。

Ⅰ级：体力活动不受限制。日常活动不引起心悸、乏力、呼吸困难等症状。

Ⅱ级：体力活动轻度受限。休息时无症状，日常活动即可引起以上症状，休息后很快缓解。

Ⅲ级：体力活动明显受限。休息时无症状，轻于日常活动即可引起以上症状，休息后较长时间症状才可缓解。

Ⅳ级：不能进行任何活动。休息时也有症状，稍活动后加重。

三、辅助检查

1.心电图。

2.X线胸片及影像学检查。

3.超声心动图检查。

4.实验室检查　动脉血气分析、血常规、生化和心肌酶学。

5.放射性核素心室造影。

6.创伤性血流动力学检查等。

四、治疗原则与方法

（一）治疗原则和目的

慢性心力衰竭的短期治疗如纠正血流动力学异常、缓解症状等，并不能降低患者死亡率和改善长期预后。因此，治疗心力衰竭必须从长计议，采取综合措施，包括治疗病因、调节心力衰竭代偿机制以及减少其负面效应如拮抗神经体液因子的过分激活等，既要改善症状，又要达到下列目的：①提高运动耐量，改善生活质量。②阻止或延缓心室重构，防止心肌损害进一步加重。③延长寿命，降低死亡率。

（二）治疗方法

1.病因治疗

（1）治疗基本病因：大多数心力衰竭的病因都有针对性治疗方法,如控制高血压、改善冠状动脉心脏病心肌缺血、手术治疗心瓣膜病以及纠治先天畸形等。但病因治疗的最大障碍是发现和治疗太晚,很多患者常满足于短期治疗缓解症状而拖延时间,最终发展为严重的心力衰竭而失去良好的治疗时机。

（2）消除诱因：最常见诱因为感染,特别是呼吸道感染,应积极选用适当的抗生素治疗;对于发热持续1周以上者应警惕感染性心内膜炎的可能。心律失常特别是心房颤动是诱发心力衰竭的常见原因,对于心室率很快的心房颤动,如不能及时复律则应尽快控制心室率,潜在的甲状腺功能亢进症、贫血等也可能是心力衰竭加重的原因,应注意诊断和纠正。

2.一般治疗

（1）休息和镇静：包括控制体力和心理活动,必要时可给予镇静剂以保障休息,但对严重心力衰竭患者应慎用镇静剂。休息可减轻心脏负荷,减慢心率,增加冠状动脉供血,有利于改善心功能。但长期卧床易形成下肢静脉血栓,甚至导致肺栓塞,同时也使消化吸收功能减弱,肌肉萎缩。

（2）控制钠盐摄入：心力衰竭患者体内水钠潴留,血容量虽增加,因此减少钠盐的摄入,有利于减轻水肿等症状,并降低心脏负荷,改善心功能。应用强效排钠利尿剂时,应注意过分限盐会导致低钠血症。

3.药物治疗

（1）利尿剂的应用：利尿剂是治疗慢性心力衰竭的基本药物,对有液体潴留证据或原有液体潴留的所有心力衰竭患者,均应给予利尿剂。利尿剂可通过排钠排水减轻心脏容量负荷,改善心功能,对缓解淤血症状和减轻水肿有十分显著的效果。常用利尿剂的作用和剂量见表1—1。

表1—1 常用利尿剂的作用和剂量

种类	作用于肾脏位置	每天剂量
排钾类		
氢氯噻嗪（双氢克尿噻）	远曲小管	25～100mg,口服
呋塞米（速尿）	Henle 祥上升支	20～100mg,口服/静脉注射
保钾类		
螺内酯（安体舒通）	集合管醛固酮拮抗剂	25～100mg,口服
氨苯蝶啶	集合管	100～300mg,口服
阿米洛利	集合管	5～10mg,口服

（2）血管紧张素转换酶（ACE）抑制剂的应用：ACE抑制剂是治疗慢性心力衰竭的基本药物,可用于所有左心功能不全者。其主要作用机制是抑制RAS系统,包括循环RAS和心脏组织中的RAS,从而具有扩张血管、抑制交感神经活性以及改善和延缓心室重构等作用;同时,ACE抑制剂还可抑制缓激肽降解,使具有血管扩张作用的前列腺素生成增多,并有抗组织增生作用。ACE抑制剂也可明显改善其远期预后,降低死亡率。因此,及早（如在心功能代偿期）开始应用ACE抑制剂运行干预,是慢性心力衰竭药物治疗的重要进展。ACE抑制剂种类很多,临床常用ACE抑制剂有卡托普利、依那普利等。

（3）增加心排出量的药物

1）洋地黄制剂：通过抑制心肌细胞膜上的 Na^+-K^+-ATP 酶,使细胞内 Na^+ 浓度升高,K^+ 浓度降低;同时 Na^+ 与 Ca^{2+} 进行交换,又使细胞内 Ca^{2+} 浓度升高,从而使心肌收缩力增强,增加心脏每搏血量,从而使心脏收缩末期残余血量减少,舒张末期压力下降,有利于缓解各器官淤血,尿量增加。一般治疗剂量下,洋地黄可抑制心脏传导系统,对房室交界区的抑制量最为明显,可减慢窦性心率、减慢心房扑动或颤动时的心室率;但大剂量时可提高心房、交界区及心脏的自律性,当血钾过低时,更易发生各种快速性心力衰竭。本制剂 0.25mg/d,适用于中度心力衰竭的维持治疗,但对 70 岁以上或肾功能不良患者宜减量。毛花苷 C（西地兰）为静脉注射用制剂,适用于急性心力衰竭或慢性心力衰竭加重时,特别适用于心力衰竭伴快速心房颤动者。注射后 10 分钟起效,1～2 小时达高峰。每次用量 0.2～0.4mg,稀释后静脉注射。

2）非洋地黄类正性肌力药物：多巴胺和多巴酚丁胺只能短期静脉应用;米力农对改善心力衰竭的症状效果肯定,但大型前瞻性研究和其他相关研究均证明,长期应用该类药物治疗重症慢性心力衰竭,其死亡率较不用者更高。

（4）β 受体阻滞剂的应用：β 受体阻滞剂可对抗心力衰竭代偿机制中的"交感神经活性增强"这一重要环节,对心肌产生保护作用,可明显提高其运动耐量,降低死亡率。β 受体阻滞剂应该用于 NYHA 心功能Ⅱ级或Ⅲ级、LVEF<40%,但病情稳定的所有慢性收缩性心力衰竭患者,但应在 ACE 抑制剂和利尿剂的基础上应用;同时,因其具有负性肌力作用,用药时仍应十分慎重。一般宜待病情稳定后,从小量开始用起,然后根据治疗反应每隔 2～4 周增加一次剂量,直达最大耐受量,并适量长期维持。症状改善常在用药后 2～3 个月出现。长期应用时避免突然停药。临床常用制剂有:①选择性 $β_1$ 受体阻滞剂,无血管扩张作用,如美托洛尔初始剂量 12.5mg/d,比索洛尔初始剂量 1.25mg/d。②非选择性 β 受体阻滞剂,如卡维地洛属第 3 代 β 受体阻滞剂,可全面阻滞 $α_1$、$β_1$ 和 $β_2$ 受体,同时具有扩血管作用,初始剂量 3.125mg,2 次/天。β 受体阻滞剂的禁忌证为支气管痉挛性疾病、心动过缓以及 2 度或 2 度以上房室传导阻滞（安装心脏起搏器者除外）。

5）血管扩张剂的应用：心力衰竭时,由于各种代偿机制的作用,使周围循环阻力增加,心脏的前负荷也增大。扩血管治疗,可以减轻心脏前、后负荷,改善心力衰竭症状。因此心力衰竭时,可考虑应用小静脉扩张剂如硝酸异山梨酯、阻断 $α_1$ 受体的小动脉扩张剂如肼屈嗪以及均衡扩张小动脉和小静脉制剂如硝普钠等静脉滴注。

五、护理评估

1. 病史评估　详细询问患者起病情况,了解有无感染,过度劳累、情绪激动等诱因;有无活动后心悸、气促或休息状态下的呼吸困难,若有劳力性呼吸困难,还需了解患者产生呼吸困难的活动类型和轻重程度,如步行、爬楼、洗澡等,以帮助判断患者的心功能;询问患者有无咳嗽、咳痰,有无夜间性阵发呼吸困难。对于右心衰竭的患者,应注意了解患者是否有恶心、呕吐、食欲不佳、腹胀、体重（体质量）增加及身体低垂部位水肿等情况。了解患者既往的健康状况,评估有无引起心力衰竭的基础疾病,如冠状动脉心脏病、风湿性心脏病、心肌病等。

2. 身体评估

（1）左心衰竭：评估患者有无活动后心悸、气促,有无夜间阵发性呼吸困难,有无咳嗽、咳痰、咯血等症状;了解患者有无心脏扩大及心脏杂音。应注意患者的心理反应,了解心理压力的原因。

(2)右心衰竭:了解患者有无上腹部不适和食欲不振等右心衰竭的早期表现;评估有无肝大、水肿、腹腔积液、颈静脉怒张等特征。

(3)全心衰竭:了解患者有无左心衰竭和右心衰竭的症状、体征;评估心力衰竭的基础疾病、扩张型心肌病及各种心脏病的晚期往往出现全心力衰竭表现。

3.日常生活型态 了解患者的饮食习惯,是否喜爱咸食、腊制品及发酵食品,是否吸烟、嗜酒、爱喝浓茶、咖啡等;了解患者的睡眠情况及排便情况,是否有便秘;评估患者的日常活动情况,是否为活动过度导致的心衰。

4.心理社会评估 长期的疾病折磨和心力衰竭的反复出现,使患者生活能力降低,生活上需要他人照顾,反复住院治疗造成的经济负担,常使患者陷于焦虑不安、内疚、恐惧、绝望之中;家属和亲人也可因长期照顾患者而身心疲惫。

六、护理诊断

1.气体交换受损 与左心衰致肺循环淤血有关。
2.体液过多 与右心衰致体循环淤血,水钠潴留有关。
3.活动无耐力 与心脏排血量下降有关。
4.潜在并发症 洋地黄中毒。

七、护理目标

1.患者呼吸困难、咳嗽等症状明显减轻,发绀消失,血气指标在正常范围。
2.胸腹腔积液、水肿减轻或消失。
3.患者能知道限制最大活动量的指征,按计划活动,主诉活动耐力增强。
4.患者能说出洋地黄中毒的表现,能及时发现和控制中毒。

八、护理措施

1.一般护理

(1)休息与活动:休息是减轻心脏负荷的重要方法,包括体力的休息、精神的放松和充足的睡眠。应根据患者心功能分级及患者基本状况决定活动量。

Ⅰ级:不限制一般的体力活动,积极参加体育锻炼,但要避免剧烈运动和重体力劳动。

Ⅱ级:适当限制体力活动,增加午休,强调下午多休息,可不影响轻体力工作和家务劳动。

Ⅲ级:严格限制一般的体力活动,每天有充分的休息时间,但日常生活可以自理或在他人协助下自理。

Ⅳ级:绝对卧床休息,生活由他人照顾。可在床上做肢体被动运动,轻微的屈伸运动和翻身,逐步过渡到坐或下床活动。鼓励患者不要延长卧床时间,当病情好转后,应尽早做适量的活动,因为长期卧床易导致血栓形成、肺栓塞、便秘、虚弱、直立性低血压的发生。

(2)饮食:给予低盐、低脂、低热量、高蛋白、高维生素、清淡易消化的饮食,少食多餐。①限制食盐及含钠食物:Ⅰ度心力衰竭患者每日钠摄入量应限制在 2g(相当于氯化钠 5g)左右,Ⅱ度心力衰竭患者每日钠摄入量应限制在 1g(相当于氯化钠 2.5g)左右,Ⅲ度心力衰竭患者每日钠摄入量应限制在 0.4g(相当于氯化钠 1g)左右。但应注意在用强效利尿剂时,可放宽限制,以防发生电解质紊乱。②限制饮水量,高度水肿或伴有腹腔积液者,应限制饮水量,24小时饮水量一般不超过 800ml,应尽量安排在白天间歇饮水,避免大量饮水,以免增加心脏负担。

(3)排便的护理:指导患者养成按时排便的习惯,预防便秘。排便时切忌过度用力,以免增加心脏负担,诱发严重心律失常。

2.对症护理及病情观察护理

(1)呼吸困难

1)休息与体位:让患者取半卧位或端坐卧位安静休息,鼓励患者多翻身、咳嗽,尽量做缓慢的深呼吸。

2)吸氧:根据缺氧程度及病情选择氧流量。

3)遵医嘱给予强心、利尿、扩血管药物,注意观察药物作用及不良反应,如血管扩张剂可致头痛及血压下降等;血管紧张素转换酶抑制剂的不良反应有直立性低血压、咳嗽等。

4)病情观察:应观察呼吸困难的程度、发绀情况、肺部啰音的变化,血气分析和血氧饱和度等,以判断药物疗效和病情进展。

(2)水肿

1)观察水肿的消长程度,每日测量体重,准确记录出入液量并适当控制液体摄入量。

2)限制钠盐摄入,每日食盐摄入量少于 5g,服利尿剂者可适当放宽。限制含钠高的食品、饮料和调味品如发酵面食、腌制品、味精、糖果、番茄酱、啤酒、汽水等。

3)加强皮肤护理,协助患者经常更换体位,嘱患者穿质地柔软的衣服,经常按摩骨隆突处,预防压疮的发生。

4)遵医嘱正确使用利尿剂,密切观察其不良反应,主要为水、电解质紊乱。利尿剂的应用时间选择早晨或日间为宜,避免夜间排尿过频而影响患者的休息。

3.用药观察与护理

(1)利尿剂:电解质紊乱是利尿剂最易出现的不良反应,应随时注意观察。氢氯噻嗪类排钾利尿剂,作用于肾远曲小管,抑制 Na^+ 的重吸收,并可通过 Na^+-K^+ 交换机制降低 K^+ 的吸收易出现低钾血症,应监测血钾浓度,给予含钾丰富的食物,遵医嘱及时补钾;氨苯蝶啶直接作用于肾远曲小管远端,排钠保钾,利尿作用不强,常与排钾利尿剂合用,起保钾作用。出现高钾血症时,遵医嘱停用保钾利尿剂,嘱患者禁食含钾高的食物,严密观察心电监护变化,必要时予胰岛素等紧急降钾处理。

(2)ACE 抑制剂:ACE 抑制剂的不良反应有低血压、肾功能一过性恶化、高钾血症、干咳、血管神经性水肿以及少见的皮疹、味觉异常等。对无尿性肾衰竭、妊娠哺乳期妇女和对该类药物过敏者禁止应用,双侧肾动脉狭窄、血肌酐水平明显升高($>225\mu mol/L$)、高钾血症($>5.5mmol/L$)、低血压(收缩压$<90mmHg$)或不能耐受本药者也不宜应用本类药物。

(3)洋地黄类药物:加强心肌收缩力,减慢心率,从而改善心功能不全患者的血流动力学变化。其用药安全范围小,易发生中毒反应。

1)严格按医嘱给药,教会患者服地高辛时应自测脉搏,如脉搏<60 次/分或节律不规则应暂停服药并告诉医师;毛花苷 C 或毒毛花苷 K 静脉给药时需稀释后缓慢静脉注射,并同时监测心率、心律及心电图变化。

2)密切观察洋地黄中毒表现,包括:①心律失常:洋地黄中毒最重要的反应是出现各种类型的心律失常,是由心肌兴奋性过强和传导系统传导阻滞所致,最常见者为室性期前收缩(多表现为二联律)、非阵发性交界区心动过速、房性期前收缩、心房颤动以及房室传导阻滞;快速房性心律失常伴房室传导阻滞是洋地黄中毒的特征性表现。洋地黄可引起心电图 ST－T 改变,但不能据此诊断为洋地黄中毒。②消化道症状:食欲减退、恶心、呕吐等(需与心力衰竭本身或其他药物所引起的胃肠道反应相鉴别)。③神经系统症状:头痛、头晕、抑郁、嗜睡、精神改变等。④视觉改变:视物模糊、黄视、绿视等。测定血药浓度有助于洋地黄中毒的诊断。

3)洋地黄中毒的处理:①发生中毒后应立即停用洋地黄药物及排钾利尿剂。②单发室性期前收缩、一度房室传导阻滞等在停药后常自行消失。③对于快速性心律失常患者,若血钾浓度低则静脉补钾,如血钾不低可用利多卡因或苯妥英钠;有传导阻滞及缓慢性心律失常者,可用阿托品 0.5～1.0mg 皮下或静脉注射,需要时安置临时心脏起搏器。

(4)β受体阻滞剂:必须从极小剂量开始逐渐加大剂量,每次剂量增加的时间梯度不宜少于 5～7 天,同时严密监测血压、体重、脉搏及心率变化,防止出现传导阻滞和心衰加重。

(5)血管扩张剂

1)硝普钠:用药过程中,要严密监测血压,根据血压调节滴速,一般剂量 0.5～3μg/(kg·min),连续用药不超过 7 天,嘱患者不要自行调节滴速,体位改变时动作宜缓慢,防止直立性低血压发生;注意避光,现配现用,液体配制后无论是否用完需 6～8 小时更换;长期用药者,应监测血氰化物浓度,防止氰化物中毒,临床用药过程中发现老年人易出现精神方面的症状,应注意观察。

2)硝酸甘油:用药过程中可出现头胀、头痛、面色潮红、心率加快等不良反应,改变体位时易出现直立性低血压。用药时从小剂量开始,严格控制输液速度,做好宣传教育工作,以取得配合。

4.心理护理

(1)护士自身应具备良好的心理素质,沉着、冷静,用积极乐观的态度影响患者及家属,使患者增强战胜疾病的信心。

(2)建立良好的护患关系,关心体贴患者,简要解释使用监测设备的必要性及作用,得到患者的充分信任。

(3)对患者及家属进行适时的健康指导,强调严格遵医嘱服药、不随意增减或撤换药物的重要性,如出现中毒反应,应立即就诊。

第二节　急性心力衰竭的护理

急性心力衰竭是指因急性心脏病变引起心排血量急剧降低而导致的组织器官灌注不足和急性淤血综合征。临床上以急性左心衰竭较为常见,主要表现为肺水肿或心源性休克,是严重的急危重症,抢救是否及时合理与患者预后密切相关。急性右心衰竭即急性肺源性心脏病,主要由大面积肺梗死所致。

一、诱因与发病机制

使心排血量急剧降低和肺静脉压突然升高的心脏结构或功能性突发异常,均可导致急性左心衰竭。

1.急性弥漫性心肌损害引起心肌收缩力急剧下降,如急性广泛心肌梗死、急性重症心肌炎等。

2.急性机械性阻塞引起心脏压力负荷突然加重,排血受阻,如严重的心瓣膜狭窄、心室流出道梗阻、心房内血栓或黏液瘤嵌顿、动脉主干或大分支栓塞等。

3.急性心脏容量负荷加重,如外伤、急性心肌梗死或感染性心内膜炎等引起的心瓣膜损害穿孔、腱索断裂致瓣膜急性反流、心室乳头肌功能不全、间隔穿孔,主动脉窦动脉瘤破裂入心腔,以及静脉输血或输液过多或过快等。

4.急性心室舒张受限,如急性大量心包积液或积血、快速异位心律等。

5.严重的心律失常使心脏暂停排血或排血量显著减少,如心室颤动和其他严重的室性心律失常、心室暂停、显著的心动过缓等。

上述原因导致心排血量急剧减少,左心室舒张末期压迅速升高,肺静脉回流不畅,肺静脉压快速升高,肺毛细血管压随之升高,使血管内液体渗入到肺间质和肺泡内,形成急性肺水肿。在肺水肿早期可因交感神经激活使血压升高,但随着病情的持续进展,血管反应性减弱,血压将逐步下降。

二、临床表现

急性左侧心力衰竭主要表现为急性肺水肿。患者表现突发严重呼吸困难,呼吸频率常达30~40次/分,吸气时肋间隙和锁骨上窝内陷,同时频繁咳嗽,咳大量粉红色泡沫状痰。患者常取坐位,两腿下垂,极度烦躁不安、大汗淋漓、皮肤湿冷、面色灰白,极重者可因脑缺氧而致神志模糊。急性心肌梗死引起心力衰竭者常有剧烈胸痛。

急性肺水肿早期可因交感神经激活,血压可一度升高,随着病情进展,血压常下降,严重者可出现心源性休克。听诊时,两肺布满湿性啰音和哮鸣音,心尖部第一心音减弱,心率增快,同时有舒张早期奔马律、肺动脉瓣第二心音亢进。

三、治疗原则

急性左侧心力衰竭是危重急症,应积极而迅速地抢救。

1.吗啡 是治疗急性肺水肿极为有效的药物。吗啡可减弱中枢交感冲动,使外周静脉和小动脉扩张而减轻心脏负荷。其镇静作用又可减轻患者躁动所带来的额外心脏负担。5~10mg静脉缓慢推注,于3分钟内推完,必要时每间隔15分钟重复1次,共2~3次。应用时随时准备好吗啡拮抗药。肺水肿伴颅内出血、意识障碍及慢性肺部疾病者禁用吗啡,年老体弱者应酌情减量或改为皮下或肌内注射。

2.快速利尿 呋塞米20~40mg静脉注射,于2分钟内推完,4小时后可重复1次,可减少血容量,扩张静脉,缓解肺水肿。应注意观察并准确记录尿量,必要时行导尿。

3.血管扩张药 硝酸甘油、硝普钠、酚妥拉明等。

4.洋地黄类药 一般选用毛花苷C或毒毛花苷K。应先利尿,后强心,避免左、右心室排血量不均衡而加重肺淤血和肺水肿。

5.氨茶碱 可解除支气管痉挛,并有一定的正性肌力及扩血管利尿作用,可起辅助作用。

四、护理评估

1.病史评估 评估急性发作的诱因,了解患者的既往健康状况;评估有无引起心力衰竭的基础疾病,如冠状动脉心脏病、风湿性心脏病、心肌病。

2.身体评估 评估有无急性肺水肿的体征;了解呼吸困难,端坐呼吸,频繁咳嗽,咳大量粉红色泡沫样痰是否为突发严重;有无面色青灰,口唇发绀,大汗淋漓,皮肤湿冷;患者有无心源性休克和意识障碍。

3.心理—社会状况评估 评估因急性发作后而窒息感,导致患者极度烦躁不安、恐惧,应注重患者的心理反应,了解心理压力的原因;患者亲属可因患者病情急性加重的恐惧、慌乱、不理解,也可因为长期照顾患者而身心疲惫,失落感增强。

4.辅助检查 急性发作时积极处理,稳定后可行心脏三位片,心电图、超声心动图可帮助了解心脏大小及供血情况;胸部 X 线检查可了解肺淤血情况及有无肺部感染;无创性和有创性血流动力学测定,对心功能不全的诊断、预后、评价治疗措施具有重要意义。

五、护理诊断

1.气体交换受损 与急性肺水肿有关。
2.恐惧 与突发病情加重而担心疾病预后有关。
3.清理呼吸道无效 与呼吸道分泌物增多、咳嗽无力有关。
4.潜在并发症 心源性休克。

六、护理目标

1.患者呼吸困难、咳嗽等症状减轻。
2.患者焦虑/恐惧程度减轻,配合治疗及护理。
3.患者呼吸道通畅,呼吸道分泌物减少并能咳出。
4.患者得到及时治疗与处理,血流动力学稳定。

七、护理措施

1.心理护理 急性心力衰竭时患者往往会产生濒死感,有些患者会因此失去信心,拒绝与医护人员合作。护理人员应态度和蔼,技术娴熟,从容镇定,积极给予患者安慰、鼓励,增强信任感。允许并倾听患者表达对死亡的恐惧,劝说家属保持冷静,以免给患者造成不良刺激,减轻焦虑与恐惧。对于过度紧张、焦虑的患者,遵医嘱可给予镇静药。

2.体位 取坐位或半卧位,双腿下垂,也可用止血带四肢轮扎,以减少静脉回流。还可根据需要提供倚靠物如枕头等,以节省患者体力。同时加床挡防止患者坠床。

3.给氧 遵医嘱给予高流量 6~8L/min 氧气吸入,湿化瓶内加入 25%~50%的乙醇,降低肺泡内泡沫表面张力,改善通气功能。必要时给予麻醉剂加压吸氧或双水平气道正压通气,但应注意观察患者的二氧化碳潴留情况。对已经出现严重低氧血症合并二氧化碳潴留时可考虑行有创通气进行治疗。

4.生命体征监测 对患者进行心电、呼吸、血压等监护,详细记录,测量脉率时注意脉律,同时测心率和心律,观察患者有无缺氧所致的意识障碍、思维紊乱,并做好用药护理。判断呼吸困难程度,观察咳嗽情况、痰的量及颜色。观察患者皮肤颜色,并注意患者意识的变化。定时翻身、叩背,协助排痰。

5.其他 各项检查、治疗前向患者说明目的、意义,让患者明白医护人员正积极采取措施,使患者建立病情会好转的信念。

第三节 心律失常的护理

一、概述

心律失常是指心脏冲动的频率、节律、起源部位、传导速度与激动次序的异常(图1—1)。心律失常是十分常见的,许多疾病和药物都可引起和诱发心律失常。在临床上各种心律失常可单独出现,也可同时出现,其表现形式较为复杂,其临床意义依其发生原因、伴随临床情况、有无器质性心脏病和血流动力学障碍等因素而异。严重心律失常可引起严重血流动力学障碍、短暂意识丧失或猝死等危急状态的心律失常。早期识别和及时处理心律失常具有十分重要的临床意义。

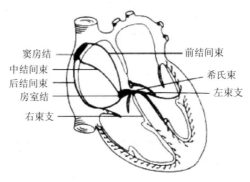

图1—1 心脏传导示意图

（一）心律失常的分类

心律失常的分类如图1—2所示。

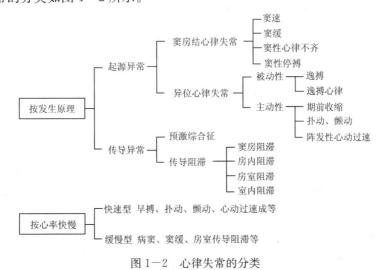

图1—2 心律失常的分类

（二）心律失常的发病机制

心律失常的发生机制包括冲动形成的异常和(或)冲动传导的异常。

1. 冲动形成异常

(1)异常自律性:窦房结、结间束、冠状窦口附近、房室结的远端和希氏束－浦肯野系统等处的心肌细胞均具有自律性。自主神经系统兴奋性改变或其内在病变,均可导致不适当的冲动发放。此外,原来无自律性的心肌细胞,如心房、心室肌细胞,亦可在病理状态下出现异常自律性,诸如心肌缺血、药物、电解质紊乱、儿茶酚胺增多等均可导致异常自律性的形成。

(2)触发活动:是指心房、心室与希氏束-浦肯野组织在动作电位后产生除极活动,被称为后除极。若后除极的振幅增高并抵达阈值,便可引起反复激动。触发活动与自律性不同,但亦可导致持续性快速性心律失常。多见于局部出现儿茶酚胺浓度增高、心肌缺血-再灌注、低钾血症、高钙血症及洋地黄中毒时。

2.冲动传导异常 折返是所有快速心律失常中最常见的发生机制(图1-3)。产生折返的基本条件是传导异常,它包括:

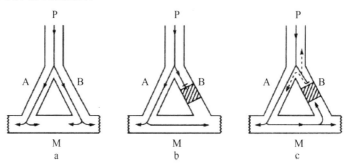

图1-3 典型折返激动示意图

a:正常传导;b:阻滞区未形成折返激动;c:单相阻滞区形成折返激动(P代表浦肯野纤维,A和B为分支,M为心室肌纤维,阴影部位为阻滞区)

(1)心脏两个或多个部位的传导性与不应期各不相同,相互连接形成一个闭合环。

(2)其中一条通道发生单向传导阻滞。

(3)另一通道传导缓慢,使原先发生阻滞的通道有足够时间恢复兴奋性。

(4)原先阻滞的通道再次激动,从而完成一次折返激动。冲动在环内反复循环,形成持续而快速的心律失常。

二、窦性心律失常

窦性心律是指心脏冲动起源于窦房结的心律。当心律仍由窦房结所发出的冲动所控制,但频率过快、过慢或不规则时称为窦性心律失常。

(一)窦性心动过速

1.临床表现 成人窦性心律的频率超过100次/分,为窦性心动过速。通常逐渐开始和终止,频率大多在100～150次/分,偶有高达200次/分。刺激迷走神经可使其频率逐渐减慢,停止刺激后又加速至原先水平。窦性心动过速可见于健康人吸烟、饮茶或咖啡、饮酒、体力活动及情绪激动时。某些病理状态,如发热、甲状腺功能亢进症、贫血、休克、心肌缺血、充血性心力衰竭以及应用肾上腺素、阿托品等药物亦可引起窦性心动过速。

窦性心动过速的治疗应针对病因和去除诱发因素,如治疗心力衰竭、纠正贫血、控制甲状腺功能亢进症等。必要时β受体阻滞剂如美托洛尔可用于减慢心率。

2.心电图特点(图1-4)

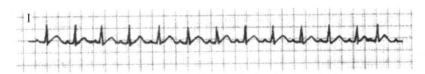

图 1-4 窦性心动过速

(1)窦性 P 波。

(2)P 波速率＞100 次/分(P-P 间隔＜0.6s)。

(3)通常逐渐开始与终止。

(二)窦性心动过缓

1.临床表现　成人窦性心律的频率低于 60 次/分,称为窦性心动过缓。窦性心动过缓常同时伴有窦性心律不齐(即不同 P-P 间期的差异大于 0.12s)。窦性心动过缓常见于健康的青年人、运动员与睡眠状态。其他原因包括颅内疾患、严重缺氧、低温、甲状腺功能减退、阻塞性黄疸,以及应用拟胆碱药物、胺碘酮、β受体阻滞剂、非二氢吡啶类的钙离子拮抗剂或洋地黄等药物。窦房结病变、急性下壁心肌梗死亦常发生窦性心动过缓。

无症状的窦性心动过缓通常无须治疗。如因心率过慢,出现心排血量不足症状,可应用阿托品、麻黄碱或异丙肾上腺素等药物,但长期应用往往效果不确定,易发生严重不良反应,故应考虑心脏起搏治疗。

2.心电图特点(图 1-5)

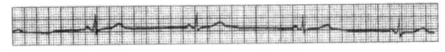

图 1-5 窦性心动过缓

(1)窦性 P 波。

(2)P 波速率＜60 次/分(P-P 间隔＞1.0s)。

(三)窦性停搏

窦性停搏或窦性静止是指窦房结在一个不同的长短时间内不能产生冲动。导致心房及心室电活动和机械活动暂停或中断的现象。

1.临床表现　迷走神经张力增高或颈动脉窦过敏均可发生窦性停搏。此外,急性心肌梗死、窦房结变性与纤维化、脑血管意外等病变、应用洋地黄类药物、乙酰胆碱等药物亦可引起窦性停搏。长时间的窦性停搏后,下位的潜在起搏点,如房室交界处或心室,可发出单个逸搏或逸搏性心律控制心室。过长时间的窦性停搏如无逸搏发生,可令患者出现黑矇、短暂意识障碍或晕厥,严重者可发生阿-斯(Adams-Stokes)综合征以致死亡。

2.心电图特点(图 1-6)

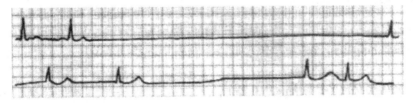

图 1-6 窦性停搏

(1)很长一段时间内无 P 波发生,或 P 波与 QRS 波群均不出现。

(2)长的 P-P 间期与基本的窦性 P-P 间期无倍数关系。

（3）长时间的窦性停搏后，下位的潜在起搏点，如房室交界处或心室可发出单个逸搏或逸搏性心律。

（四）病态窦房结综合征

病态窦房结综合征是由于窦房结或其周围组织的器质性病变，导致窦房结起搏和（或）传导功能障碍，引发以心动过缓为主要特征的多种心律失常，并引起相应症状体征的临床综合征。

1.病因

（1）心脏病变损害窦房结。

（2）窦房结周围神经或心房肌病变，窦房结动脉供血减少。

（3）迷走神经张力增高，抗心律失常药物抑制窦房结功能。

2.临床表现　患者出现与心动过缓有关的心、脑等脏器供血不足的症状，如发作性头晕、黑矇、乏力等，严重者可发生晕厥。如有心动过速发作，则可出现心悸、心绞痛等症状。

3.心电图特点（图1-7）

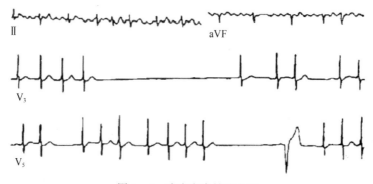

图1-7　病态窦房结综合征

（1）持续而显著的窦缓（50次/分以下），非药物引起，阿托品不易纠正。

（2）窦性停搏（>2s）。

（3）窦房传导阻滞，房室传导阻滞（双结病变）。

（4）慢—快综合征。

4.治疗　若患者无心动过缓有关症状，不必治疗，仅定期随诊观察。对于有症状的病态窦房结综合征患者，应接受起搏器治疗。心动过缓—心动过速综合征患者发作心动过速，单独应用抗心律失常药物治疗，可能加重心动过缓。应用起搏治疗后，患者仍有心动过速发作，可同时应用抗心律失常药物。

三、期前收缩和预激综合征

（一）期前收缩

期前收缩是指窦房结以外的异位起搏点过早发出冲动控制心脏收缩。是临床上最常见的心律失常。按照部位划分可分为房性、室性（最多见）和交界性；按照频率可分为偶发和频发（>5次/分）；按照形态可分为多源性（多个异位起搏点，同导联上出现不同形态）和单源性（单个异位起搏点，同导联上出现形态相同）。期前收缩有时呈规律的出现，如每隔1个或2个正常心搏后出现1个期前收缩（或每隔1个后出现2个期前收缩），且周而复始连续发生，即称之为二（三）联律。

1.病因

(1)生理性：健康人过劳，情绪紧张，过度吸烟，饮酒、浓茶、咖啡时出现。

(2)病理性：各种心脏病，如冠心病、风湿性心脏病、心肌炎、心肌病、二尖瓣脱垂等。

(3)药物影响：洋地黄中毒、奎尼丁、普鲁卡因胺、肾上腺素、麻醉药等。

(4)其他：电解质紊乱、心脏手术、心导管检查等。

2.临床表现

(1)偶发可无症状，部分可有漏跳或心跳暂停感。

(2)频发使心排出量减少，出现重要器官供血不足症状，如头晕、晕厥、心悸、胸闷、憋气、心绞痛。

(3)听诊：心律不齐，基本心律在期前收缩后出现较长的停歇，期前收缩的 S_1 增强，而 S_2 相对减弱甚至消失，短绌脉。

3.心电图特点

(1)房性期前收缩的心电图特征(图 1-8)

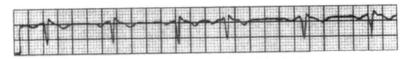

图 1-8　房性期前收缩

1)提前出现的 P 波，形态与窦性 P 波稍有差别。

2)P-R 间期≥0.12s。

3)P 波后的 QRS 波多正常。

4)P 后代偿间歇多不完全。

(2)室性期前收缩的心电图特征(图 1-9)

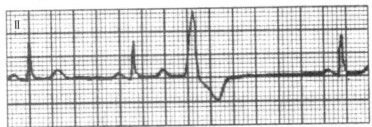

图 1-9　室性期前收缩

1)提前出现的 QRS 波群宽大畸形，QRS 时限≥0.12s。

2)提前出现的 QRS 波群其前无相关 P 波。

3)ST 段、T 波与 QRS 主波方向相反。

4)大多有完全性代偿间歇。

4.治疗要点

(1)病因治疗：积极治疗原发病，解除诱因。

(2)室上性一般无须治疗，严重可选维拉帕米(异搏定)、镇静剂、β受体阻滞剂等。

(3)室性首选利多卡因，口服美西律(慢心律)、普罗帕酮(心律平)等。

(二)预激综合征

预激综合征又称 WPW 综合征，是指心电图呈预激表现，临床上有心动过速发作。心电图的预激是指心房冲动提前激动心室的一部分或全体。发生预激的解剖学基础是在房室特殊传导组织以外，还存在一些由普通工作心肌组成的肌束。连接心房与心室之间者，称为房室旁路或 Kent 束，Kent 束可位于房室环的任何部位。除 Kent 束以外，尚有 3 种较少见的旁路：①房—希氏束。②结—室纤维。③分支室纤维，这些解剖联系构成各自不尽相同的心电图表现。

1.病因　大规模人群统计，预激综合征的发生率平均为 1.5%。预激综合征患者大多无其他心脏异常征象。可于任何年龄经体检心电图或发作阵发性室上性心动过速时被发现，以男性居多。先天性心血管病如三尖瓣下移畸形、二尖瓣脱垂与心肌病等可并发预激综合征。

2.临床表现　预激本身不引起症状。具有预激心电图表现者，心动过速的发生率为 1.8%，并随年龄增长而增加。其中大约 80% 心动过速发作为房室折返性心动过速，15%～30% 为心房颤动，5% 为心房扑动。频率过于快速的心动过速（特别是持续发作心房颤动），可恶化为心室颤动或导致充血性心力衰竭、低血压。

3.心电图特点（图 1—10）

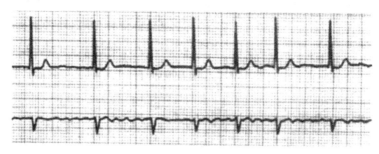

图 1—10　预激综合征

房室旁路典型预激表现为：①窦性心搏的 PR 间期短于 0.12s。②某些导联 QRS 波群超过 0.12s，QRS 波群起始部分粗钝（称△波），终末部分正常。③ST—T 波呈继发性改变，与 QRS 波群主波方向相反。根据心前区导联 QRS 波群的形态，以往将预激综合征分成 2 型：A 型 QRS 主波均向上，预激发生在左心室或右心室后底部；B 型在 V_1 导联 QRS 波群主波向下，V_5、V_6 导联向上，预激发生在右心室前侧壁。

预激综合征发作房室折返性心动过速，最常见的类型是通过房室结前向传导，经旁路作逆向传导，称正向房室折返性心动过速，QRS 波群形态与时限正常。大约 5% 的患者，折返路径恰巧相反：经旁路前向传导、房室结逆向传导，产生逆向房室折返性心动过速，发生心动过速时，QRS 波群增宽、畸形，此型极易与室性心动过速混淆，应注意鉴别。预激综合征患者亦可发生心房颤动与心房扑动，若冲动沿旁路下传，由于其不应期短，会产生极快的心室率，甚至演变为心室颤动。

4.治疗要点　若患者从无心动过速发作或偶有发作但症状轻微者，无须给予治疗。如心动过速发作频繁伴有明显症状，应给予治疗。治疗方法包括药物、导管消融术和外科手术。

预激综合征患者发作正向房室折返性心动过速，首选药物为腺苷或维拉帕米静脉注射，也可选用普罗帕酮。洋地黄缩短旁路不应期使心室率加快，因此不应单独用于曾经发作心房颤动或扑动的患者。预激综合征患者发作心房扑动与颤动时伴有晕厥或低血压，应立即电复律。治疗药物宜选择延长房室旁路不应期的药物，如普鲁卡因胺或普罗帕酮。应当注意，静脉注射利多卡因与维拉帕米（异搏定）会加速预激综合征合并心房颤动患者的心室率。假如心房颤动的心室率已很快,静脉注射维拉帕米甚至会诱发心室颤动。

经导管消融旁路作为根治预激综合征室上性心动过速发作应列为首选,其适应证是:①心动过速发作频繁者。②心房颤动或扑动经旁路快速前向传导,心室率极快,旁路的前向传导不应期短于250ms者。③药物治疗未能显著减慢心动过速时的心室率者。

近年来射频消融治疗本病取得极大的成功,而且死亡率很低,提供了一个治愈心动过速的途径。射频消融治疗可考虑在极早期应用,已可取代大多数药物治疗或手术治疗。

四、快速型心律失常

(一)阵发性室上性心动过速

阵发性室上性心动过速(以下简称室上速)是指起源于心房或房室结的快速而规则的异位心律,频率在150~250次/分。

1.临床表现

(1)阵发性心悸,症状突发突止,持续数秒至数小时或数天不等。

(2)发作时有心悸、胸闷、乏力、头晕等不适。

(3)心脏听诊心率为150~250次/分,快而整齐,心音有力,多无心脏杂音,血压正常或稍低。脉搏快而规则,频率为150~250次/分。

2.心电图特点(图1—11)

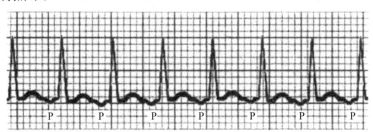

图1—11 阵发性室上性心动过速

(1)连续3个以上快速QRS波,频率150~250次/分,节律规则。

(2)QRS波形态和时限正常,当伴室内差异性传导时,QRS波增宽。

(3)若可见P波,P波为逆行性(Ⅱ、Ⅲ、aVF导联倒置)。

(4)起止突然,通常由1个期前收缩触发。

(5)暂时性ST段压低和T波倒置。

3.治疗要点

(1)刺激迷走神经:适用于无明显血流动力学障碍的年轻患者,可作为室上速急诊治疗的第一步,常用的方法有颈动脉窦按摩、刺激咽喉部诱导恶心等,刺激过程中应监测心音或脉搏,一旦心动过速终止即停止刺激。

(2)药物:腺苷为首选药。减慢房室结和旁路传导和延长不应期的药物因能阻断折返激动通常都能终止室上速。其中洋地黄类、钙离子拮抗剂、β受体阻滞剂和腺苷主要抑制房室结慢通道的前向传导,而Ⅰa和Ⅰc类药物可抑制快通道的逆向传导。

(3)电复律:无效可采用同步直流电复律,但已用洋地黄者不应接受电复律治疗。

(4)起搏器治疗:具备抗心动过速功能的起搏器治疗。

(5)射频消融术:对反复发作或药物难以奏效或不能长期服药的房室结折返性心动过速

或房室折返性心动过速宜作射频消融术,以期根治。射频消融术安全、迅速、有效且能治愈。

(二)室性心动过速

室性心动过速(室速)系指起源于希氏束分支以下部位频率大于 100 次/分的室性快速心律。室速按发作持续时间分为非持续性室速(发作持续时间短于 30s,能自行终止)和持续性室速(发作持续时间超过 30s,需药物或电复律方能终止)。

1.临床表现

(1)非持续性室速或持续性室速不伴有血流动力学障碍者一般生命体征较平稳,心脏听诊心率快而大致规则,发作间歇可闻及期前收缩。患者感明显的心慌胸闷,有明显的器质性心脏病时可有心绞痛、急性左心衰竭。

(2)有血流动力学障碍者可出现血压降低、呼吸困难、大汗、四肢冰冷,甚至出现阿—斯综合征、猝死。

2.心电图特点(图 1—12)

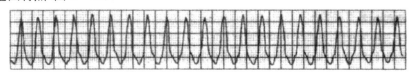

图 1—12　室性心动过速

(1)心室率一般为 140~220 次/分,心律可稍不规则。

(2)3 个或 3 个以上连续而迅速出现的室性期前收缩。

(3)QRS 波宽大畸形,时限≥0.12s,有继发 ST—T 改变,T 波与 QRS 波方向相反。

(4)多数情况下 P 波与 QRS 波无关,形成房室分离。

(5)常可见到心室夺获或室性融合波,是确诊室速最重要依据。

3.治疗要点　大多数室性心动过速发作时症状较重,持续性室性心动过速,特别是心室率极快的无脉性室速,临床表现凶险,常可转为心室纤颤而发生猝死,故必须及时有效地终止。室性心动过速的急诊治疗包括:立即终止室速发作;寻找和消除诱发因素;积极治疗原发病;预防室速复发和心脏性猝死。

(1)室性心动过速如无显著血流动力学障碍或伴有昏厥的非持续性室性心动过速可选药物治疗。首选利多卡因静脉注射或静脉滴注。

(2)其他抗心律失常药物,如普罗帕酮、普鲁卡因胺,无效可选用胺碘酮。

(3)如患者已发生低血压、休克、心绞痛等,应迅速用同步直流电复律术。

(4)洋地黄中毒引起的室速,不宜用电复律,应给予药物治疗。

单一药物治疗无效时,可联合应用作用机制不同的药物,各自药量均可减少。不应使用单一药物大剂量治疗,以免增加药物的不良反应。抗心律失常药物亦可与埋藏式心室起搏装置合用,治疗复发性室性心动过速。植入式心脏复律除颤器、外科手术亦已成功应用于选择性病例。对于无器质性心脏病的特发性单源性室速导管射频消融根除发作疗效甚佳。冠状动脉旁路移植手术对某些冠状动脉心脏病合并室速的患者可能有效。

(三)心房扑动

1.临床表现　心房扑动的心室率不快时,患者可无症状。心房扑动伴有极快的心室率,可诱发心绞痛与充血性心力衰竭。体格检查可见快速的颈静脉扑动。心房扑动往往有不稳定的倾向,可恢复窦性心律或进展为心房颤动,但亦可持续数月或数年。

2.心电图特点(图1—13)

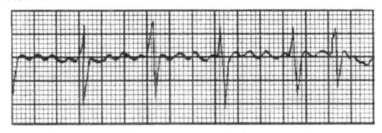

图1—13 心房扑动

(1)心房活动呈现规律的锯齿状扑动波称为F波,扑动波之间的等电线消失,在Ⅱ、Ⅲ、aVF或V₁导联最为明显。典型心房扑动的心房率通常为250~300次/分。

(2)心室率规则或不规则,取决于房室传导比率是否恒定。不规则的心室率系由于传导比率发生变化所致。

(3)QRS波群形态正常,当出现室内差异传导或原先有束支传导阻滞时,QRS波群增宽、形态异常。

3.治疗要点 应针对原发疾病进行治疗。终止心房扑动最有效的方法是直流电复律。通常应用很低的电能(低于50J),便可迅速将心房扑动转复为窦性心律。钙离子拮抗剂维拉帕米或地尔硫䓬,能有效减慢心房扑动之心室率。超短效的β受体阻滞剂艾司洛尔20μg/(kg·min),亦可用于减慢心房扑动时的心室率。若上述治疗方法无效,或心房扑动发作频繁,可应用洋地黄制剂(地高辛或毛花苷C)减慢心室率,但常需较大剂量始能达到目的。用药后,心房扑动通常先转变为心房颤动,停药后再恢复窦性心律。若单独应用洋地黄未能奏效,联合应用β受体阻滞剂或钙离子拮抗剂可有效控制心室率。Ⅰa(如奎尼丁)或Ⅰc(如普罗帕酮)类抗心律失常药能有效转复心房扑动并预防复发。如心房扑动持续发作,Ⅰ类与Ⅲ类药物均不应持续应用,治疗目标旨在减慢心室率,保持血流动力学稳定。射频消融可根治心房扑动,因心房扑动的药物疗效有限,对于症状明显或引起血流动力学不稳定的心房扑动,应选用射频消融治疗。

(四)心房颤动

心房颤动是临床最常见的持续性心律失常。常见于器质性心脏病如冠状动脉心脏病、心力衰竭、先天性心脏病、肺心病等,尤其左心房明显扩大者;在非器质性心脏病也可发生,如甲状腺功能亢进症、乙醇及洋地黄中毒等;另有少数心房颤动找不到明确病因,称为孤立性(或特发性)心房颤动。心房颤动的发生率随年龄增大而增加,40岁为0.3%,60~80岁为5%~9%,80岁以上老年人约10%。心房颤动对临床的主要危害是增加血栓栓塞的危险,心房颤动患者与非心房颤动患者比较,脑卒中的发生率增加5倍,死亡率增加2倍。

1.临床表现 心房颤动初始,患者恐惧不安、心悸不适,心室率极快时可出现心绞痛、晕厥或心功能不全的表现。慢性持续性心房颤动的症状因心室率、有无器质性心脏病和血栓栓塞并发症而异,心音强弱不等,心律极不规则和脉搏短绌是心房颤动的主要体征。

心房颤动症状的轻重受心室率快慢的影响。心室率超过150次/分,患者可发生心绞痛与充血性心力衰竭。心室率不快时,患者可无症状。心房颤动时心房有效收缩消失,心排血量比窦性心律时减少达25%或更多。心房颤动并发体循环栓塞的危险性甚大。栓子来自左心房,多在左心耳部,脑卒中的机会较无心房颤动者高出5~7倍。二尖瓣狭窄或二尖瓣脱垂合并心房颤动时,脑栓塞的发生率更高。心脏听诊第一心音强度变化不定,心律极不规则。当心室率快时可发生脉搏短绌。

2.心电图特点(图1—14)

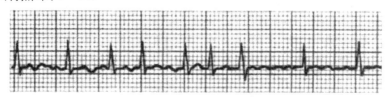

图1—14　心房颤动

(1)窦性P波消失,代之以大小、形态、间隔不一的f波,频率350～600次/分。

(2)R—R间隔绝对不规则,心室率约100～160次/分。

(3)QRS波群形态一般正常。

3.治疗要点

(1)积极治疗原发病。

(2)阵发性:如持续时间短,症状不明显可无须治疗。

(3)持续性:主要控制过快的心室率。控制心房颤动的心室率常用洋地黄、钙离子拮抗剂及β受体阻滞剂静脉注射。其中洋地黄主要用于慢性心房颤动。具有预激综合征的心房颤动患者则禁用洋地黄和钙离子拮抗剂。

(4)最有效的复律手段为同步直流电复律术。药物转复常用Ⅰa、Ⅰc及Ⅲ类抗心律失常药,有器质性心脏病、心功能不全的患者首选胺碘酮,无器质性心脏病者可首选Ⅰ类抗心律失常药。

(5)心房颤动持续超过48小时,复律前后要抗凝治疗。常使用华法林等抗凝药物,不适宜用华法林或如为较年轻、无高血压、糖尿病、脑血管疾病、瓣膜病或充血性心力衰竭病史者,则选用阿司匹林。

五、缓慢型心律失常

缓慢性心律失常主要发生部位是窦房结、房室结和心室内。发生于窦房结的缓慢型心律失常包括窦性心动过缓、窦性停搏和窦房传导阻滞。发生于房室结者则为房室传导阻滞;室内传导阻滞包括右束支、左束支、左前分支和左后分支阻滞。本部分重点叙述房室传导阻滞,阻滞可发生在房室结、希氏束、束支等不同部位。

房室传导阻滞是指激动从心房传至心室过程中发生传导延迟或阻断。按其阻滞程度分3度:一度:窦性冲动自心房至心室的时间延长(全部下传);二度:窦性冲动中有一部分不能传至心室;三度:窦性冲动均不能下达心室(完全性)。

(一)诱因及发病机制

房室传导阻滞多由器质性心脏病引起,如冠状动脉心脏病、心肌病、心肌炎、结缔组织病和原发性传导束纤维化或退行性变等,也可由风湿热、电解质紊乱和药物中毒引起。

1.器质性心脏病　最常见。如冠状动脉心脏病(心肌梗死)、心肌炎、心肌病、先天性心脏病、高血压、甲减等。

2.药物中毒　洋地黄、β受体阻滞剂、CCB、奎尼丁等。

3.电解质紊乱　如高钾等。

4.心脏手术。

5.迷走神经张力过高 正常人或运动员可发生文氏型。

(二)临床表现

一度房室传导阻滞常无症状,听诊 S_1 减弱;二度房室传导阻滞常有心悸、疲乏与心搏脱漏;二度Ⅱ型、高度或三度房室传导阻滞心室率缓慢者则常有眩晕、黑矇、晕厥、心绞痛,甚至发生阿—斯综合征或猝死。

(三)心电图特点

1.一度房室传导阻滞表现为 P—R 间期>0.20s;每个 P 波后都有 QRS 波群(无脱落)。如图 1—15 所示。

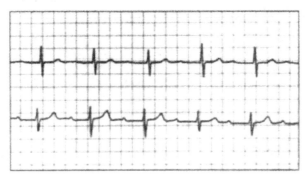

图 1—15 一度房室传导阻滞

2.二度Ⅰ型房室传导阻滞又称莫氏Ⅰ型或文氏型,表现为:P—R 间期逐渐延长,直至 P 波后脱落 QRS 波;R—R 间期逐渐缩短,直至 P 波受阻;包含受阻 P 波在内的长 R—R 间期小于正常窦性 P—P 间期的 2 倍。如图 1—16 所示。

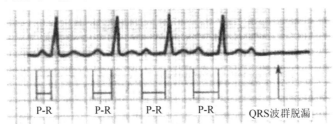

图 1—16 二度Ⅰ型房室传导阻滞

3.二度Ⅱ型房室传导阻滞又称莫氏Ⅱ型房室阻滞 P—R 间期恒定(可正常也可延长);间断或周期性出现 P 波后 QRS 波脱落,可呈 2∶1 或 3∶1 脱落;含未下传 P 波的长 R—R 间期为短 R—R 间期的 2 倍;发生在希氏束内的Ⅱ型阻滞 QRS 波大多正常,发生于希氏束远端和束支的Ⅱ型阻滞,则 QRS 波宽大、畸形,呈束支传导阻滞型。如图 1—17 所示。

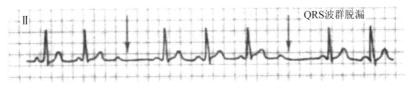

图 1—17 二度Ⅱ型房室传导阻滞

4.三度房室传导阻滞又称完全性房室传导阻滞,即心房的激动完全不能下传至心室,心室由阻滞部位以下的逸搏点控制。其心电图表现:房室分离,P—P 间期和 R—R 间期有各自规律,P波与QRS波无关(房室分离);P波频率＞QRS波频率;QRS波缓慢,若阻滞水平高,心室起搏点位于希氏束分叉以上,QRS波不增宽,频率40～60次/分;若心室起搏点位于希氏束分叉以下,则QRS波宽大、频率40次/分。如图1-18所示。

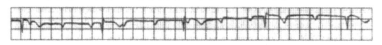

图1-18　三度房室传导阻滞

（四）治疗要点

应针对不同的病因进行治疗。一度房室传导阻滞与二度Ⅰ型房室传导阻滞如心室率不太慢者,无须特殊治疗。二度Ⅱ型与三度房室传导阻滞心室率显著减慢,伴有明显症状或血流动力学障碍,甚至阿-斯综合征发作者,应给予起搏治疗。

阿托品(0.5～2.0mg,静脉注射)可提高房室传导阻滞的心率,适用于阻滞位于房室结的患者。异丙肾上腺素(1～4μg/min,静脉滴注)适用于任何部位的房室传导阻滞,但应用于急性心肌梗死时应十分慎重,因可能导致严重室性心律失常。以上药物使用超过数天,往往效果不佳且易发生严重的不良反应,故仅适用于无心脏起搏条件的应急情况。因此,对于症状明显、心室率缓慢者,应早给予临时性或永久性心脏起搏治疗。

六、心律失常的护理要点

（一）护理评估

1.病史评估　对于有心律失常的患者,应评估以下情况:

(1)发作时间,初发或复发。

(2)发作性质,阵发性或持续性,持续时间,发作时心率、节律。

(3)是否有呼吸困难、心绞痛、意识障碍、血压波动等伴随症状及体征。

(4)是否与体力活动、情绪激动及烟酒等刺激性食物有关。

(5)是否应用肾上腺素、阿托品等药物,了解患者既往健康状况及生活习惯。

2.身体评估　主要评估患者的生命体征及意识状况,尤其是心律、心率、脉搏情况。

3.心理-社会状况评估　了解患者有无焦虑心理及家庭成员关系。

4.辅助检查　常规心电图检查或24小时动态心电图监测可帮助确定心律失常类型,部分患者需进行心内电生理检查以明确诊断。

（二）护理诊断

1.潜在并发症　①晕厥/猝死。②心力衰竭。③心源性休克。④血栓栓塞。

2.有受伤的危险　与发生晕厥时自我保护意识及知识缺乏有关。

3.舒适的改变　与心率增快或减慢有关。

4.活动无耐力　与心排血量减少有关。

5.自理缺陷　与限制性卧床、心排血量减少有关。

6.焦虑/恐惧　与患者对心律失常的恐惧、担心预后有关。

7.手术相关的潜在并发症　出血、感染、栓塞、气胸、起搏器电极脱位等。

8.心律失常介入手术(射频消融术、人工心脏起搏器安置术、体内自动复律除颤安置术)相关知识缺乏。

9.心律失常自我保健相关知识缺乏。

（三）护理目标

1.晕厥能及时发现和正确处理,有效预防猝死。

2.避免受伤。

3.减轻不适。

4.患者能进行适当的活动。

5.各种生理需要能及时得到满足。

6.保持良好的心态和稳定的情绪。

7.并发症能及时发现和正确处理。

8.患者能了解并配合相关治疗。

9.掌握心律失常的自我保健相关知识。

（四）护理措施

1.常规护理内容

(1)密切观察病情:①症状:有无心悸、头晕、黑矇、晕厥等。②脉搏:有无心动过速、心动过缓、强弱不等、节律不整齐及长间隙等。③血压:有无下降。④心电图:判断心律失常类型、严重程度及其变化。

(2)指导患者休息:①对功能性心律失常的患者,应鼓励其正常工作和生活,注意劳逸结合。②期前收缩有症状者注意多休息。③频发多源室早、室性心动过速者,二度Ⅱ型及三度房室传导阻滞、室上性心动过速发作时应卧床休息。④血流动力学不稳定者应绝对卧床休息。⑤心房颤动者根据活动耐力决定休息与活动时间。

(3)协助相关检查:给患者讲解相关检查如心电图、动态心电图、电解质、甲状腺功能等的目的、意义及注意事项,做好相关健康指导并协助完成检查。

(4)做好安全管理:对有可能发生晕厥的患者,要有安全措施,如陪伴守护、安全意识教育、避免受伤的方法指导等。

(5)作好药物护理:①遵医嘱给予抗心律失常药物,剂量、浓度准确。②静脉注射时注意速度,同时最好有医生床旁监测。③使用时(前、中、后)均应观察心律情况(心电图机或监护仪)。④对心脏有抑制的药物使用时(前、中、后)均应观察脉搏、血压。⑤密切观察患者反应,注意心律的变化,有无新的心律失常发生。

(6)做好生活护理:需卧床休息者要评估患者需求,做好恰当的生活护理,满足患者需要。

(7)及时正确处理严重心律失常:①卧床休息(同时注意安全与自理的问题)。②给予氧气吸入。③建立静脉通道。④准备好抢救物品(包括监测仪器)。⑤遵医嘱使用抗心律失常药物。⑥如为心室颤动立即除颤,配合抢救。⑦密切观察病情。⑧及时作好记录。

(8)做好心理护理:①做好病情解释,消除不必要的心理压力。②教会患者自我放松的方法。

(9)做好健康教育:①提供基础心脏病及心律失常的基本知识。②提供所用药物的有关知识。③指导诱因预防:劳逸结合,生活规律,保持情绪稳定,避免烟、酒、浓茶与刺激性食物,心动过缓者避免屏气等。④教会患者自我监测,自我保护。⑤教会家属应急救护。

2.电转复律护理

(1)电转复律前的护理内容

1)患者的准备:①协助术前检查。②进行心理护理和相关健康教育。③遵医嘱用药并观察疗效和副作用。④交代注意事项:术前禁食,排空尿粪。⑤更衣,清洁皮肤,去除金属饰物、义齿、眼镜。⑥吸氧。⑦建立静脉通道。⑧贴少许棉花在鼻翼上。

2)用物准备:①除颤器。②生理盐水或耦合剂。③心电图机及监护仪。④硬板床。⑤氧气。⑥麻醉药。⑦抢救车及抢救药品。

(2)电转复律时的护理

1)患者仰卧位于硬板床上或垫以心肺复苏板,暴露患者胸前皮肤并注意检查有无破损、潮湿、敷料。

2)安置心电监护,复查心电图。

3)遵医嘱予缓慢静脉推注地西泮 20～40mg,同时让患者报数直至患者进入蒙眬状态,达到患者睫毛反射开始消失的深度。

4)电击板上均匀涂以导电糊或垫 4～6 层湿纱布。

5)选择模式为同步,选择能量(一般心房颤动为 100～200J;心房扑动和室上性心动过速为 50～100J;单型性定性心动过速 100J)。

6)放置电击板并检查接触是否良好(心底的电击板放于胸骨右缘第 2～3 肋间,另一电击板的放于心尖部即左锁骨中线与第 5 肋的交点)。

7)充电。

8)请大家离开,不要接触病床及患者,护理人员也不要接触病床及患者。

9)按下放电按钮放电。

10)判断是否转复成功,如成功取开电击板并关除颤仪电源;如不成功可充电或加大能量再次转复。

11)记录心电图。

(3)电转复律后的护理内容

1)病情观察:①观察神志、瞳孔。②呼吸。③心律。④血压。⑤检查患者胸前皮肤有无灼伤并擦洗干净。

2)麻醉清醒前:①床旁守护。②禁饮禁食。③保持呼吸道通畅。④继续予吸氧。

3)麻醉清醒后:①听取主诉。②观察四肢活动。

4)用物处理:消毒处理除颤器并充电备用。

5)做好护理记录:记录患者的意识状态、生命体征、心律情况、胸部皮肤情况、自觉症状、四肢活动情况及其他异常情况及相应处理。

3.射频消融术围手术期护理

(1)射频消融术前的护理内容

1)做好术前沟通:①向患者及家属介绍射频消融术的相关知识(如射频消融术的目的、方法、效果、手术的大致过程、可能出现的并发症等)。②了解患者心理状况和疑问,给以恰当的解释说明,减轻患者的焦虑紧张。

2)做好术前指导:①停用抗心律失常药物,以免影响电生理检查效果。②练习床上平卧位解便,以预防术后因体位原因不能自行排尿。③预防感冒。④术前一晚保证睡眠。⑤术前排空膀胱。

3)完成术前准备:①协助完成术前检查。②手术野皮肤备皮(备皮范围包括上至下颌,下至乳头平面,左右至双腋中线,包括双侧腋窝。腹股沟处备皮范围为上至脐水平线,下至双侧大腿上 1/3,左右至腋中线,包括会阴部),有条件者可让患者沐浴。③准备术中用药(利多卡因、肝素、艾力克等)。④准备静脉通道(常规保留留置针于左上肢)。⑤三维射频消融术患者术前予保留导尿。

(2)射频消融术后的护理内容

1)做好术后指导:①卧位:平卧位,卧床休息 24 小时。②制动与活动:穿刺侧下肢制动,未穿刺侧下肢及双上肢可活动。③沙袋压迫:静脉 4~8 小时;动脉 6~12 小时。④避免增加腹压的动作:咳嗽、解便时压迫穿刺处。⑤饮食:术后即可进食;卧床期间避免产气食物如豆制品、牛奶、甜食等。⑥自我监测:出血、沙袋移位、感觉不适等及时报告医护人员。

2)密切观察病情:①穿刺处情况:有无出血;沙袋压迫是否稳妥;有无感染征象。②足背动脉搏动情况:能否触及、是否对称。③注意下肢温度、感觉及皮肤颜色有无异常。④监测生命体征,注意有无心脏压塞征象。⑤心电图:注意心律,特别关注 P-R 间期,注意有无房室传导阻滞。⑥注意患者胸廓及呼吸音是否对称,有无气胸征象。⑦询问患者自觉症状如有无胸闷、气紧等不适。⑧观察有无排便困难、尿潴留。⑨观察皮肤有无淤斑、水疱、破损。

3)及时遵医嘱用药:①静脉滴注抗生素预防感染。②口服阿司匹林预防血栓。

4)加强基础护理:①卧床期间,做好晨晚间护理。②协助床上饮水进食。③协助床上排便、更衣等。

5)减轻不适:①腰背酸痛者适当给予按摩,分散注意力及使用镇静剂,减轻患者不适,促进睡眠。②对尿潴留者给予诱导排尿或遵医嘱给予保留导尿。

6)做好皮肤护理:一般术后 24 小时及时更换穿刺处加压包扎的敷料。有异常及时正确处理,如有水疱者,视情况给予保护或消毒后抽出水疱内液体;有破皮者,给予消毒后予无菌敷料包扎。

4. 人工心脏起搏器安置术围手术期护理

(1)人工心脏起搏器安置术术前的护理内容

1)做好术前沟通:①向患者及家属介绍人工心脏起搏器安置术的相关知识(如人工心脏起搏器安置术的目的、方法、手术的大致过程、可能出现的并发症等)。②了解患者心理状况和疑问,给以恰当的解释说明,减轻患者的焦虑紧张和顾虑。

2)做好术前指导:①停用抗凝药物(阿司匹林停用 7 天、波立维停用 5 天、肝素停用 4 小时、低分子肝素停用 12 小时、华法林停用 5 天),以免引起术中或术后伤口出血。②练习床上平卧位解便,以预防术后因体位原因不能自行排便。③预防感冒。④术前一晚保证睡眠。⑤术前排空膀胱。

3)完成术前准备:①协助完成术前检查。②手术野皮肤备皮(备皮范围包括上至下颌,下至乳头平面,左右至双腋中线,包括双侧腋窝。腹股沟处备皮范围为上至脐水平线,下至双侧大腿上 1/3,左右至腋中线,包括会阴部),有条件者可让患者沐浴。③备术中用药(利多卡因、庆大霉素、艾力克等)。④准备静脉通道(常规保留留置针于左上肢)。

(2)人工心脏起搏器安置术术后的护理内容

1)做好术后指导:①卧位:平卧位或斜坡卧位 30°,卧床休息 1~2 天。②制动:穿刺侧下肢制动,安置起搏器一侧上肢上臂制动,避免外展、上举动作。③活动:未穿刺侧下肢、未安置起搏器一侧上肢及安置起搏器一侧上肢的肘关节以下部位应适当活动。④沙袋压迫:股静脉穿刺处压迫 4~8 小时;起搏器伤口压迫 24 小时。⑤避免增加腹压的动作:咳嗽、排便时压迫穿刺处。⑥饮食:术后即可进食;卧床期间避免产气食物如豆制品、牛奶、甜食等。⑦自我监测:出血、沙袋移位、感觉不适等及时报告医护人员。

2)密切观察病情:①伤口及穿刺处情况:有无出血;沙袋压迫是否稳妥;有无感染征象。②足背动脉搏动情况:能否触及、是否对称。③注意安置起搏器一侧上肢及下肢温度、感觉、皮肤颜色有无异常。④监测生命体征,注意有无心脏压塞征象。⑤常规记录心电图:注意心律,起搏器工作状况。⑥注意患者胸廓及呼吸音是否对称,有无气胸征象。⑦询问患者自觉症状如有无胸闷、气紧等不适。⑧观察有无排便困难、尿潴留。⑨观察皮肤有无淤斑、水疱、破损。

3)及时遵医嘱用药:静脉滴注抗生素预防感染。

4)加强基础护理:卧床期间,做好晨晚间护理,协助床上饮水进食,协助床上解便、更衣等。

5)减轻不适:①腰背酸痛者适当给予按摩,分散注意力及使用镇静剂,减轻患者不适,促进睡眠。②对尿潴留者给予诱导排尿或遵医嘱给予保留导尿。

6)做好皮肤护理:一般术后24h及时更换穿刺处加压包扎的敷料。有异常及时正确处理,如有水疱者,视情况给予保护或消毒后抽出水疱内液体;有破皮者,给予消毒后予无菌敷料包扎。

(3)健康指导

1)教会患者定时自测脉搏,并做好记录。若脉搏小于设置频率的10%或出现安装前的症状应及时就医。

2)指导患者正确活动。安装起搏器后,应避免剧烈运动,装有起搏器的一侧上肢应避免过度用力或幅度过大的动作。

3)避免穿太紧的衣服,注意保护放置起搏器的部位,避免碰撞、受伤等。

4)避免接触、靠近强电磁场,需作仪器检查治疗时应向医生说明。避免电磁干扰影响起搏器功能,如避免使用上身按摩仪、手机应距离10~15cm,少用微波炉及电磁炉等家用电器。

5)定期随访测定起搏器功能:置入后2~3个月随访1次,以后每6~12个月随访1次,接近或已过预测电池寿命时每2~3个月随访1次。

6)外出时随身携带卡片,写明何时安装起搏器、型号、有关参数等。

第四节　冠状动脉粥样硬化性心脏病的护理

冠状动脉粥样硬化性心脏病简称冠心病,也称缺血性心脏病。是指冠状动脉及其主要分支有动脉粥样硬化,使血管腔狭窄或阻塞,引起心脏供血不足,而导致心肌缺血缺氧或坏死性损害。冠心病有不同的临床表型,近年临床医学家趋于将本病分为急性冠状动脉综合征(ACS)和慢性冠心病(CAD)或慢性缺血综合征(CIS)两大类。前者包括不稳定型心绞痛(UA)、非ST段抬高性心肌梗死(NSTEMI)和ST段抬高性心肌梗死(STEMI),也有将冠心病猝死包括在内;后者包括稳定型心绞痛、冠状动脉正常的心绞痛(如X综合征)、无症状型心肌缺血和缺血性心力衰竭(缺血性心肌病)。

一、稳定型心绞痛

稳定型心绞痛是在冠状动脉严重狭窄的基础上，由于心肌负荷的增加引起心肌急剧的、暂时的缺血与缺氧的临床综合征，但无心肌坏死。本病患者男性多于女性，劳累、饱食、受寒、情绪激动、急性循环衰竭等为常见诱因。

（一）诱因与发病机制

最常见的病因为冠状动脉粥样硬化。其他病因最常见为重度主动脉瓣狭窄或关闭不全、肥厚型心肌病、先天性冠状动脉畸形等亦可是本病病因。

心肌能量的产生依赖大量的氧气供应。心肌对氧的依赖性最强，耗氧量为 $9ml/(min \cdot 100g)$，高居人体其他器官之首。生理条件下，心肌细胞从冠状动脉血中摄取氧的能力也最强，可摄取血氧含量的 $65\%\sim75\%$，接近于最大摄取量，因此，当心肌需氧量增加时，心肌细胞很难再从血液中摄取更多的氧，而只能依靠增加冠状动脉血流储备来满足心肌需氧量的增加。正常情况下，冠状循环储备能力很强，如剧烈体力活动时，冠状动脉扩张可通过使其血流量增加到静息时的 $6\sim7$ 倍，即使在缺氧状态下，也能使血流量增加 $4\sim5$ 倍。然而在病理条件下（如冠状动脉狭窄），冠状循环储备能力下降，冠状动脉供血与心肌需血之间就会发生矛盾，即冠状动脉血流量不能满足心肌的代谢需要，此时就会引起心肌缺血缺氧，诱发心绞痛。

动脉粥样硬化斑块导致冠状动脉狭窄，冠状动脉扩张性减弱，血流量减少。当冠状动脉管腔狭窄 $<50\%$ 时，心肌血供基本不受影响，即血液供应尚能满足心肌平时的需要，则无心肌缺血症状，各种心脏负荷试验也无阳性表现。然而当至少一支主要冠状动脉管腔狭窄 $>70\%\sim75\%$ 时，静息时尚可代偿，但当心脏负荷突然增加（如劳累、激动、左心衰竭等）时，则心肌氧耗量增加，而病变的冠状动脉不能充分扩张以供应足够的血液和氧气，即可引起心绞痛发作。此种心肌缺血为"需氧增加性心肌缺血"，而且粥样硬化斑块稳定，冠状动脉对心肌的供血量相对比较恒定。这是大多数稳定型心绞痛的发病机制。

疼痛产生的原因：产生疼痛的直接原因可能是在缺血缺氧的情况下，心肌内积聚过多的代谢产物如乳酸、丙酮酸、磷酸等酸性物质或类激肽多肽类物质，刺激心脏内自主神经的传入纤维末梢，经胸第 $1\sim5$ 交感神经节和相应的脊髓段，传至大脑，即可产生疼痛感觉。这种痛觉可反映在与自主神经进入水平相同脊髓段的脊神经所分布的区域——胸骨后和两臂的前内侧与小指，尤其是在左侧，而多不在心脏部位。有人认为，在缺血区内富有神经分布的冠状血管的异常牵拉或收缩，也可直接产生疼痛冲动。

（二）临床表现

1. 病史　有冠心病的易患因素，如高血压、高胆固醇血症、胰岛素抵抗、糖尿病、吸烟、肥胖及早发冠心病家族史等。

2. 诱因　发作常由体力劳动或情绪激动所激发，饱食、寒冷、吸烟、心动过速、休克等亦可诱发。

3. 症状　心绞痛以发作性胸痛为主要临床表现。

（1）部位：主要在胸骨体上、中段可波及心前区，疼痛范围如手掌大小一片，界限不清，常放射至左肩、左上肢前内侧及左环指和小指，或至颈、咽或下颌部。

（2）性质：胸痛常呈压榨、压迫感或紧缩感，严重时伴濒死的恐惧感，迫使患者不自觉地停止原来的活动，直至症状缓解。

（3）持续时间：疼痛出现后常逐渐加重，一般持续 1～5 分钟渐消失，可数天或数周发作 1 次，亦可 1 天内多次发作。

（4）缓解方式：经休息后可减轻，舌下含服硝酸甘油可在 30 秒至数分钟内缓解。

（5）体征：心绞痛发作时可见血压增高，心率加快，焦虑不安，皮肤冷或大汗，有时出现第 4 心音或第 3 心音奔马律。可有暂时性心尖部收缩期杂音，是乳头肌缺血以至功能失调引起二尖瓣关闭不全。

（三）治疗原则

1. 发作时的治疗

（1）终止心绞痛发作：立即停止活动，一般患者休息后症状可立即缓解或减轻。

（2）药物治疗：硝酸甘油舌下含化，1～2 分钟见效，作用持续 20～30 分钟。硝酸异山梨酯舌下含化，2～5 分钟见效，作用维持 2～3 小时。

2. 缓解期的治疗

（1）避免各种诱发因素，调整工作量，减轻精神负担，调节饮食，禁忌烟酒；保持适当的体力活动，但以没有出现疼痛症状为度；一般不需要卧床休息。

（2）药物治疗：使用作用持久的抗心绞痛药物，以防心绞痛发作。硝酸酯制剂：硝酸异山梨酯、5－单硝酸异山梨酯、长效硝酸甘油制剂。β 受体阻滞药：目前常用的制剂是美托洛尔。钙通道阻滞药：维拉帕米、硝苯地平、地尔硫䓬。

（3）介入治疗：经皮冠状动脉腔内成形术（PCI）。

（4）体外反搏：临床试验证实增强型体外反搏能显著提高冠状动脉血流灌注压，增加心肌供血，促进冠状动脉侧支循环形成。

（5）外科手术治疗：在体外循环下施行主动脉－冠状动脉旁路移植手术（CABG）。

（6）运动锻炼疗法：进行适宜的运动锻炼有助于促进侧支循环，提高机体活动的耐受量而改善症状。

（四）护理评估

1. 病史 了解患者是否摄入过多热量、脂类，是否吸烟、情绪激动。是否有高血压、糖尿病、高脂血症及家族史等。

2. 主要临床表现 以发作性胸痛为主要的临床表现。是护士对患者进行评估的重点，应详细了解患者病痛的部位、性质、诱发因素、持续时间及缓解方式。其疼痛发作有以下特征：

（1）部位：疼痛多在胸骨后或心前区，常放射至左肩，沿左臂内侧至无名指及小指。

（2）性质：疼痛常呈沉重的压榨、紧缩、烧灼炸裂、憋闷或窒息感。发作时，患者往往不自觉地停止原来的活动，直至症状缓解。

（3）诱因：体力活动或情绪激动是常见的诱发因素。饱食、冷空气亦可诱发疼痛。

（4）持续时间及缓解方式：发作持续 2～3 分钟，一般不会超过 15 分钟。去除诱因、休息或舌下含化硝酸甘油后，能在几分钟内缓解。

3. 心理社会评估 由于心绞痛发作时患者有濒死感，尤其是病情反复、频繁发作者，易产生焦虑甚至恐惧的心理反应。

4. 护理体检 多数患者常无阳性体征。心绞痛发作时可见心率加快、血压升高、面色苍白、出冷汗。心脏听诊可有第 3 或第 4 心音奔马律。

（五）护理诊断

1.疼痛 其与心肌缺血、缺氧有关。

2.活动无耐力 其与心肌氧的供需失调有关。

3.知识缺乏 缺乏控制诱因因素及预防性药物应用知识。

4.潜在并发症 心肌梗死。

（六）护理目标

1.缓解或消除患者的疼痛。

2.增强患者的活动耐力。

3.提高患者的生活自理能力，逐步达到基本自理或部分自理。

4.消除患者的焦虑和恐惧情绪。

5.无便秘发生或发生便秘但得到及时正确的处理。

6.患者未发生心力衰竭、心律失常等并发症，或虽然发生心力衰竭、心律失常等并发症但得到及时正确的治疗和处理。

7.患者未发生心肌梗死或发生心肌梗死得到及时的治疗和处理。

（七）护理措施

1.疼痛

（1）休息与心理：心绞痛发作时立即停止原活动，卧床休息，协助患者采取舒适的体位，解开衣领。安慰患者，解除紧张情绪。若有条件及时描记心电图。

（2）缓解疼痛：必要时吸氧。给予硝酸甘油或硝酸异山梨醇舌下含服，3～5分钟后不缓解可再含1次。对发作频繁或含服硝酸甘油效果较差者，遵医嘱静脉滴注硝酸甘油，监测血压及心律变化，注意调节滴速，嘱患者及家属切不可擅自调节滴速，以免造成低血压。药物的副作用为面部潮红、头部胀痛、头晕、心动过速、心悸等，是由于药物使血管扩张所致。第1次用药时，患者宜平卧片刻。青光眼、低血压时忌用。

（3）疼痛的观察：评估疼痛的部位、性质、程度、持续时间、用药效果，严密观察血压、心率、心律变化，有无面色改变、大汗、恶心、呕吐等。疼痛发作或加重时要及时告诉医生，及早发现是否合并心肌梗死。

（4）减少和避免诱因：疼痛缓解后，与患者一起分析心绞痛发作的诱因，总结预防复发的方法。要避免过度劳累、情绪激动、饱餐、寒冷等，要戒烟、酒，保持心境平和。坚持遵医嘱正确服用抗心绞痛药物，注意药物的副作用。

2.活动无耐力

（1）评估活动受限的程度：找出诱发心绞痛发作的体力活动类型与活动量。

（2）制订活动原则：鼓励患者参加适当的体力劳动和体力锻炼，最大的活动量以不引起不适为原则。对于初发型、恶化型、卧位型、变异型、梗死后心绞痛及急性冠状动脉功能不全，疑为心肌梗死前奏的患者，应卧床休息，并严密观察。适当运动有助于侧支循环的建立，提高患者的活动耐力。避免重体力劳动、竞赛性运动和屏气用力动作，如推、拉、抬、举、用力排便等。避免精神过度紧张或工作时间过长的工作。若再活动后出现呼吸困难、胸痛、脉搏增快，应立即停止活动，含服硝酸甘油，吸氧。

（八）护理评价

1.患者自述心绞痛发作次数减少，并能说出诱发疼痛的因素和缓解疼痛的措施。

2.患者能进行间歇性活动并掌握活动规律,活动量逐渐增加,并没有出现心律失常、血压升高、心绞痛发作等。

3.患者能够了解引起疲劳的因素。

4.患者能够合理安排生活,克制不良情绪。

5.患者掌握了有关预防心绞痛发作的知识,了解药物的作用和不良反应。

二、不稳定型心绞痛

目前,临床上已经趋向于将除上述典型的稳定型劳力性心绞痛以外的缺血性胸痛统称为不稳定型心绞痛。

（一）诱因与发病机制

与稳定型劳力性心绞痛的差别在于,当冠状动脉粥样硬化斑块不稳定时,易发生斑块破裂或出血、血小板聚集或血栓形成或冠状动脉痉挛致冠状动脉内张力增加,均可使心肌的血氧供应突然减少,心肌代谢产物清除障碍,引起心绞痛发作。此种心肌缺血为"供氧减少性心肌缺血",是引起大多数不稳定型心绞痛的原因。虽然这种心绞痛也可因劳力负荷增加而诱发,但劳力终止后胸痛并不能缓解。

（二）临床表现

1.疼痛性质 为压榨紧缩、压迫窒息、沉重闷胀性疼痛。少数患者可为烧灼感、紧张感或呼吸短促伴有咽喉或气管上方紧榨感。疼痛或不适感开始时较轻,逐渐加剧,然后逐渐消失,很少为体位改变或深呼吸所影响。

2.疼痛部位 主要在胸骨体上段或中段之后,可波及心前区,界限不很清楚,常放射至左肩、左臂内侧达环指和小指,或至颈、咽或下颌部,少数患者表现为上腹部不适、胸闷、背痛、牙痛等。

3.疼痛时限 时限1~5分钟,多数3~5分钟,很少超过15分钟,超过30分钟者应考虑急性心肌梗死的可能。

4.诱发因素 以体力劳累为主,其次为情绪激动。暴露于寒冷环境、进食冷饮、身体其他部位的疼痛,以及恐惧、紧张、发怒、烦恼等情绪变化都可诱发。体力活动再加情绪波动则更易诱发。

5.硝酸甘油效应 舌下含服硝酸甘油有效,可于1~2分钟缓解。

6.心电图表现 发作时心电图可见ST段压低,T波平坦或倒置（变异型心绞痛者则相关导联ST段抬高）,发作过后数分钟内逐渐恢复。

7.其他 继发于贫血、感染、甲状腺功能亢进、心律失常等原因诱发的心绞痛称之为继发性不稳定型心绞痛。

（三）治疗要点

1.对症处理 绝对卧床休息,给予持续心电监护。有呼吸困难、发绀者应给予氧气吸入,维持血氧饱和度到90%以上。烦躁不安、剧烈疼痛者可给予吗啡皮下注射。

2.缓解疼痛 本型心绞痛单次含化或喷雾吸入硝酸酯类制剂往往不能缓解症状,一般建议每隔5分钟1次,连续使用3次,后再用硝酸甘油或硝酸异山梨酯持续静脉滴注或微泵输注,直至症状缓解或出现血压下降。

3.抗血小板、抗凝治疗 阿司匹林、氯吡格雷及肝素是不稳定型心绞痛中的重要治疗措施,其目的在于防止血栓形成,阻止病情向心肌梗死方向发展。溶栓药物有促发心肌梗死的危险,不推荐应用。

4.手术治疗　在有条件的医院行经皮腔内冠状动脉介入术、冠状动脉内支架置入术、冠状动脉搭桥术和主动脉内气囊反搏术等。

5.积极控制诱发因素　积极控制高血压,早期的血脂干预;控制饮食,减轻体重,病情允许时,适当增加体力活动。

(四)发作期急救措施

1.严密观察生命体征　患者收入冠心病监护病房,保持室内安静,绝对卧床休息,谢绝探视。持续心电监测,迅速建立静脉通路,遵医嘱准确、按时给药。

2.药物治疗　立即舌下含服硝酸酯类药物,如硝酸甘油等。

3.吸氧　持续或间断给予 2～4L/min 氧气吸入。

4.止痛　严重持续疼痛者,应给予镇痛药和镇静镇痛。

5.观察心电图变化　心绞痛发作时大多数患者可出现暂时性心肌缺血而引起 ST－T 段改变,变异型心绞痛发作时心电图可见有关导联 ST 段的抬高,与之相对应的导联 ST 段压低,这是因冠状动脉突然痉挛所致,患者迟早会发生心肌梗死。因此,护理中应严密观察,发现异常及时报告医生对症处理。

6.做好急诊介入治疗术前准备。

(五)护理评估

1.病史　了解患者是否摄入过多热量、脂类,是否吸烟、情绪激动。是否有高血压、糖尿病、高脂血症及家族史等。

2.主要临床表现　临床表现以发作性胸痛为主,这也是护士对患者进行评估的重点,应详细了解患者疼痛的部位、性质、诱发因素、持续时间及缓解方式。其疼痛发作有以下特征:

(1)部位:疼痛多在胸骨后或心前区,常放射至左肩,沿左臂内侧至无名指及小指。

(2)性质:疼痛常呈沉重的压榨、紧缩、烧灼炸裂、憋闷或窒息感。发作时,患者往往不自觉地停止原来的活动,直至症状缓解。

(3)诱因:体力活动或情绪激动是常见的诱发因素。饱食、冷空气亦可诱发疼痛。

(4)持续时间及缓解方式:发作持续 2～3 分钟,一般不会超过 15 分钟。去除诱因、休息或舌下含化硝酸甘油后,能在几分钟内缓解。

3.心理社会评估　由于心绞痛发作时患者有濒死感,尤其是病情反复、频繁发作者,易产生焦虑甚至恐惧的心理反应。

4.护理体检　多数患者常无阳性体征。心绞痛发作时可见心率加快、血压升高、面色苍白、出冷汗。心脏听诊可有第 3 或第 4 心音奔马律。

5.辅助检查

(1)心电图

1)静息时心电图约半数为正常,也可出现陈旧性心肌梗死的改变或非特异性 ST 段和 T 波异常。

2)心绞痛发作时可出现暂时性心肌缺血引起的 ST 段压低($\geqslant 0.1mV$),发作后恢复。有时出现 T 波倒置,在平时 T 波倒置的患者,发作时 T 波可直立。

3)运动心电图及 24h 动态心电图可明显提高缺血性心电图的检出率。

（2）超声心动图。

（3）放射性核素检查。

（4）冠状动脉造影等。

（六）护理诊断

1.疼痛　其与心肌缺血、缺氧有关。

2.活动无耐力　其与心肌氧的供需失调有关。

3.知识缺乏　缺乏控制诱发因素及预防性药物应用知识。

4.潜在并发症　心肌梗死。

（七）护理目标

1.缓解或消除患者的疼痛。

2.增强患者的活动耐力。

3.提高患者的生活自理能力，逐步达到基本自理或部分自理。

4.消除患者的焦虑和恐惧情绪。

5.无便秘发生或发生便秘但得到及时正确处理。

6.患者未发生心力衰竭、心律失常等并发症，或虽然发生心力衰竭、心律失常等并发症但得到及时正确的治疗和处理。

7.患者未发生心肌梗死或发生心肌梗死得到及时的治疗和处理。

（八）护理措施

1.疼痛

（1）休息与心理：心绞痛发作时立即停止原活动，卧床休息，协助患者采取舒适的体位，解开衣领。安慰患者，解除紧张情绪。若有条件及时描记心电图。

（2）缓解疼痛：必要时吸氧。给予硝酸甘油或硝酸异山梨醇舌下含服，3～5分钟后不缓解可再含1次。对发作频繁或含服硝酸甘油效果较差者，遵医嘱静脉滴注硝酸甘油，监测血压及心律变化，注意调节滴速，嘱患者及家属切不可擅自调节滴速，以免造成低血压。药物的副作用为面部潮红、头部胀痛、头晕、心动过速、心悸等，是由于药物使血管扩张所致。第1次用药时，患者宜平卧片刻。青光眼、低血压时忌用。

（3）疼痛的观察：评估疼痛的部位、性质、程度、持续时间、用药效果，严密观察血压、心率、心律变化，有无面色改变、大汗、恶心、呕吐等。疼痛发作或加重时要及时告诉医生，及早发现是否合并心肌梗死。

（4）减少和避免诱因：疼痛缓解后，与患者一起分析心绞痛发作的诱因，总结预防复发的方法。要避免过度劳累、情绪激动、饱餐、寒冷等，要戒烟、酒，保持心境平和。坚持遵医嘱正确服用抗心绞痛药物，注意药物的副作用。

2.活动无耐力

（1）评估活动受限的程度：找出诱发心绞痛发作的体力活动类型与活动量。

（2）制订活动原则：鼓励患者参加适当的体力劳动和体力锻炼，最大的活动量以不引起不适为原则。对于初发型、恶化型、卧位型、变异型、梗死后心绞痛及急性冠状动脉功能不全，疑为心肌梗死前奏的患者，应卧床休息，并严密观察。适当运动有助于侧支循环的建立，提高患者的活动耐力。避免重体力劳动、竞赛性运动和屏气用力动作，如推、拉、抬、举、用力排便等。避免精神过度紧张的工作或过长的工作时间。若在活动后出现呼吸困难、胸痛、脉搏增快，应立即停止活动,含服硝酸甘油,吸氧。

（九）护理评价

1.患者自述心绞痛发作次数减少,并能说出诱发疼痛的因素和缓解疼痛的措施。

2.患者能进行间歇性活动并掌握活动规律,活动量逐渐增加,并没有出现心律失常、血压升高、心绞痛发作等。

3.患者能够了解引起疲劳的因素。

4.患者能够合理安排生活,克制不良情绪。

5.患者掌握了有关预防心绞痛发作的知识,了解药物的作用和不良反应。

三、心肌梗死

心肌梗死是心肌缺血性坏死,为在冠状动脉病变的基础上,发生冠状动脉血供急剧减少或中断,使相应的心肌严重而持久地急性缺血导致心肌坏死,属于冠心病的严重类型。

（一）诱因与发病机制

基本病因主要是冠状动脉粥样硬化造成1支或多支冠状动脉狭窄,导致心肌血供不足,且侧支循环未充分建立。在此基础上,一旦发生粥样斑块破裂等突发情况,就会造成冠状动脉阻塞,使心肌血供急剧减少或中断。若急性缺血严重而持久达1小时以上,即可发生心肌坏死。大量研究证明,绝大多数心肌梗死的发生,是由不稳定粥样斑块的破溃、出血和管腔内血栓形成所致冠状动脉闭塞;少数是由于粥样斑块内或其下出血,或血管持续痉挛;偶为冠状动脉栓塞、炎症或先天性畸形,或主动脉夹层累及冠状动脉开口等造成。

促使粥样斑块破裂出血及血栓形成的诱因有:

1.日间6时至12时交感神经活动增加,机体应激反应性增强,心肌收缩力增强,心率加快,血压升高,冠状动脉张力增加,易致冠状动脉痉挛。

2.在饱餐特别是进食大量脂肪后,血脂增高,血黏稠度增高,易致血流缓慢,血小板聚集。

3.重体力活动、情绪过分激动、血压急剧上升或用力大便时,致左心室负荷突然显著加重。

4.休克、脱水、出血、外科手术或严重心律失常,导致心排血量和冠状动脉灌流量骤减。

5.夜间睡眠时迷走神经张力增高,冠状动脉容易发生痉挛。

6.介入治疗或外科手术操作时损伤冠状动脉。

心肌梗死可发生在频发心绞痛的患者,也可发生于原无症状者。心肌梗死后继发的严重心律失常、休克或心力衰竭,均可使冠状动脉灌流量进一步降低,心肌坏死范围扩大。

（二）临床表现

1.先兆表现　部分患者在发病前数日有乏力,胸部不适,活动时心悸、气急、烦躁、心绞痛等前驱症状,其中以新发生心绞痛或原有心绞痛加重最为突出。心绞痛发作较以往频繁、疼痛较剧、持续较久、硝酸甘油疗效差、诱发因素不明显。同时心电图示ST段一时性明显抬高或压低,T波倒置或增高即前述不稳定型心绞痛情况。

2.症状和体征

（1）疼痛:是最先出现的症状,多发生于清晨,疼痛的性质与心绞痛相同,但诱因多不明显,且常发生于安静时,程度较重,持续时间较长,可达数小时或更长,休息和含硝酸甘油片多不能缓解。患者常烦躁不安、出汗、恐惧,或有濒死感。少数患者无疼痛,一开始即表现为休克或急性心力衰竭。部分患者疼痛位于上腹部,被误认为胃穿孔、急性胰腺炎等急腹症;部分患者疼痛放射至下颌、颈部、背部上方,被误认为骨关节痛。

(2)全身症状:有发热、心动过速、白细胞计数增高和红细胞沉降率增快等,由坏死物质吸收所引起。一般在疼痛发生后 24~48 小时出现,程度与梗死范围常呈正相关,体温一般在 38℃ 左右,很少超过 39℃,持续约 1 周。

(3)胃肠道症状:疼痛剧烈时常伴有频繁的恶心、呕吐和上腹胀痛,与迷走神经受坏死心肌刺激和心排血量降低、组织灌注不足等有关。肠胀气亦不少见。重症者可发生呃逆。

(4)心律失常:见于 75%~95% 的患者,多发生在起病 1~2 天,而以 24 小时内最多见,可伴乏力、头晕、晕厥等症状。各种心律失常中以室性心律失常最多,尤其是室性期前收缩。

(5)低血压和休克:疼痛期血压下降较常见,但未必是休克。如疼痛缓解而收缩压仍低于 10.7kPa(80mmHg),有烦躁不安、面色苍白、皮肤湿冷、脉细而快、大汗淋漓、尿量减少(<20ml/h)、神志迟钝,甚至晕厥者,则为休克表现。休克多在起病后数小时至数日内发生。

(6)心力衰竭:主要是急性左心衰竭,可在起病最初几天内发生,可在疼痛、休克好转阶段出现,为梗死后心脏收缩力显著减弱或不协调所致,发生率为 32%~48%。出现呼吸困难、咳嗽、发绀、烦躁等症状,严重者可发生肺水肿,随后可发生颈静脉怒张、肝大、水肿等右心衰竭表现。右心室心肌梗死者可一开始即出现右心衰竭表现,伴血压下降。

(三)治疗要点

及早发现,及早就医,并加强院前就地处理。治疗原则是尽早使心肌血液再灌注(到达医院后 30 分钟内开始溶栓或 90 分钟内开始介入治疗)以挽救濒死的心肌,防止梗死面积扩大或缩小心肌缺血范围,保护和维持心脏功能,及时处理严重心律失常、泵衰竭和各种并发症,防止猝死,使患者不但能渡过急性期,且康复后还能保持尽可能多的功能的心肌。

1.休息　急性期患者住冠心病监护病房,在未行再灌注治疗前,应绝对卧床休息,保持室内环境安静,减少不良刺激。

2.心电监测　持续的心电图监护,必要时进行血流动力学监测。密切观察心律、心率、血压和心功能的变化,判断病情的发展,确定抢救及治疗方案。

3.给氧治疗　即使无并发症的急性心肌梗死,部分患者起病初就有轻、中度缺氧,合并充血性心力衰竭的患者常伴有严重的低氧血症。缺氧严重时疼痛不易缓解,并且易并发心律失常。因此,急性心肌梗死患者 1 周内应常规吸氧。一般患者可用双鼻孔导管低流量持续或间歇给氧。并发严重心力衰竭或肺水肿的患者,必要时可做气管内插管机械通气。

4.有效镇痛

(1)首选吗啡 5~10mg 皮下注射或哌替啶 50~100g 肌内注射,必要时 1~2 小时重复注射 1 次。为避免恶心、呕吐和心动过缓,可同时给予阿托品。

(2)疼痛较轻者可肌内注射可待因或罂粟碱。也可用硝酸甘油 5~10mg,溶解于 500ml 葡萄糖溶液中静脉滴注,观察血压和心率以调节滴速。

5.心肌再灌注　起病 3~6 小时最多 12 小时内,使闭塞的冠状动脉再通,心肌得到再灌注,濒临坏死的缺血心肌,可能得以存活或使坏死范围缩小,减轻梗死后心肌重塑,降低死亡率,改善预后及提高生活质量。

(1)常用溶栓方法:包括静脉内溶栓、冠状动脉内溶栓。

(2)临床上常用的溶栓药物:①第 1 代溶栓药物,如链激酶(SK)、尿激酶(UK)。②第 2

代溶栓药物,如重组组织型纤溶酶原激活剂(rt－PA)等。③第3代溶栓药物,如rtPA的变异体(rPA,nPA,TUK－tPA)。

(3)溶栓治疗的护理

1)物品准备:心电监护仪、除颤器、临时起搏器、输液泵、主动脉气囊反搏装置、急救药品等。

2)患者准备:做好解释工作;安置静脉套管针,完成溶栓前的各项检查及有关实验室检查;嘱患者嚼服阿司匹林;迅速建立静脉输液通道。

3)溶栓过程的监护:症状与体征,观察患者溶栓后胸痛有无减轻及减轻程度,皮肤、黏膜、咳痰、呕出物及尿有无出血倾向;血压的监测:溶栓开始后每10分钟测血压1次,血压稳定后可延长监测时间;心电监测:注意心率、心律变化,观察有无再灌注心律失常;观察药物反应及疼痛缓解的程度;凝血时间的监测及肝素的应用;酶学的检测;并发症的观察及护理。

(4)溶栓再通的标准

1)冠状动脉造影:冠状动脉造影是判断溶栓治疗后血管再通的金标准。静脉溶栓开始后90min,梗死相关动脉的血流灌注为TIMI 2～3级,判断为血管再通。分级标准:TIMI 0级表示无灌注或闭塞远端无血流;TIMI 1级表示造影剂部分通过闭塞部位,但远端不显影;TIMI 2级表示造影剂完全充盈冠状动脉远端,但速度较完全正常的冠状动脉要慢;TIMI 3级表示完全灌注,血流速度充盈远端血管快速而完全。

2)临床评价再通标准:开始溶栓后2h内心电图ST段抬高明显的导联迅速回降≥50%,胸痛自开始溶栓后2h内缓解或消失。自开始溶栓后2h内出现再灌注心律失常,如窦性心动过缓、窦房阻滞或停搏;血清CK－MB峰值提前。

(四)介入治疗

1.直接经皮腔内冠状动脉成形术 指急性心肌梗死不溶栓单纯行球囊扩张。

2.直接支架 不接受溶栓的患者在球囊扩张后常规置入支架或不经预扩张直接置入支架。

3.直接PCI 对不溶栓的患者行PCI,包括球囊扩张与支架。

(五)护理评估

1.病史 评估患者有无冠心病的易患因素,如前所述。此次胸痛的特征,与以往心绞痛发作相比有无变化,特别是程度、部位、持续时间等,有无消化道症状、心律失常、休克、心力衰竭等。由于剧烈的疼痛可使患者产生濒死感,入院后的监护及限制活动等均可使患者产生恐惧和焦虑,因此要做好心理评估。

2.身体评估 主要检查患者生命体征、心律、心率、心音变化、有无奔马律、心脏杂音及肺部啰音等。

3.实验室及其他检查 连续监测心电图的动态变化,注意有无心律失常;定时抽血查心肌酶以了解心肌坏死的程度和进展,评估血清电解质、血糖、血脂等。

4.辅助检查

(1)心电图。

(2)血清心肌标志物检测。

(3)X线片。

(4)超声心动图。

(5)放射性核素心肌显像。

(6)磁共振成像。

(7)X线计算机断层扫描。

(六)护理诊断

1.疼痛　与心肌缺血坏死有关。

2.活动无耐力　与心肌氧的供需失调有关。

3.有便秘的危险　与进食少、活动少、不习惯床上排便有关。

4.潜在并发症　心律失常、心力衰竭、心源性休克猝死。

5.生活自理缺陷　与治疗需要绝对卧床有关。

6.性生活形态改变　与心肌缺血导致活动耐力下降、缺乏知识有关。

7.恐惧　与剧烈疼痛产生的濒死感、处于监护室的陌生环境有关。

8.焦虑　与担心疾病预后以及疾病造成生活上的种种限制有关。

(七)护理目标

1.缓解或消除患者的疼痛。

2.增强患者的活动耐力。

3.提高患者的生活自理能力,逐步达到基本自理或部分自理。

4.消除患者的焦虑和恐惧情绪。

5.无便秘发生或发生便秘但得到及时正确的处理。

6.患者未发生心力衰竭、心律失常等并发症,或虽然发生心力衰竭、心律失常等并发症但得到及时正确的治疗和处理。

7.患者未发生心肌梗死或发生心肌梗死得到及时的治疗和处理。

(八)护理措施

1.一般护理

(1)休息与活动:急性期宜卧床休息,保持环境安静,减少探视,防止不良刺激,解除焦虑,以减轻心脏负担。一般主张急性期卧床休息12～24小时,对有并发症者,可视病情适当延长卧床休息时间。若无再发心肌缺血、心力衰竭或严重心律失常等并发症,24h内应鼓励患者在床上行肢体活动,第3天可在病房内走动,第4～5天逐步增加活动,直至每天3次步行100～150米,以不感到疲劳为限,防止静脉血栓形成。

(2)饮食:第1天应给予清淡流质饮食,随后半流质饮食,2～3天后软食,选择低盐、低脂、低胆固醇、高维生素、易消化饮食,少食多餐,不宜过饱。要给予必需的热量和营养。伴心功能不全者应适当限制钠盐。

(3)常规使用缓泻剂:预防便秘,防止大便用力引起心脏缺血、缺氧甚至猝死。

(4)注意劳逸结合:当病程进入康复期后可适当进行康复锻炼,锻炼过程中应注意观察有否胸痛、呼吸困难、脉搏增快,甚至心律、血压及心电图的改变,一旦出现应停止活动,并及时就诊。

2.对症护理及病情观察护理

(1)在冠心病监护室进行心电图、血压、呼吸、神志、出入量、末梢循环的监测,及时发现心律失常、休克、心力衰竭等并发症的早期症状。备好各种急救药品和设备。

(2)疼痛可加重心肌缺血、缺氧,使梗死面积扩大,应及早采取有效的镇痛措施,给予吸氧,静脉滴注硝酸甘油,严重者可选用吗啡等。

(3)对于有适应证的患者,应配合医生积极做好各项准备工作,进行溶栓治疗以及行经皮腔内冠状动脉成形术,此举可以使闭塞的冠状动脉再通,心肌得到再灌注,是解除疼痛最根本的方法,近年来已在临床推广应用。

(4)积极治疗高血压、高脂血症、糖尿病等疾病。

(5)避免各种诱发因素,如紧张、劳累、情绪激动、便秘、感染等。

(6)并发症的观察及护理

1)观察心律失常的发生,急性期患者持续心电监护,观察患者有无晕厥等表现,评估有无电解质紊乱的征象。

2)防止发生左心衰竭,严密观察患者有无咳嗽、咳痰及呼吸困难表现;避免一切可能加重心脏负担的因素,如饱餐、用力排便等;注意控制液体入量及速度。

3)休克的观察,监测生命体征及意识状况,如患者血压下降、表情淡漠、心率增快、四肢湿冷应及时通知医生并按休克处理。

4)观察心电图动态变化,注意室壁瘤的发生。

5)观察肢体活动情况,注意有无下肢静脉血栓的形成和栓塞表现。

3.用药观察与护理 按医嘱服药,随身常备硝酸甘油等扩张冠状动脉的药物,并定期复查、随访。尿激酶等溶栓药主要的不良反应是引起组织器官出血,使用前应详细询问患者有无出血病史、近期有无出血倾向或潜在的出血危险。用药时应守护在患者身边,严格调节滴速,严密观察心电图情况,备除颤器于患者床旁,用药后注意观察溶栓效果及出血情况,及时配合医生处理。

4.心理护理 在配合医生抢救患者的同时,做好患者及家属的解释安慰工作,关心体贴患者,重视其感受,并有针对性地进行疏导及帮助。保持环境安静,避免不良刺激加重患者心理负担,帮助患者树立战胜疾病的信心。

5.出院指导

(1)运动:患者应根据自身情况逐渐增加活动量,出院后3个月内恢复日常生活,选择适合自己的运动项目,避免剧烈运动,防止疲劳。

(2)饮食:选择低盐、低脂、低胆固醇、高维生素饮食,避免过饱,戒烟限酒,保持理想体重。

(3)避免诱发因素:避免紧张、劳累、情绪激动、便秘、感染等。积极治疗高血压、高脂血症、糖尿病等疾病。

(4)用药指导:坚持按医嘱服药,注意药物副作用,定期复查。

(九)护理评价

1.患者疼痛减轻。

2.患者能遵医嘱服药,说出治疗的重要性。

3.患者的活动量增加、心率正常。

4.生命体征维持在正常范围。

第五节　高血压的护理

一、原发性高血压

原发性高血压是以血压升高为主要临床表现但原因不明的综合征，一般简称为高血压。高血压是导致充血性心力衰竭、卒中、冠心病、肾衰竭、夹层动脉瘤的发病率和病死率升高的主要危险性因素之一，严重影响人们的健康和生活质量，至今仍是心血管疾病死亡的主要原因之一。

（一）血压分类和定义

目前，我国采用国际上统一的血压分类和标准，将18岁以上成人的血压按不同水平分类（表1-2），高血压定义为收缩压≥140mmHg和（或）舒张压≥90mmHg，根据血压升高水平，又进一步将高血压分为1、2、3级。

表1-2　血压的定义和分类（WHO/ISH，1999年）

类别	收缩压（mmHg）		舒张压（mmHg）
理想血压	<120	和	<80
正常血压	<130	和	<85
正常高值	130～139	或	85～89
高血压			
1级（轻度）	140～159	或	90～99
亚组：临界高血压	140～149	或	90～94
2级（中度）	160～179	或	100～109
3级（重度）	≥180	或	≥110
单纯收缩期高血压	≥140	和	<90
亚组：临界收缩期高血压	140～149	和	<90

注：当患者的收缩压和舒张压分属不同分类时，应当用较高的分类

（二）病因与发病机制

原发性高血压病因尚未阐明，目前认为是在一定的遗传背景下由多种后天环境因素作用，使正常血压调节机制失代偿所致。

1.遗传学说　原发性高血压有群集于某些家族的倾向，提示有遗传学基础或伴有遗传生化异常。双亲均有高血压的子女，以后发生高血压的比例增高。

2.神经精神学说（交感神经系统活性亢进）　人在长期精神紧张、压力、焦虑或长期环境噪声、视觉刺激下可引起高血压，可能与大脑皮质的兴奋、抑制平衡失调，导致交感神经活动增强，儿茶酚胺类介质的释放使小动脉收缩并继发引起血管平滑肌增殖肥大有关。而交感神经的兴奋还可使肾素释放增多，这些均促使高血压的形成。

3.肾素－血管紧张素系统（RAAS）　肾小球入球小动脉的球旁细胞分泌的肾素，激活肝脏产生的血管紧张素原（AGT）生成血管紧张素Ⅰ（ATⅠ），再经肺循环的血管紧张素转化酶（ACE）的作用转变为血管紧张素Ⅱ（ATⅡ）。ATⅡ作用于ATⅡ受体，使小动脉平滑肌收缩，

外周血管阻力增加;并可刺激肾上腺皮质球状带分泌醛固酮,使水钠潴留,血容量增加。以上机制均可使血压升高。

4.钠与高血压　流行病学和临床观察均显示食盐摄入量与高血压的发生密切相关。某些影响钠排出的因子,如心钠素等也可能参与高血压的形成。细胞内钠、钙离子浓度升高,膜电位降低,激活平滑肌细胞兴奋－收缩偶联,使血管收缩反应性增强,平滑肌细胞增生肥大,血管阻力增高。

5.血管内皮功能异常　血管内皮通过代谢、生成、激活和释放各种血管活性物质而在血液循环、心血管功能的调节中起着极为重要的作用。内皮细胞可生成血管舒张物质,如前列环素(PGI_2)、内源性舒张因子(NO)等及血管收缩物质如内皮素(ET－1)、ATⅡ等。高血压时 NO 生成减少,而 ET－1 生成增加,且血管平滑肌细胞对舒张因子的反应减弱而对收缩因子的反应增强。

6.胰岛素抵抗　胰岛素抵抗(IR)是指必须以高于正常的血胰岛素释放水平来维持正常的糖耐量,表示机体组织对胰岛素处理葡萄糖的能力减退。约 50% 的原发性高血压患者存在不同程度的 IR。近年来认为 IR 是 2 型糖尿病和高血压的共同病理生理基础。多数认为 IR 造成继发性高胰岛素血症,而胰岛素的以下作用可能与血压升高有关:①使肾小管对钠的重吸收增加。②增强交感神经活动。③使细胞内钠、钙浓度增加。④刺激血管壁增生肥厚。

7.其他　流行病学提示,肥胖、吸烟、过量饮酒等也可能与高血压发生有关。

(三)临床表现

1.症状　大多数患者早期症状不明显,常见症状有头痛、头晕、耳鸣、眼花、乏力、心悸,还有的表现为失眠、健忘、注意力不集中、情绪易波动或发怒等。经常在体检或其他疾病就医检查时发现血压升高。血压升高常与情绪激动、精神紧张、体力活动有关,休息或去除诱因血压可下降。

2.体征　血压受昼夜、气候、情绪、环境等因素影响波动较大。一般清晨起床活动后血压迅速升高,夜间血压较低;冬季血压较高,夏季血压较低;情绪不稳定时血压高;在医院或诊所血压明显增高,在家或医院外的环境中血压低。体检时可听到主动脉瓣区第二心音亢进、收缩期杂音,长期高血压时有心尖搏动明显增强,搏动范围扩大以及心尖搏动左移体征,提示左心室增大。

3.恶性或急进性高血压　表现为患者发病急骤,舒张压多持续在 130～140mmHg 或更高。常有头痛、视物模糊或失明,视网膜可发生出血、渗出及视盘水肿,肾脏损害突出,持续蛋白尿、血尿及管型尿,病情进展迅速,如不及时治疗,易出现严重的脑、心、肾损害,发生脑血管意外、心力衰竭和尿毒症,最后多因尿毒症而死亡,但也可死于脑血管意外或心力衰竭。

(四)治疗原则

1.目的　治疗目的是通过降压治疗使高血压患者的血压达标,以期最大限度地降低心脑血管发病和死亡的危险。

2.降压目标值　一般高血压人群降压目标值<140/90mmHg;高血压高危患者(糖尿病及肾病)降压目标值<130/80mmHg;老年收缩期性高血压的降压目标值:收缩压 140～150mmHg,舒张压<90mmHg 但不低于 65～70mmHg,舒张压降得过低可能抵消收缩压下降得到的好处。

3.非药物治疗　主要是改善生活方式。改善生活方式对降低血压和心脑血管危险的作

用已得到广泛认可,所有患者都应采用,具体措施包括:

(1)戒烟:吸烟所致的危害是使高血压并发症如心肌梗死、脑卒中和猝死的危险性显著增加,加重脂质代谢紊乱,降低胰岛素敏感性,降低内皮细胞依赖性血管扩张效应,并降低或抵消降压治疗的疗效。戒烟对心脑血管的良好益处,任何年龄组均可显示。

(2)减轻体重:超重10%以上的高血压患者体重减少5kg,血压便有明显降低,体重减轻亦可增加降压药物疗效,对改善糖尿病、胰岛素抵抗、高脂血症和左心室肥厚等均有益。

(3)减少过多的乙醇摄入:戒酒和减少饮酒可使血压显著降低,适量饮酒仍有明显血压反应者应戒酒。

(4)适当运动:有利于改善胰岛素抵抗和减轻体重,提高心血管调节能力,稳定血压水平。较好的运动方式是低或中等强度的运动,可根据年龄及身体状况选择,中老年高血压患者可选择步行、慢跑、上楼梯、骑车等,一般每周3~5次,每次30~60分钟。运动强度可采用心率监测法,运动时心率不应超过最大心率(180或170次/分)的60%~85%。

(5)减少钠盐的摄入量、补充钙和钾盐:膳食中大部分钠盐来自烹调用盐和各种腌制品,所以应减少烹调用盐及腌制品的食用,每人每日食盐量摄入应少于2.4g(相当于氯化钠6g)。通过食用含钾丰富的水果和蔬菜如香蕉、橘子油菜、香菇、大枣等,增加钾的摄入。喝牛奶补充钙的摄入。

(6)多食含维生素丰富的食物:多吃水果和蔬菜,减少食物中饱和脂肪酸的含量和脂肪总量。

(7)减轻精神压力,保持心理平衡:长期精神压力和情绪抑郁是降压治疗效果欠佳的重要原因,亦可导致高血压。应对患者做耐心的劝导和心理疏导,鼓励其参加社交活动、户外活动等。

4.降压药物治疗对象　高血压2级或以上患者(≥160/100mmHg);高血压合并糖尿病、心、脑、肾靶器官损害患者;血压持续升高6个月以上,改善生活方式后血压仍未获得有效控制者。从心血管危险分层的角度,高危和极高危患者应立即开始使用降压药物强化治疗。中危和低危患者则先继续监测血压和其他危险因素,之后再根据血压状况决定是否开始药物治疗。

5.降压药物治疗

(1)降压药物分类:现有的降压药种类很多,目前常用降压药物可归纳为以下几大类(表1-3):利尿剂、β受体阻滞剂、钙离子拮抗剂、血管紧张素转换酶抑制剂(ACEI)和血管紧张素Ⅱ受体阻滞剂、α受体阻滞剂。

表1-3　常用降压药物名称、剂量及用法

药物种类	药名	剂量(mg)	用法(每日)
利尿剂	氢氯噻嗪	12.5~25	1~3次
	呋塞米	20	1~2次
	螺内酯	20	1~3次
β受体阻滞剂	美托洛尔	12.5~50	2次
	阿替洛尔	12.5~25	1~2次

（续表）

药物种类	药名	剂量(mg)	用法(每日)
钙离子拮抗剂	硝苯地平控释片	30	1次
	地尔硫䓬	90～180	1次
血管紧张素转换酶抑制剂	卡托普利	25～50	2～3次
	依那普利	5～10	1～2次
血管紧张素Ⅱ受体阻滞剂	缬沙坦	80～160	1次
	伊贝沙坦	150	1次
α受体阻滞剂	哌唑嗪	5～3	2～3次
	特拉唑嗪	1～8	1次

（2）联合用药：临床实际使用降压药时，患者心血管危险因素状况、并发症、靶器官损害、降压疗效、药物费用以及不良反应等，都可能影响降压药的具体选择。任何药物在长期治疗中均难以完全避免不良反应，联合用药可使不同的药物互相取长补短，有可能减轻或抵消某些不良反应。联合用药可减少单一药物剂量，提高患者的耐受性和依从性。现在认为，2级高血压（≥160/100mmHg）患者在开始用药时就可以采用两种降压药物联合治疗，有利于血压在相对较短的时间内达到目标值。比较合理的两种降压药联合治疗方案是：利尿药与β受体阻滞剂；利尿药与ACEI或血管紧张素受体拮抗剂（ARB）；二氢吡啶类钙拮抗剂与β受体阻滞剂；钙拮抗剂与ACEI或ARB，α阻滞剂和β阻滞剂。必要时也可用其他组合，包括中枢作用药如α_2受体激动剂、咪哒唑啉受体调节剂，以及ACEI与ARB；国内研制了多种复方制剂，如复方降压片、降压0号等，以当时常用的利血平、双肼屈嗪（血压达静）、氢氯噻嗪为主要成分，因其有一定降压效果，服药方便且价格低廉而广泛使用。

6.高血压急症的治疗 高血压急症是指短时期内血压重度升高，收缩压＞180mmHg和（或）舒张压＞120mmHg，伴有重要器官组织如大动脉、心、脑、肾、眼底的严重功能障碍或不可逆性损害。需要做紧急处理。

（1）迅速降压

1）硝普钠：同时直接扩张动脉和静脉，降低前、后负荷。开始时以50mg/500ml浓度10～25mg/min静滴，即刻发挥降压作用。使用硝普钠必须密切观察血压，避光静脉滴注，根据血压水平仔细调节滴注速度，硝普钠可用于各种高血压急症。一般使用不超过7天，长期或大剂量使用应注意可能发生氰化物中毒。

2）硝酸甘油：选择性扩张冠状动脉与大动脉和扩张静脉。开始时以5～10mg/min静脉滴注，然后根据血压情况增加滴注速度至20～50mg/min。降压起效快，停药后作用消失亦快。硝酸甘油主要用于急性冠脉综合征或急性心力衰竭时的高血压急症。不良反应有头痛、心动过速、面部潮红等。

3）地尔硫䓬：非二氢吡啶类钙离子拮抗剂，降压同时具有控制快速性室上性心律失常和改善冠状动脉血流量作用。配制成50～60mg/500ml浓度，以5～15mg/min静脉滴注，根据血压变化调整静脉输液速度。地尔硫䓬主要用于急性冠脉综合征、高血压危象。不良作用有面部潮红、头痛等。

4）酚妥拉明：配制成10～30mg/500ml浓度缓慢静脉滴注，主要用于嗜铬细胞瘤高血压危象。

5)其他药物:对血压显著增高,但症状不严重者,可舌下含用硝苯地平 10mg,或口服卡托普利 12.5～25.0mg,哌唑嗪 1～2mg 等。降压不宜过快过低。血压控制后,需口服降压药物,或继续注射降压药物以维持疗效。

(2)制止抽搐:可用地西泮 10～20mg 静脉注射,苯巴比妥 0.1～0.2g 肌内注射。亦可予 25% 硫酸镁溶液 10mg 深部肌内注射,或以 5% 葡萄糖溶液 20ml 稀释后缓慢静脉注射。

(3)脱水、排钠、降低颅内压

1)呋塞米 20～40mg 或依他尼酸钠 25～50mg,加入 50% 葡萄糖溶液 20～40ml 中,静脉注射。

2)20% 甘露醇或 25% 山梨醇静脉快速滴注,30 分钟内滴完。

(4)其他并发症的治疗:对主动脉夹层分离,应采取积极的降压治疗,诊断确定后,宜施行外科手术治疗。

(五)护理评估

1.病史评估　询问发现血压升高的时间、血压水平及治疗情况;了解有无家族病史及家庭饮食习惯;了解有无其他合并症,如糖尿病、高脂血症、冠心病等;评估心、脑、肾等重要脏器受损情况。

2.身体状况　注意生命体征、意识及精神状况,评估有无血压骤高或骤低或持续升高、头痛头晕、晕厥等伴随症状及体征;了解有无夜尿增多、视力减退、活动乏力等症状。

3.心理社会评估　评估有无工作压力重,精神紧张,家庭、社会压力大、人际关系、经济负担,以及心理、精神长期紧张等因素存在。

4.辅助检查　常规心电图或动态心电图检查,心脏三位片、心脏超声检查以及血液生化检查。

(六)护理诊断

1.头痛　与血压升高有关。

2.有受伤的危险　与头晕、急性低血压反应、视物模糊及意识改变有关。

3.潜在并发症　心力衰竭、脑出血、肾衰竭等高血压危重症。

4.焦虑　与血压控制不满意,发生并发症有关。

5.知识缺乏　缺乏原发性高血压饮食、药物治疗相关知识。

(七)护理目标

1.患者头痛减轻或消失。

2.患者未受伤。

3.患者未发生相关并发症,或并发症发生后能得到及时治疗与护理。

4.患者情绪稳定,主动配合治疗及护理。

5.患者了解高血压相关知识,并能养成良好的生活方式、药物治疗依从性好。

(八)护理措施

1.心理护理

(1)鼓励患者表达自身感受。

(2)教会患者自我放松的方法。

(3)针对个体情况进行针对性心理护理。

(4)鼓励患者家属和朋友给予患者关心和支持,鼓励患者增强信心。

(5)解释高血压治疗的长期性、依从性的重要性,同时告诉患者一般预后良好。

2.病情观察及护理

(1)观察患者头痛情况:如头痛程度、持续时间,是否伴有头晕、耳鸣、恶心、呕吐等症状;减少引起或加重头痛的因素。

(2)观察并记录患者血压变化:做到"四定",即定时间、定体位、定部位、定血压计。

(3)指导避免受伤的潜在危险因素:如避免迅速改变体位、病室内有障碍物、地面滑等,必要时使用床挡。

(4)对于服用利尿剂患者注意观察其尿量和电解质,特别是血钾情况。

(5)对于脑出血患者注意观察神志、生命体征。

(6)对于脑出血伴烦躁患者注意安全管理,必要时使用保护性约束用具保护患者,避免受伤。

3.用药护理

(1)指导患者遵医嘱按时正确服用降压药物治疗。

(2)密切观察患者用药后的效果及药物副作用。

(3)指导患者服药后动作缓慢,警惕直立性低血压的发生。

4.健康宣教

(1)合理膳食:低热量、低脂、低胆固醇饮食

(2)适度运动:根据体力适当活动,一般每周 3～5 次有氧运动,每次 30～45 分钟。

(3)生活方式:生活规律,忌烟限酒,保持心情舒畅。

(4)用药指导:遵医嘱坚持用药,不能擅自停药、减药和调药;建议坐位或卧位服药,避免直立性低血压。

(5)随访复查:定期复查肝、肾功能,电解质,眼底血管等;3～6 个月门诊专科医生随访。

5.并发症的处理和护理

(1)高血压脑病

1)临床表现:以脑病的症状和体征为特点,表现为弥漫性严重头痛、呕吐、意识障碍、精神错乱,甚至昏迷、局灶性或全身性抽搐。

2)处理方法:①绝对卧床休息。②吸氧。③应用脱水剂、硝普钠或硝酸甘油等降压药物。

(2)高血压危象

1)临床表现:患者出现头痛、烦躁、眩晕、恶心、呕吐、心悸、气急及视物模糊等严重症状,以及伴动脉痉挛累及相应的靶器官缺血症状。

2)静脉应用硝普钠或硝酸甘油等控制性降压。即开始 24 小时将血压降低 20%～25%,48 小时内血压不能低于 160/100mmHg。

(3)脑血管病

1)临床表现:包括脑出血、脑血栓、腔隙性脑梗死、短暂性脑缺血发作。

2)处理方法:原则上实施血压监控与管理,血压控制目标不能低于 160/100mmHg。

(4)心力衰竭

1)临床表现:心慌,气急,呼吸困难,咳嗽等左心功能衰竭表现。

2)处理方法:①端坐位休息。②吸氧。③镇静。④静脉应用硝酸甘油或硝普钠等降压药物。⑤利尿剂。⑥洋地黄类等正性肌力药物。⑦正性肌力药物。

(5)肾衰竭

1)临床表现:患者尿中出现蛋白,管型;尿量减少;血尿,最后发展为尿毒症。

2)处理方法:①控制血压。②控制蛋白尿,应用保护肾功能的药物。③进食低蛋白、低磷饮食。④记录出入量。⑤必要时行血液透析或腹膜透析。

(6)主动脉夹层

1)临床表现:患者突发剧烈而持续且不能耐受的胸痛;两侧肢体血压及脉搏明显不对称。

2)处理方法:①绝对卧床休息,强效镇静与镇痛,必要时静脉应用吗啡或冬眠治疗。②静脉应用硝酸甘油或硝普钠等迅速降压,收缩压降至低于 $100\sim120$mmHg。

二、继发性高血压

继发性高血压是指继发于其他疾病或原因的高血压,只占人群高血压的 $5\%\sim10\%$。血压升高仅是这些疾病的一个临床表现。继发性高血压的临床表现、并发症和后果与原发性高血压相似。继发性高血压的原发病可以治愈,而原发病治愈之后高血压症状也随之消失,而延误诊治又可产生各种严重并发症,故需要及时早期诊断,早期治疗继发性高血压是非常重要的。

(一)病因与发病机制

1.肾性

(1)肾实质性:急、慢性肾炎,肾盂肾炎,系统性红斑狼疮及其他风湿性疾病肾损害,放射性肾病,多囊肾,肾结核,肾素瘤,糖尿病性肾病,肾结石,肾盂积水,肾肿瘤等。

(2)肾血管性:肾动脉畸形,肾动脉粥样硬化,肾动脉肌纤维病,肾梗死,多动脉炎,肾动脉血栓形成。

(3)外伤:肾周血肿,肾动脉夹层血肿,肾挫伤等。

2.内分泌性

(1)甲状腺疾病:甲状腺功能亢进或甲状腺功能减退。

(2)肾上腺疾病:嗜铬细胞瘤、原发性醛固酮增多症、库欣综合征或肾上腺皮质功能异常。

(3)垂体疾病:肢端肥大症,垂体加压素分泌过多。

(4)甲状旁腺疾病:甲状旁腺功能亢进。

(5)性腺及其他:多囊卵巢,妊娠中毒症,更年期综合征。

3.代谢性 糖尿病、高胰岛素血症及高血钙症。

4.大血管疾病 主动脉缩窄,动静脉瘘,多发性大动脉炎等。

5.神经源性 脑肿瘤、颅内高压、间脑刺激、脑干损伤、脑炎,肾上腺外嗜铬组织增生或肿瘤,焦虑状态。

6.毒物中毒或药物 如铝、铊中毒或口服避孕药,升压药物等。

7.其他 如睡眠呼吸暂停综合征、红细胞增多症等。

(二)治疗原则

1.肾实质性病变导致的高血压 应积极治疗肾实质性疾病,减缓肾脏疾病的进展,但慢性肾病患者的血压常难以得到有效控制。对于肾病或糖尿病合并大量蛋白尿者,可首选血管紧张素转换酶抑制剂或受体拮抗剂,但应注意终末期肾病患者血清肌酐和尿素氮水平可能进一步升高,甚或出现高血钾,此时可选用钙离子拮抗剂或β受体阻滞剂等。

2.肾血管性高血压 继发于肾动脉粥样硬化或多发性大动脉炎所致肾动脉狭窄的高血压,通常药物治疗疗效甚微。为控制血压可选用钙离子拮抗剂、α及β受体阻滞剂、直接血管扩张剂等。单侧肾动脉狭窄者可谨慎使用血管紧张素转换酶抑制剂或受体拮抗剂。经皮肾动脉球囊扩张加血管支架置入能有效缓解肾缺血,降低血压。如一侧肾功能已完全消失,手术切除无功能肾有助于控制血压。

3.主动脉缩窄 药物治疗无效,且可造成主动脉缩窄远端血压进一步下降。一旦诊断明确,应尽早手术治疗,部分患者可经介入治疗。

4.内分泌疾病 垂体及异位促肾上腺皮质激素分泌瘤、肾上腺皮质腺瘤或腺癌及双侧增生的肾上腺大部切除术等是其根治措施。也可采用垂体放射治疗,常用^{60}Co或直线加速器垂体外照射治疗,但多作为手术的辅助疗法。药物治疗常用于不宜手术或术后辅助治疗,药物包括密妥坦、氨基导眠能、甲吡酮等皮质醇合成酶抑制剂以及5-羟色胺拮抗剂赛庚啶等,但疗效不确定。部分肾上腺疾病如嗜铬细胞瘤可通过手术切除而根治,药物则以α受体阻滞剂酚妥拉明为首选。原发性醛固酮增多症可服用螺内酯类药物。

甲状腺或甲状旁腺疾病应以治疗原发病为主,降压药物只作为治疗原发病过程中的辅助用药。

5.睡眠呼吸暂停综合征 应针对其病因进行治疗,周围型睡眠呼吸暂停综合征可考虑手术解除呼吸道梗阻,如为中枢型或混合型则可在夜间睡眠时使用呼吸机。另外,控制体重和减轻肥胖也有助于血压的控制。

(三)护理措施

1.一般护理

(1)休息:早期高血压患者可参加工作,但不要过度疲劳,坚持适当的锻炼,如骑自行车、跑步、做体操及打太极拳等。要有充足的睡眠,保持心情舒畅,避免精神紧张和情绪激动,消除恐惧、焦虑,悲观等不良情绪。晚期血压持续增高,伴有心、肾、脑病时应卧床休息。关心体贴患者,使其精神愉快,鼓励患者树立战胜疾病的信心。

(2)饮食:应给低盐、低脂肪、低热量饮食,以减轻体重。因为摄入总热量太大超过消耗量,多余的热量转化为脂肪,身体就会发胖,体重增加,提高血液循环的要求,必定提高血压,鼓励患者多食水果、蔬菜、戒烟,控制饮酒、咖啡、浓茶等刺激性饮料。少吃胆固醇含量多的食物,对服用排钾利尿剂的患者应注意补充含钾高的食物如蘑菇、香蕉、橘子等。肥胖者应限制热能摄入,控制体重在理想范围之内。

(3)病室环境:应整洁、安静、舒适、安全。

2.对症护理及病情观察护理

(1)剧烈头痛:当出现剧烈头痛伴恶心、呕吐,常系血压突然升高、高血压脑病,应立即让患者卧床休息,并测量血压及脉搏、心率、心律,积极协助医师采取降压措施。

(2)呼吸困难、发绀:此系高血压引起的左心衰竭所致,应立即给予舒适的半卧位,及时给予氧气吸入。按医嘱应用洋地黄治疗。

(3)心悸:严密观察脉搏、心率、心律变化并作记录。安静休息,严禁下床,安慰患者消除紧张情绪。

(4)水肿:晚期高血压伴心肾衰竭时可出现水肿。护理中注意严格记录出入量,限制钠盐和水分摄入。严格卧床休息,注意皮肤护理,严防压疮发生。

（5）昏迷、瘫痪：晚期高血压引起脑血管意外所致。应注意安全护理，防止患者坠床、窒息、肢体烫伤等。

（6）病情观察护理：对血压持续增高的患者，应每日测量血压2～3次，并做好记录，必要时测立、坐、卧位血压，掌握血压变化规律。如血压波动过大，要警惕脑出血的发生。如在血压急剧增高的同时，出现头痛、视物模糊、恶心、呕吐、抽搐等症状，应考虑高血压脑病的发生。如出现端坐呼吸、喘憋、发绀、咳粉红色泡沫痰等，应考虑急性左心衰竭的发生。出现上述各种表现时均应立即送医院进行紧急救治。另外，在变换体位时也应动作缓慢，以免发生意外。有些降压药可引起水钠潴留。因此，需每日测体重，准确记录出入量，观察水肿情况，注意保持出入量的平衡。

3. 用药观察与护理

（1）用药原则：终身用药，缓慢降压，从小剂量开始逐步增加剂量，即使血压降至理想水平后，也应服用维持量，老年患者服药期间改变体位要缓慢，以免发生意外，合理联合用药。

（2）药物不良反应观察：使用噻嗪类和利尿剂时应注意血钾、血钠的变化；用β受体阻滞剂应注意其抑制心肌收缩力、心动过缓、房室传导时间延长、支气管痉挛、低血糖、血脂升高的不良反应；钙离子拮抗剂硝苯地平的不良反应有头痛、面红、下肢水肿、心动过速；血管紧张素转换酶抑制剂可有头晕、乏力、咳嗽、肾功能损害等不良反应。

4. 心理护理　患者多表现有易激动、焦虑及抑郁等心理特点，而精神紧张、情绪激动、不良刺激等因素均与高血压密切相关。因此，对待患者应耐心、亲切、和蔼、周到。根据患者特点，有针对性地进行心理疏导。同时，让患者了解控制血压的重要性，帮助患者训练自我控制的能力，参与自身治疗护理方案的制订和实施，指导患者坚持长期的饮食、药物、运动治疗，将血压控制在接近正常的水平，以减少对靶器官的进一步损害，定期复查。

5. 出院指导

（1）饮食调节指导：强调高血压患者要以低盐、低脂肪、低热量、低胆固醇饮食为宜；少吃或不吃含饱和脂肪的动物脂肪，多食含维生素的食物，多摄入富含钾、钙的食物，食盐量应控制在3～5g/d，严重高血压病患者的食盐量控制在1～2g/d。饮食要定量、均衡、不暴饮暴食；同时适当地减轻体重，有利于降压。戒烟和控制酒量。

（2）休息和锻炼指导：高血压患者的休息和活动应根据患者的体质、病情适当调节，病重体弱者，应以休息为主。随着病情好转，血压稳定，每天适当从事一些工作、学习、劳动将有益身心健康；还可以增加一些适宜的体能锻炼，如散步、慢跑、打太极拳、体操等有氧活动。患者应在运动前了解自己的身体状况，以此来决定自己的运动种类、强度、频度和持续时间。注意规律生活，保证充足的休息和睡眠，对于睡眠差、易醒、早醒者，可在睡前饮热牛奶200ml，或用40～50℃温水泡足30分钟，或选择自己喜爱的放松精神情绪的音乐协助入睡。总之，要注意劳逸结合，养成良好的生活习惯。

（3）心理健康指导：高血压病的发病机制是除躯体因素外，心理因素占主导地位，强烈的焦虑、紧张、愤怒以及压抑常为高血压病的诱发因素，因此教会患者自我调节和自我控制能力是关键。护士要鼓励患者保持豁达、开朗愉快的心境和稳定的情绪，培养广泛的爱好和兴趣。同时指导家属为患者创造良好的生活氛围，避免引起患者情绪紧张、激动和悲哀等不良刺激。

（4）血压监测指导：建议患者自行购买血压计，随时监测血压。指导患者和家属正确测量血压的方法，监测血压、做好记录，复诊时对医生加减药物剂量会有很好的参考依据。

(5)用药指导：由于高血压是一种慢性病，需要长期的、终身的服药治疗，而这种治疗要患者自己或家属配合进行，所以患者及家属要了解服用的药物种类及用药剂量、用药方法、药物的不良反应、服用药物的最佳时间，以便发挥药物的最佳效果和减少不良反应。出现不良反应，要及时报告主诊医生，以便调整药物及采取必要的处理措施。切不可血压降下来就停药，血压上升又服药，血压反复波动，对健康极为不利。由于这类患者大多是年纪较大，容易遗忘服药，可建议患者在家中醒目之处做标记，以起到提示作用。对血压显著增高多年的患者，血压不宜下降过快，因为患者往往不能适应，并可导致心、脑、肾血液的供应不足而引起脑血管意外，如使用可引起明显直立性低血压药物时，应向患者说明平卧起立或坐位起立时，动作要缓慢，以免血压突然下降，出现晕厥而发生意外。

(6)按时就医：服完药出现血压升高或过低；血压波动大；出现眼花、头晕、恶心呕吐、视物不清、偏瘫、失语、意识障碍、呼吸困难、肢体乏力等情况时立即到医院就医。如病情危重，可求助120急救中心。

第六节　心脏瓣膜病的护理

心脏瓣膜病是由于炎症、退行性改变、黏液样变性等原因引起的一个或多个瓣膜的结构异常、粘连、增厚、变形、挛缩等，累及腱索和乳头肌，导致瓣膜口狭窄和(或)关闭不全。临床常见的瓣膜病为风湿热所致的风湿性心脏瓣膜病，简称风心病，主要累及40岁以下的人群。二尖瓣最常受累，其次为主动脉瓣。因风心病在我国最常见，现介绍如下。

一、二尖瓣狭窄

(一)病因

二尖瓣狭窄是由于炎症、黏液样变性、退行性改变、先天性畸形、缺血性坏死、创伤等原因引起的单个或多个瓣膜结构(包括瓣叶瓣环，腱索或乳头肌)的功能或结构异常，导致瓣口狭窄。正常二尖瓣质地柔软，瓣口面积$4\sim6cm^2$。当瓣口面积减小为$1.5\sim2.0cm^2$时为轻度狭窄；$1.0\sim1.5cm^2$为中度狭窄；$<1.0cm^2$时为重度狭窄。

二尖瓣病变最常见病因为风湿热。2/3患者为女性。约半数患者无急性风湿热史，但多有反复链球菌扁桃体炎或咽峡炎史。急性风湿热后，至少需2年形成明显二尖瓣狭窄，多次发作急性风湿热较一次发作出现狭窄早。单纯二尖瓣狭窄占风心病的25％，二尖瓣狭窄伴有二尖瓣关闭不全40％。主动脉瓣常同时受累。先天性畸形或结缔组织病，如系统性红斑狼疮心内膜炎的罕见病因。

(二)临床表现

1.症状　代偿期仅有轻微症状或无症状，失代偿期可有不同程度的呼吸困难、咳嗽、血痰或血丝痰，尤其是冬天，也出现大咯血、声嘶等。右心受累时可出现食欲下降、腹胀、恶心、少尿、水肿等。

2.体征　二尖瓣面容；心尖部可触及舒张期震颤；听诊心尖部第一心音亢进，心尖部闻及舒张期隆隆样杂音，若闻及开瓣音，则提示瓣膜活动尚可，肺动脉瓣区闻及P_2分裂；右心衰竭时可有颈静脉怒张、肝大、下肢水肿等。

3.并发症

(1)心房纤颤:相对早期的并发症,可为患者就诊的首发症状,常诱发心力衰竭、栓塞、急性肺水肿等。

(2)急性肺水肿:重度二尖瓣狭窄的并发症,抢救不及时可致死亡。

(3)栓塞:20%患者出现,常在心房颤动的基础上,以脑栓塞最多见,其次可见于下肢动脉、肠系膜动脉栓塞等。

(4)右心衰竭:为晚期并发症,是致死的主要原因之一。

(5)感染性心内膜炎:较少见。

(6)肺部感染:常见,是诱发心力衰竭的主要原因之一。

(三)辅助检查

1.X射线检查　二尖瓣型心(左心房大,肺动脉段突出),肺淤血征,晚期右心室扩大。

2.心电图　二尖瓣型P波(P波宽大有切迹),可出现各种心律失常,以心房颤动多见。

3.超声心动图　是确诊的可靠方法。M型超声示二尖瓣前叶活动曲线双峰消失,呈城墙样改变;前叶与后叶呈同向运动,左心房扩大。二维超声显示狭窄瓣膜的形态和活动度,可测量瓣口面积,正确提供房室大小。

(四)治疗

1.代偿期治疗　适当避免过度的体力劳动及剧烈运动,保护心功能;对风湿性心脏病患者应积极预防链球菌感染与风湿活动以及感染性心内膜炎。

2.失代偿期治疗　出现临床症状者,宜口服利尿剂并限制钠盐摄入。右心衰竭明显或出现快速心房颤动时,用洋地黄类制剂可缓解症状,控制心室率。出现持续性心房颤动1年以内者,应考虑药物或电复律治疗。对长期心力衰竭伴心房颤动者可采用抗凝治疗,以预防血栓形成和动脉栓塞的发生。

二尖瓣狭窄治疗的关键是解除二尖瓣机械性梗阻,降低跨瓣压力阶差。常采用的手术方法如下。

(1)经皮穿刺二尖瓣球囊分离术:这是一种介入性心导管治疗技术,适应证为单纯二尖瓣狭窄。此方法能使二尖瓣口面积扩大至2.0cm²以上,明显降低二尖瓣跨瓣压力阶差和左心房压力,提高心脏指数,有效地改善临床症状。经皮穿刺二尖瓣球囊分离术不损害瓣下结构,操作熟练者,亦可避免并发症的发生;并且不必开胸,较为安全,患者损伤小,康复快,近期疗效已肯定。

(2)二尖瓣分离术:有闭式和直视式两种。闭式多采用经左心室进入使用扩张器方法,对隔膜型疗效最好。手术适应证为患者年龄不超过55岁,心功能在2～3级,近半年内无风湿活动或感染性心内膜炎,术前检查心房内无血栓,不伴有或仅有轻度二尖瓣关闭不全或主动脉瓣病变且左心室不大。合并妊娠而需手术者宜在孕期6个月以内进行。对中度或重度二尖瓣关闭不全;疑有心房内血栓形成;瓣膜重度钙化或腱索明显融合缩短的患者,应行直视式分离术。

(3)人工瓣膜替换术:指征为:心功能在3～4级,伴有明显二尖瓣关闭不全和(或)主动脉瓣病变且左心室增大;瓣膜严重钙化以致不能分离修补;钙化粥样瘤引起狭窄者。常用机械瓣或生物瓣。机械瓣经久耐用,不致钙化或感染,但须终身抗凝治疗;伴有溃疡病或出血性疾病者忌用。生物瓣不需抗凝治疗,但可因感染性心内膜炎或数年后瓣膜钙化或机械性损伤而失效。

二、二尖瓣关闭不全

二尖瓣关闭不全常与二尖瓣狭窄同时存在，也可单独存在。从风湿热后，无症状期常超过 20 年，一旦出现明显症状，多有不可逆的心功能损害。

（一）临床表现

1. 症状 早期无症状。病变严重时出现疲乏无力、呼吸困难、头晕、心绞痛等。

2. 体征 心尖搏动向左下移位，心脏向左下扩大。心尖部第一心音减弱，可闻及全收缩期粗糙的高调吹风样杂音；向左腋下、左肩胛下传导。

3. 并发症 与二尖瓣相似，感染性心内膜炎较多，而栓塞较少。

（二）辅助检查

1. X 射线检查 左心室、左心房增大，左心衰竭时可见肺淤血和间质性肺水肿等。

2. 心电图 可有左心室肥厚及继发性 ST－T 改变，左心房增大，心房颤动常见。

3. 超声心动图 左心房扩大，左心室扩大。脉冲多普勒超声和彩色多普勒血流显像可在左心房探及明显收缩高速反流，诊断敏感性 100％。

（三）治疗

1. 内科治疗 适当避免过度的体力劳动及剧烈运动，限制钠盐摄入，保护心功能；对风心病积极预防链球菌感染与风湿活动以及感染性心内膜炎；适当使用利尿剂；血管扩张剂，特别是减轻后负荷的血管扩张剂，通过降低左心室射血阻力，可减少反流量，增加心排血量，从而产生有益的血流动力学作用。慢性患者可用血管紧张素转换酶抑制剂。急性者可用硝普钠，或硝酸甘油，或酚妥拉明静脉滴注。洋地黄类药物宜用于出现心力衰竭的患者，对伴有心房颤动者更有效。晚期的心力衰竭患者可用抗凝药物防止血栓栓塞。

2. 手术治疗 长期随访研究表明，手术治疗后二尖瓣关闭不全患者心功能的改善明显优于药物治疗；即使在合并心力衰竭或心房颤动的患者中，手术治疗的疗效亦明显优于药物治疗。瓣膜修复术比人工瓣膜置换术的死亡率低，长期存活率较高，血栓栓塞发生率较小。

（1）手术前应行左、右心导管检查和左心室造影。这些检查对确诊二尖瓣反流，明确原发性心肌病变或功能性二尖瓣关闭不全均有很大的帮助；血流动力学检查有助于估价受累瓣叶的病变严重程度；冠状动脉造影可确定患者是否需要同时行冠脉旁路移植术，因为合并冠心病者，手术的死亡率高，并发症多。

（2）手术指征

1）急性二尖瓣关闭不全。

2）心功能 3～4 级，经内科积极治疗后。

3）无明显临床症状或心功能在 2 级或 2 级以下，辅助检查表明心脏进行性增大，左心室射血分数下降。超声心动图检查左心室收缩期末内径达 50mm 或舒张期末内径达 70mm，射血分数≤50％时应尽早手术治疗。

（3）常用手术方法

1）瓣膜修复术：能最大限度地保存天然瓣膜。适用于二尖瓣松弛所致的脱垂；腱索过长或断裂；风湿性二尖瓣病变局限，前叶柔软无挛缩且腱索虽有纤维化或钙化但无挛缩；感染性心内膜炎二尖瓣赘生物或穿孔病变局限，前叶无或仅轻微损害者。

2)人工瓣膜置换术:置换的瓣膜分为机械瓣和生物瓣。机械瓣包括球瓣、浮动碟瓣和倾斜碟瓣,其优点为耐磨损性强,但血栓栓塞的发生率高,需终身抗凝治疗,术后10年因抗凝不足致血栓栓塞或抗凝过度发生出血所致的病死和病残率可高达50%;其次,机械瓣的偏心性血流,对血流阻力较大,跨瓣压差较高。生物瓣包括猪主动脉瓣、牛心包瓣和同种硬脑膜瓣,其优点为发生血栓栓塞率低,不需终身抗凝和具有与天然瓣相仿的中心血流,但不如机械瓣牢固。3～5年后可发生退行性钙化性变而破损,10年后约50%需再次换瓣。

年轻患者和有心房颤动或血栓栓塞高危需抗凝治疗者,宜选用机械瓣;若瓣环小,则宜选用血流动力学效果较好的人工瓣;如有出血倾向或抗凝禁忌者,以及年轻女性,换瓣术后拟妊娠生育,宜用生物瓣。

三、主动脉瓣狭窄

主动脉瓣狭窄是指风湿性、先天畸形、瓣膜结构老化退行性改变等原因导致主动脉瓣病变,致使主动脉瓣开放受限。其中10%～30%的患者为慢性风湿性心脏病长期反复的风湿热所造成。

(一)临床表现

1.症状　随着病变的进展可出现动脉瓣狭窄的临床三联症:劳累性呼吸困难、心绞痛和昏厥。

(1)呼吸困难:是晚期肺淤血引起的常见症状,可进行性出现夜间阵发性呼吸困难、端坐呼吸和急性肺水肿。

(2)心绞痛:主要是由心肌缺血所致,运动可诱发症状出现,休息后缓解。

(3)晕厥:多发生于直立、运动中或运动后即可,少数在休息时发生,由脑缺血引起。

2.体征

(1)望诊:心尖搏动正常。

(2)触诊:心前区有抬举感,可扪及震颤。

(3)叩诊:心界正常或向左下扩大。

(4)听诊:胸骨右缘第二肋间喷射性收缩期杂音,向颈部传导,A_2 减弱。

(二)辅助检查

1.X线检查　心影正常或左室增大,升主动脉根部狭窄后扩张,晚期可有肺淤血征象。

2.心电图　左室肥厚者常伴 ST－T 改变和各种心律失常。

3.超声心动图　超声是明确诊断和判定狭窄程度的重要方法。在胸骨旁长轴切面可显示主动脉瓣开放受限。

4.心导管检查　超声心动图检查不能确定狭窄程度并考虑行人工瓣膜置换时应行心导管检查。

(三)治疗原则

1.内科治疗　主要目的为明确狭窄程度,观察狭窄进展,择期手术。治疗措施:

(1)预防感染性心内膜炎、风湿热。

(2)无症状定期复查。

(3)纠正心律失常(如心房颤动)、心绞痛及心力衰竭等。

2.外科治疗

(1)重度狭窄伴心绞痛、晕厥或心力衰竭为手术指征。

(2)无症状重度狭窄者伴心脏增大或左心功能不全应考虑手术。

3.经皮球囊主动脉瓣成形术　主要治疗对象为高龄、有心力衰竭和手术高危患者。

4.预后　可多年无症状,但大部分患者狭窄进行性加重,一旦出现症状平均寿命3年左右。

四、主动脉瓣关闭不全

主动脉瓣关闭不全常有不同程度的狭窄,或合并二尖瓣病变,单独存在少见。无症状期长,重度者确诊后内科治疗5年存活率75%,10年存活率50%。

(一)临床表现

1.症状

(1)心悸:心脏搏动的不适是最早的主诉,尤以左侧卧位时明显;脉压增大者常有显著的动脉搏动感,尤以头颈部搏动感明显。

(2)呼吸困难:初为劳力性呼吸困难,可发展至端坐呼吸等不同程度的呼吸困难。

(3)心绞痛:比主动脉瓣狭窄少见,休息和劳力时均可发生,夜间更为严重,发作持续时间长,硝酸酯类制剂效果不佳。

(4)晕厥:并不多见,当快速改变体位时有头晕或眩晕。

(5)全心衰竭:乏力,活动耐力下降。

(6)多汗:尤其是在出现夜间阵发性呼吸困难和心绞痛时,咯血和栓塞较少见。

(7)心功能不全。

2.体征

(1)周围血管征:是主动脉瓣关闭不全的特征性体征,颈动脉搏动明显增强,并呈双重搏动;有水冲脉和毛细血管搏动,大动脉处可闻及"枪击音"及股动脉收缩期和舒张期双重杂音等,可见头部随心搏频率的上下摆动。

(2)心脏体征:心尖搏动明显向左下移位,范围较广呈"主动脉型心脏",与主动脉瓣狭窄不同,心尖搏动呈快速膨胀后回缩现象。触诊心尖搏动向左下移位并有快速冲击感。叩诊呈左室增大表现。听诊典型的杂音是高音调、吹风样、递减型舒张期杂音,最响区域取决于有无升主动脉扩张,多在胸骨右缘第二肋间最响。主动脉第二心音减弱至消失,有时可听到第三心音,提示有左心功能不全,若左心房代偿性收缩增强时可闻及第四心音。

(二)辅助检查

1.X线检查　根据病情轻重及病程长短不一,表现不同程度的左室增大,升主动脉和主动脉结扩张,呈"主动脉型心脏"。透视下主动脉搏动明显增强。

2.心电图　重症者常伴有明显的左室肥大劳损征象,部分患者存在束支传导阻滞。

3.超声心动图　M型超声:主动脉根部内径增宽,主动脉瓣的开放幅度增大,速度增快;主动脉瓣关闭线可出现快速扑动现象。二维超声可见主动脉瓣叶增厚和对合不良,左室增大;二尖瓣前叶内陷,舒张期呈半月形改变。经食管超声可更为清楚地显示瓣叶的结构病变,以判定反流程度。

4.心导管检查　在决定施行手术治疗前进行心脏导管检查可以准确评估反流程度和左

室功能状态,并且可以明确冠状动脉的情况。

5.放射性核素检查 核素血池显像显示左心室扩大,舒张末期容积增加。左心房也可扩大,可测定左心室收缩功能,用于手术后随访有一定的价值。

(三)治疗原则

1.内科治疗

(1)预防感染性心内膜炎、风湿热。

(2)梅毒性主动脉炎应予1个疗程青霉素治疗。

(3)舒张压>90mmHg应予降压治疗。

(4)轻中度关闭不全而无症状者应限制重体力活动;而重度关闭不全虽无症状亦加用ACEI类药物。

(5)心绞痛:可用硝酸酯类药物。

(6)积极纠正心房颤动等心律失常。

2.外科治疗

(1)无症状伴左心室功能正常的患者:通常这类患者左心室功能正常的具体标准是射血分数>0.50。对于这类患者,原则上不考虑手术,仅少数需要手术治疗。这主要取决于左心室扩大的情况。

(2)无症状伴左心室功能障碍的患者:对于这类患者来说虽然无明显症状但是有明确手术指征。即在静息时射血分数为:0.25～0.49,建议在手术前连续2次测量或附加核素心室造影进行协助诊断。因此标准是决定无症状患者是否要手术的重要依据。一般这类患者大多伴有不同程度的左室扩张。

(3)有症状伴有左心室功能正常的患者:原则上主动脉瓣关闭不全的患者出现症状就要手术。但是根据具体的情况处理原则也有细微的变化。

(4)有症状左心室功能障碍的患者:这类患者应及早做主动脉瓣替换手术。NYHA心功能2～3级的有症状患者,特别是当症状和左心室功能障碍的征象是新近发作时或进行扩血管利尿药和静脉正性肌力药短期加强治疗后,主动脉瓣替换有很强的指征。

3.预后 急性重度主动脉瓣关闭不全如不及时手术治疗,常死于左心室衰竭;慢性者无症状期长,症状出现后病情迅速恶化,心绞痛者5年内死亡50%,严重左心衰竭2年内死亡50%。

五、心脏瓣膜病的护理要点

(一)护理评估

1.病史评估 了解患者年龄、职业等基本情况;评估患者有无反复的链球菌感染病史;了解患者有无瓣膜疾病家庭史。询问患者有无发热、心绞痛、昏厥、咯血等病史;评估居住条件是否干燥,有无充足的阳光。

2.身体评估 了解脉搏的频率、节律、强弱及四肢、两侧是否对称,血压及脉压有无异常。评估有无"二尖瓣面容",了解各瓣膜区病理性杂音的性质。

3.心理-社会状况评估 注意观察患者面色及表情,评估患者是否有恐惧或焦虑心理,了解家庭应对情况,是否存在无能性家庭应对。

4.辅助检查 超声心动图能明确狭窄的程度及关闭不全时反流情况;X线检查能了解心影的大小、形状;心电图检查了解有无心律失常;心导管检查能定量检查反流量、压力差等。

(二)护理诊断

1.焦虑及恐惧 与患者担心预后、对手术的恐惧有关。

2.气体交换受损 与左心功能不全致肺淤血有关。

3.活动无耐力 与氧供需失调、久病所致虚弱无力有关。

4.舒适的改变 与胸痛、乏力、心悸、晕厥有关。

5.疾病相关知识缺乏 与缺乏学习兴趣、缺乏指导有关。

6.潜在并发症 心力衰竭、心房颤动、栓塞、急性肺水肿、感染性心内膜炎等。

(三)护理目标

1.焦虑及恐惧程度减轻,配合治疗及护理。

2.呼吸和缺氧症状好转,咳嗽咳痰症状减轻,能有效排痰。

3.活动耐力逐渐增加,能根据自己的体力调整日常生活。

4.患者主诉不适感减轻或消失。

5.患者能说出本病的症状、治疗、用药知识及诱因的预防方法。

6.未发生相关并发症,或并发症发生后能得到及时治疗与处理。

(四)护理措施

1.心理护理

(1)鼓励患者表达自身感受。

(2)解释手术的必要性、手术方式、注意事项。

(3)教会患者自我放松的方法。

(4)针对个体情况进行针对性心理护理。

(5)鼓励家属和朋友给予关心和支持。

2.活动与休息 根据心功能情况合理安排,以不感到劳累或心慌气紧为宜。协助患者取舒适卧位,以减轻呼吸困难。

3.吸氧 根据呼吸困难程度和血氧饱和度确定吸氧方式和流量,并观察缺氧改善情况。

4.饮食

(1)给予高蛋白、高热量、高维生素、易消化饮食。如鱼、肉、蛋、奶等,多吃蔬菜和水果,少量多餐。

(2)限制钠盐及水分摄入,以减轻心脏负担。外科手术术前2～3天摄入适量的盐,以免出现术后低钠综合征。

(3)对抗凝药物有影响的食物不可过多或长期使用,如猪肝、菠菜、胡萝卜等。

5.预防感染 感染诱发心力衰竭,尤其是肺部感染。心功能差的患者应避免感冒,以防加重心脏负担。

6.病情观察

(1)监测生命体征。观察体温、呼吸、血压、脉搏短绌等情况。

(2)注意电解质、心脏大小、杂音情况。

(3)风湿性心瓣膜病患者注意观察是否有风湿活动的表现。

(4)加强对心瓣膜病并发症的观察,及时发现和采取相应的治疗和护理措施。

(5)加强洋地黄类药物、利尿药、抗凝药、抗心律失常药等的观察。

(6)根据心功能情况监测出入量。

7. 介入术后护理

(1)观察生命体征及主诉。

(2)观察穿刺处敷料渗血情况,沙袋压迫4～6小时。

(3)嘱患者卧床休息24小时,避免穿刺下肢屈曲活动。

(4)抗生素预防感染。

8. 健康宣教

(1)饮食:①低盐饮食。②少量多餐,减轻心脏负担。③保证摄入充足的营养,增强机体的抵抗力。④摄入适量的蔬菜、水果等粗纤维食物,保持大便通畅。

(2)休息与活动:①保证充足的睡眠。②生活有规律,保持情绪稳定、乐观。③根据心功能适当活动,以不引起心慌、气促、胸闷或休息数分钟能缓解为限。

(3)用药指导:①长期服用洋地黄制剂,有洋地黄中毒应报告医生并停药。②长期服用抗凝药,注意出血倾向。③长期服用利尿药,注意补钾。④心房颤动患者避免屏气和突然用力、剧烈咳嗽,预防血栓脱落。

(4)出院指导:①预防风湿热反复发作避免寒冷和潮湿,预防呼吸道感染,防治扁桃体炎、咽喉炎。②育龄期妇女积极避孕,避免诱发和加重病情。③长期服用地高辛的患者,出院后应严格按医嘱服药,指导自我监测脉搏,病情变化及时就诊。

9. 并发症的处理与护理

(1)心房颤动

1)临床表现:心悸、呼吸困难。

2)处理方法:电复律并配合药物维持窦性心律;控制心室率。

(2)血栓栓塞

1)临床表现:脑动脉栓塞(头痛偏瘫、失语,重者意识障碍);外周动脉栓塞(疼痛,感觉异常,运动功能障碍,肢体动脉搏动消失或减弱,皮肤改变);肺栓塞(呼吸困难、胸痛、咯血、昏厥等)。

2)处理方法:华法林抗凝,阿司匹林抗血小板凝集;外科手术治疗。

(3)心力衰竭

1)临床表现:呼吸困难、咳嗽、咳痰、咯血、乏力、头晕、心慌等。肺部湿啰音。右心衰竭时腹胀、食欲不振、恶心、呕吐,水肿、颈动脉怒张、肝脾肿大。

2)处理方法:控制或去除心力衰竭诱因;使用洋地黄类药、利尿药、血管扩张药等药。

(4)急性肺水肿

1)临床表现:突然出现严重的呼吸困难和发绀,端坐位,咳大量白色或粉红色泡沫痰,双布满湿啰音及哮鸣音。

2)处理方法:端坐位、吸氧、使用吗啡、快速利尿药、血管扩张药、洋地黄类药物、正性肌力药等。

(5)感染性心膜炎

1)临床表现:发热、心脏杂音、淤点、动脉栓塞、脾大、贫血。

2)处理方法:①内科:抗生素治疗。②外科:手术治疗。

第七节 心肌疾病的护理

心肌疾病是指除心脏瓣膜病、冠状动脉粥样硬化性心脏病、高血压心脏病、肺源性心脏病、先天性心脏病和甲状腺功能亢进性心脏病等以外的以心肌病为主要表现的一组疾病。心肌病是指伴有心功能障碍的心肌疾病；心肌炎是以心肌炎症为主的心肌疾病。心肌疾病分为两大类：一类为病因不明的心肌疾病，称为原发性心肌病，包括扩张型心肌病、肥厚型心肌病、限制型心肌病、致心律失常型右室心肌病；另一类为病因明确或与系统疾病相关的心肌疾病称为特异性心肌病，包括缺血性心肌病、瓣膜性心肌病、高血压性心肌病、炎症性心肌病、代谢性心肌病等。近年来，心肌病发病率有明显增多趋势，各地区发病率高低不一，可能与环境、文化、生活习惯等有关。在我国以扩张型心肌病最为常见。

一、扩张型心肌病

扩张型心肌病也称为充血性心肌病，是心肌病中常见的临床类型，以心肌广泛纤维化、心肌收缩力减弱、心脏扩大、双侧心室扩张为基本病变的心肌病。

（一）病因与病理

1. 病因 病因尚不明确，近年来心肌病有增加趋势，青年男性发病多，男女之比为 2.5：1，目前主要与以下因素有关：①遗传与基因。②持续病毒感染。③细胞免疫。④血管活性物质和心肌微血管痉挛。⑤代谢异常、中毒等。

2. 病理 其主要以心腔扩张为主，室壁变薄，纤维瘢痕形成，常伴有附壁血栓形成。

（二）临床表现

1. 无症状期 无明显临床症状，心脏轻度增大，射血分数 40%～50%。

2. 症状期 主要是疲劳乏力、气促、心悸等，舒张早期奔马律，射血分数 20%～40%。

3. 充血性心力衰竭期 出现劳力性呼吸困难，端坐呼吸，水肿和淤血性肝肿大等全心衰竭的表现。主要体征为心脏扩大，心律失常及肺循环淤血，常可听到奔马律。

（三）辅助检查

1. 胸部 X 线片 肺淤血，心影增大，心胸比例＞50%。

2. 心电图 多种异常心电图改变，如心房颤动、传导阻滞、ST－T 改变、肢导低电压、R 波减低、病理性 Q 波等。

3. 超声心动图 心腔扩大以左心室为主。因心室扩大致二、三尖瓣的相对关闭不全，而瓣膜本身无病变；室壁运动普遍减弱，心肌收缩功能下降。

4. 放射性核素检查 核素血池显像可见左心室容积增大，左心室射血分数降低；心肌显像表现放射性分布不均匀或呈"条索样"、"花斑样"改变。

5. 心导管检查和心血管造影 心室舒张末压、肺毛细血管楔压增高；心室造影见心腔扩大、室壁运动减弱、射血分数下降。冠状动脉造影正常。

6. 心内膜心肌活检 心肌细胞肥大、变性，间质纤维化等。

（四）治疗原则

本病原因未明，尚无特殊防治方法，主要是控制充血性心力衰竭和心律失常。

1. 一般治疗 限制体力活动，低盐饮食。

2.抗心力衰竭治疗　长期应用β受体阻滞药,可以控制心力衰竭、延长生存时间。其他药物包括血管紧张素转换酶抑制药、利尿药、洋地黄药物和扩张血管药物。但本病易发生洋地黄中毒,故应慎重使用。

3.抗栓治疗　本病易发生附壁血栓,对于合并心房颤动、深静脉血栓等有栓塞性疾病风险的患者,预防性口服阿司匹林;已经出现附壁血栓或发生血栓栓塞的患者,需长期口服华法林抗凝,保持国际标准化凝血酶原时间比值(INR)在2.0~2.5。

4.心脏再同步化治疗(CRT)　通过双心室起搏同步刺激左右心室,调整左右心室收缩程序,达到心脏收缩同步化,对改善心脏功能有一定疗效。需满足以下条件:左室射血分数(LVEF)小于35%,心功能NYHAⅢ～Ⅳ级,QRS增宽超过120ms,左右心室收缩不同步。

5.植入性心脏电复律除颤器(ICD)　对于有严重的、危及生命的心律失常,药物治疗不能控制,LVEF<30%,伴轻至中度心力衰竭症状、预期临床预后尚好的患者可选择ICD预防猝死。

6.其他治疗　中药黄芪、生脉散和牛磺酸等具有一定的抗病毒、调节免疫、改善心功能作用,可作为辅助治疗手段。此外,还可考虑左心机械辅助循环、左室成形术、心脏移植。

(五)护理评估

1.病史评估　详细询问患者起病情况,了解有无感染,过度劳累、情绪激动等诱因;了解患者心律失常的类型,评估发生栓塞和猝死的风险;了解患者既往健康状况,评估有无其他心血管疾病,如冠心病、风湿性心脏病等。

2.身体状况　观察生命体征及意识状况,注意监测心律、心率、血压等变化。心脏扩大:听诊时常可闻及第三或第四心音,心率快时呈奔马律。肥厚性心肌病患者评估有无头晕、黑蒙、心悸、胸痛、劳力性呼吸困难,了解肥厚梗阻情况评估猝死的风险。

3.心理-社会状况评估　了解患者有无情绪低落、消沉、烦躁、焦虑、恐惧、绝望等心理;患者反复发作心力衰竭,经常住院治疗,了解患者亲属的心理压力和经济负担。

(六)护理诊断

1.心输出血量减少　与心功能不全有关。

2.气体交换受损　与充血性心力衰竭、肺水肿有关。

3.焦虑　与病程长、疗效差、病情逐渐加重有关。

4.潜在并发症　栓塞。

(七)护理目标

1.能维持良好的气体交换状态,活动后呼吸困难减轻或消失。

2.胸痛减轻或消失。

3.活动耐力逐渐增加。

4.情绪稳定,焦虑程度减轻或消失。

(八)护理措施

1.一般护理　急性期保证患者充足睡眠、休息,限制探视,促进躯体和心理恢复。随着病情好转,逐渐增加活动量,尽量满足生活需要。给予清淡、营养、易消化、低盐饮食。防止辛辣、刺激性食物和饮料摄入,戒烟、戒酒。

2.病情观察　监测血压及血流动力学参数变化,注意有无咳嗽加剧,气促明显等心力衰竭发作先兆以及心输出量降低的早期表现,应随时观察有无偏瘫、失语、血尿、胸痛、咯血等症状,如有异常,马上报告医生,及时做出处理。

3.对症护理　气促时需吸氧,保持鼻导管通畅。抬高床头 30°～60°,采用半坐位或端坐位利于呼吸。指导患者有效呼吸技巧,如腹式呼吸等。

4.用药护理　遵医嘱给予洋地黄药物,药量要准确,密切观察有无洋地黄药物毒性反应;控制输液量及静脉输液速度,记录出水量;使用抗心律失常药时,要加强巡视,观察生命体征,必要时给予心电监护。

5.心理护理　患者出现呼吸困难、胸闷不适时,守护在患者身旁,给予安全感;耐心解答患者提出的问题,进行健康教育;与患者和家属建立融洽关系,避免精神刺激,护理操作细致、耐心;尽量减少外界压力刺激、创造轻松和谐的气氛。

6.健康宣教

(1)指导患者合理安排休息与活动:应限制活动,督促其卧床休息。因休息可使轻度心力衰竭缓解,重度心力衰竭减轻。待心力衰竭控制后,仍需限制患者的活动量,使心脏大小恢复至正常。

(2)合理饮食:宜低盐、高维生素及增加纤维食物饮食,少量多餐;避免高热量及刺激性食物。防止因饮食不当造成水、钠潴留,心肌耗氧量、便秘等,导致心脏负荷增加。

(3)避免诱因:向患者及家属讲解预防感染的知识,如定时开窗通风,洗手;因避免劳累、乙醇中毒及其他毒素对心肌的损害。

(4)坚持药物治疗:注意洋地黄素和抗心律失常等药物的毒性反应,并定期复查,以便随时调整药物剂量。

(5)密切观察病情变化:如症状加重时应立即就医。

(九)护理评价

1.活动后呼吸困难症状有无减轻或消失。

2.心前区疼痛发作的次数是否减少或已消失。发作时疼痛程度是否减轻。

3.乏力和活动后心悸、气促症状有无减轻或消失,心律和心率是否恢复正常。

4.情绪是否稳定,烦躁不安或悲伤失望心理是否减轻。

二、肥厚型心肌病

肥厚型心肌病是以心肌非对称肥厚、心室腔变小为特征,左心室舒张顺应性下降、心室血液充盈受限为基本病变的心肌病。

(一)病因与病理

1.病因　①遗传。②内分泌异常。

2.病理　肥厚型心肌病主要是左心室形态学的改变,不均匀的室间隔肥厚,心尖、心室中部肥厚,使心腔变小,相对血流不足,细胞肥大,形态特异,排列紊乱。

(二)临床表现

主要症状为心悸、胸痛、劳力性呼吸困难,伴流出道梗阻者可在起立或运动时出现眩晕、晕厥,甚至猝死。约 1/3 患者有明显家族史,部分患者可无症状。主要体征为心脏轻度增大及第四心音,有流出道梗阻者可闻及:①胸骨左缘第 3～4 肋间粗糙的喷射性收缩期杂音。降低心肌收缩力、增加左心室容量可使杂音减轻,如应用 β 受体阻滞剂、取下蹲位等,相反则可使杂音增强,如应用硝酸酯类药物、强心药物或取站立位等。②心尖部收缩期杂音。因血流通过狭窄的流出道而产生漏斗效应,将二尖瓣引向室间隔,导致流出道狭窄加重、二尖瓣关闭不全。

(三)辅助检查

主要为心肌肥厚的客观证据。

1.胸部 X 线片　可无明显异常,如有心力衰竭心影可明显增大。

2.心电图　最常见的表现为左心室肥大,胸前导联出现巨大倒置 T 波。侧壁及下壁导联可出现深而不宽的病理性 Q 波,而室内阻滞及期前收缩也较为常见。心尖肥厚型心肌病特征性心电图发生改变:①左室高电压伴左胸导联 ST 段压低。②胸前导联出现以 V_3、V_4 导联为中心的 T 波深倒。

3.超声心动图　临床主要的诊断手段。特征性表现为室间隔的非对称性肥厚,舒张期室间隔与左室后壁的厚度比≥1.3;可有间隔运动低下、舒张功能障碍等。伴流出道梗阻的患者可见 SAM 现象,即收缩期二尖瓣前叶前移。

4.磁共振心肌显像　心室壁肥厚和室腔变窄,对特殊部位及对称性肥厚更具诊断价值。

5.心导管检查和心血管造影　左心室舒张末期压上升,梗阻部位前后存在收缩期压差,心室造影可见香蕉状、犬舌状、纺锤状。冠脉造影多无异常。

6.心内膜心肌活检　心肌细胞畸形肥大,排列紊乱。

7.相关基因检测　已证实 7 个基因型、70 余种突变与肥厚型心肌病有关。AHA 指南推荐对肥厚型心肌病患者本人及其一级亲属进行相关基因检测,协助不典型患者的诊断、鉴别诊断,并对高危患者发病风险有预测价值。

(四)治疗原则

尽可能逆转肥厚的心肌,改善左室舒张功能,防止心动过速及维持正常窦性心律,减轻左心室流出道梗阻,预防猝死提高生存率。

1.一般治疗　避免剧烈运动、持重或屏气,以减少猝死的发生。

2.药物治疗　主张应用 β 受体阻滞剂及钙通道阻滞剂。应避免使用增强心肌收缩力、减少容量负荷的药物,如洋地黄、硝酸酯类制剂等。

3.其他治疗　重症患者可植入双腔 DDD 型起搏器、消融或切除肥厚的室间隔心肌。

(五)护理评估

1.病史评估　详细询问患者起病情况,了解有无感染,过度劳累、情绪激动等诱因;了解患者心律失常的类型,评估发生栓塞和猝死的风险;了解患者既往健康状况,评估有无其他心血管疾病,如冠心病、风湿性心脏病等。

2.身体状况　观察生命体征及意识状况,注意监测心律、心率、血压等变化。心脏扩大:听诊时常可闻及第三或第四心音,心率快时呈奔马律;肥厚性心肌病患者评估有无头晕、黑矇、心悸、胸痛、劳力性呼吸困难,了解肥厚梗阻情况评估猝死的风险。

3.心理—社会状况评估　了解患者有无情绪低落、消沉、烦躁、焦虑、恐惧、绝望等心理;患者反复发作心力衰竭,经常住院治疗,了解患者亲属的心理压力和经济负担。

(六)护理诊断

1.气体交换受损　与心力衰竭有关。

2.活动无耐力　与心力衰竭、心律失常有关。

3.体液过多　与心力衰竭引起水钠潴留有关。

4.舒适的改变(心绞痛)　与肥厚心肌耗氧量增加,而冠脉供血相对不足有关。

5.焦虑　与慢性疾病,病情反复并逐渐加重,生活方式改变有关。

6.潜在并发症　感染、栓塞、心律失常、猝死。

(七)护理目标

1.患者呼吸困难明显改善,发绀消失。

2.能说出限制最大活动量的指征,遵循活动计划,主诉活动耐力增加。

3.水肿、腹腔积液减轻或消失。

4.患者主诉心绞痛发作次数减少、患者能运用有效方法缓解心绞痛。

5.患者焦虑情绪缓解。

6.患者未发生相关并发症,或并发症发生后能得到及时治疗与处理。

(八)护理措施

1.心理护理

(1)对患者多关心体贴,予鼓励和安慰,帮助其消除悲观情绪,增强治疗信心。

(2)β受体阻滞剂容易引起抑郁,应注意患者的心理状态。

(3)注意保持休息环境安静、整洁和舒适,避免不良刺激。

(4)对失眠者酌情给予镇静药物。

(5)教会患者自我放松的方法。

(6)鼓励患者家属和朋友给予患者关心和支持。

2.休息与活动

(1)根据患者心功能评估其活动的耐受水平,并制定活动计划。

(2)无明显症状的早期患者,可从事轻体力工作,避免紧张劳累。

(3)心力衰竭患者经药物治疗症状缓解后可轻微活动。

(4)合并严重心力衰竭、心律失常及阵发性晕厥的患者应绝对卧床休息。

(5)长期卧床及水肿患者应注意皮肤护理,防止压疮形成。

3.饮食

(1)进食低脂、高蛋白和维生素的易消化饮食,忌刺激性食物。

(2)对心功能不全者应予低盐饮食。

(3)每餐不宜过饱。

(4)应戒除烟酒。

(5)同时耐心向患者讲解饮食治疗的重要性,以取得患者配合。

4.病情观察

(1)观察患者有无心慌、气促等症状。

(2)密切观察生命体征,尤其是血压、心率及心律。

(3)心功能不全、水肿、使用利尿剂患者注意对出入量和电解质的观察。

(4)使用洋地黄者,密切注意洋地黄毒性反应,如恶心、呕吐,黄视、绿视及室性早搏和房室传导阻滞等心律失常情况。

(5)了解大便情况,保持大便通畅。

5.吸氧护理

(1)呼吸困难者取半卧位,予以持续吸氧,氧流量视病情酌情调节。

(2)应每日清洁鼻腔和鼻导管,每日更换湿化液,每周更换鼻导管。

(3)注意观察用氧效果,必要时做血液气体分析。

6.健康宣教

(1)饮食:宜低盐、高蛋白、高维生素、含粗纤维多的食物;避免高热量和刺激性食物,忌烟酒,不宜过饱。

(2)活动:根据心功能情况,适当活动。避免劳累、剧烈活动、情绪激动、突然用力或提取重物,有晕厥史者避免独自外出活动。

(3)防感染:保持室内空气流通,防寒保暖,预防感冒。

(4)复查:坚持药物治疗,定期复查,以便随时调整药物剂量。有病情变化,症状加重时立即就医。

7.并发症的处理及护理

(1)感染

1)临床表现:①肺部感染:发热、咳嗽、咳痰。②感染性心内膜炎:发热、心脏杂音、动脉栓塞、脾大、贫血,周围体征,如淤点、指(趾)甲下线状出血、Roth 斑、Osler 结节、Janeways 结节。

2)处理方法:①静脉滴注抗生素。②肺部感染应定时翻身、叩背,促进排痰。③感染性心内膜炎宜及时手术治疗。

(2)栓塞

1)临床表现:①脑栓塞:偏瘫、失语。②肺栓塞:胸痛、咯血。③肾栓塞:腰痛、血尿。④下肢动脉栓塞:足背动脉搏动减弱或消失。

2)处理方法:①遵医嘱给予抗凝治疗。②指导患者正确服药。③观察疗效和副作用。

(3)心律失常

1)临床表现:患者诉心悸不适,乏力、头昏。心电图示:室性早搏、房室传导阻滞、心动过缓等。

2)处理方法:①洋地黄中毒者,及时停用。②用β受体阻滞剂和钙通道阻滞剂时,有心动过缓,减量或停用。③高度房室传导阻滞时,安置心脏起搏器。

(4)猝死

1)临床表现:突然站立或劳累后晕厥。

2)处理方法:①猝死发生时行心肺复苏等抢救措施。②发生心室纤颤,立即电除颤。③快速性室上速必要时电转复律。

(九)护理评价

1.活动后呼吸困难症状有无减轻或消失。

2.心前区病痛发作的次数是否减少或已消失,发作时病痛程度是否减轻。

3.乏力和活动后心悸、气促症状有无减轻或消失,心律和心率是否恢复正常。

4.情绪是否稳定,烦躁不安或悲伤失望心理是否减轻。

三、心肌炎

心肌炎是指心肌实质或间质的局限性或弥漫性的急性、亚急性或慢性的炎性病变,如炎性渗出和心肌纤维变性、坏死或溶解等。发病年龄以儿童和青少年多见,且年龄越小,往往病情越重,男性多于女性。

(一)病因和病理

1.病因 心肌炎可原发于心肌,也可是全身性疾病的一部分。病因有感染、理化因素和药物等,而病毒性心肌炎的发病率明显居多。

(1)感染性心肌炎:是由细菌、病毒、真菌、螺旋体和原虫等感染所致,最常见的是病毒性心肌炎,以肠道病毒,尤其是柯萨奇 B 病毒感染最多见,约占 50%。

(2)反应性心肌炎:是由过敏、变态反应及某些全身性疾病在心肌的反应所致。

(3)中毒性心肌炎:是由化学、物理、药物或电解质平衡失调,心前区过度接受放射线后所致。

2.病理 病毒性心肌炎以心肌病变为主的实质性病变和以间质为主的间质性病变。其典型改变是以心肌间质增生、水肿及充血,内有多量炎性细胞。

(二)临床表现

1.症状 轻者可无症状,可在 1～2 周内出现发热、咽痛等症状,以后出现胸闷、心悸、疲乏、心前区隐痛、气促、恶心、头晕等,严重时可并发心律失常、心力衰竭和心源性休克。

2.体征

(1)心率增快或心率异常缓慢。

(2)心界扩大:为暂时性,心肌炎好转后即恢复正常。

(3)心音改变:心尖区第一心音可减低或分裂,心音可呈胎心样,心包炎时出现心包摩擦音。

(4)杂音:心尖区有收缩期吹风样杂音或舒张期杂音,前者为发热、贫血、心腔扩大所致,后者因左室扩大造成的相对性二尖瓣狭窄。杂音响度不超过 1 级,心肌炎好转后即消失。

(三)实验室及其他检查

1.X 线检查 心脏扩大为突出表现,以左心室扩大为主,伴右心室扩大,也可有左心房及右心房扩大。心力衰竭时心脏扩大明显,控制心力衰竭后,心脏扩大减轻,再次心力衰竭加重时,心脏再次扩大,呈"手风琴效应"。主动脉正常,肺动脉轻度扩张,肺淤血较轻。

2.心电图 心肌细胞的破坏、溶解、消失,炎性渗出致心肌细胞纤维变性可导致心电图改变,出现各种心律失常,以房性与室性期前收缩、不同程度的房室传导阻滞、窦性心动过速等较常见,其次为心房颤动,也可出现 ST－T 改变和病理性 Q 波,包括 ST 段下移、T 波平坦、双向或倒置,少数患者可见 ST 段上抬与 T 波形成单向曲线,类似心肌梗死的图形。在病程中可见 QRS 低波电压、Q－T 间期延长、心脏扩大、心室肥厚等。

3.超声心动图 超声心动图检查可见以下现象:①二尖瓣回声增强、活动减弱。②室间隔及左室后壁回声、光点粗糙不均。③室间隔及左室后壁厚度增厚、运动幅度减弱。④左房或左室内径增大。⑤心包积液等。

4.同位素检查 同位素心肌灌注显影后可见心腔扩大,尤其两侧心室扩大,心肌显影呈弥漫性稀疏,但无局限性缺损区,心室壁搏动幅度减弱,射血分数降低。

5.实验室检查 急性期白细胞总数轻度升高,中性粒细胞偏高,红细胞沉降率轻至中度增快,血清天门冬氨酸氨基转移酶(AST)、谷草转氨酶(GOT)、乳酸脱氢酶(LDH)、肌酸磷酸激酶(CK)及其同工酶(CK－MB)增高,血清心肌肌钙蛋白(cTnI)或肌钙蛋白 T(cTnT)增高,起病 2～4 周后出现柯萨奇病毒抗体、抗心肌抗体阳性。

（四）治疗原则

1.原发病的治疗　病毒感染者予抗病毒药，如病毒唑、阿糖胞苷、双嘧达莫、干扰素等终止或干扰病毒复制与扩散，但疗效不肯定，中药如大青叶、板蓝根、金银花、连翘、黄芪等对某些病毒具有一定的抑制作用。若伴细菌感染者，给予抗生素。

2.对症治疗　针对症状和体征进行相应治疗，及时治疗心功能不全、心律失常及抗休克。

3.促进心肌修复　应用改善心肌代谢的药物，以促进心肌的修复，阻止病情进一步发展，减少并发症的发生。常用药物包括：①大剂量维生素 C，维生素 C 具有抗病毒作用，增加冠状动脉血流量，促进心肌代谢，增加心肌对葡萄糖的利用，利于心肌修复。②能量极化液，能量极化液的成分包括三磷酸腺苷（ATP）、辅酶 A、氯化钾、胰岛素及葡萄糖，为心肌提供能量，促进心肌代谢，加速修复。③口服辅酶 Q、肌苷等，改善心肌代谢，利于心肌修复。此外，还应加强营养，给予高热量、高蛋白、高维生素饮食，尤其是含维生素 C 多的食物，如山楂、苹果、橘子、西红柿等，以利于心肌的修复。

4.激素治疗　目的是改善心肌微循环，减轻心肌的炎性反应，减少心肌瘢痕形成。但在病毒急性感染的最初 10 天内应避免使用激素，以免造成病毒扩散，加重病情。

绝大多数患者在数周至数月内完全康复治愈，仅有极少数患者遗留心律失常，以早搏常见，也可转为慢性心肌炎逐渐出现扩张型心肌病，甚至出现心功能减退。

（五）护理评估

1.病史评估　详细询问患者起病情况，了解有无感冒、病毒感染等病史；了解患者有无心律失常及类型；了解患者既往健康情况，评估有无其他心血管疾病，如冠心病，风湿性心脏病等。

2.身体情况　观察生命体征及中毒情况，注意监测心律、心率、血压等变化。心脏扩大：听诊时有无闻及第三或第四心音，心率快时呈奔马律。

3.心理－社会状况评估　心理状态随病情的轻重及不同时期、不同年龄、不同文化背景而有所不同。了解患者有无焦虑、孤独心理；家庭、学校、朋友、同学的关心有着积极的康复作用。

4.辅助检查　常规心电图或 24h 动态心电图检查，X 线检查评估心脏大小，血液生化检查了解心肌酶学动态改变。

（六）护理诊断

1.活动无耐力　与心肌炎性病变、虚弱、疲劳有关。

2.潜在并发症　心律失常、心力衰竭。

3.知识缺乏　与未接受疾病相关教育有关。

4.焦虑　与患者对疾病症状持续存在，对预后不了解有关。

（七）护理目标

1.患者积极配合休息与活动计划，进行活动时虚弱和疲劳感减轻或消失。

2.患者理解心肌炎疾病过程，正确说出治疗和康复的影响因素。

3.患者自诉对疾病的担心减轻，心理舒适程度增加。

（八）护理措施

1.休息与活动　心肌炎急性期、有并发症者需卧床休息。病情稳定后根据患者情况，与患者共同制定每日休息与活动计划,并实施计划。活动期间密切观察心率、心律的变化,倾听患者主诉,随时调整活动量。心肌炎患者一般需卧床休息至体温下降后 3～4 周,有心力衰竭或心脏扩大的患者应休息半年至 1 年,或至心脏大小恢复正常,红细胞沉降率正常之后。如无症状,可逐步恢复正常工作与学习,应注意避免劳累。

2.健康教育 针对患者的顾虑和需求制定健康教育计划,进行疾病过程、治疗、康复和用药指导,并提供适合患者所需的学习资料,督促患者遵照医嘱,合理用药。此外,与患者共同讨论心肌炎的危险因素,使其理解控制疾病,定期复查,预防复发的重要性,告知患者出现心悸、气促症状加重时及时就医。健康教育的重点在于防治诱因,防止病毒侵犯机体,病毒感染往往与细菌感染同时存在或相继发生,且细菌感染常可使病毒活跃,机体抵抗力降低,心脏损害加重。一旦发现病毒感染后要注意充分休息,避免过度疲劳,注意测量体温、脉搏、呼吸等生命体征,如出现脉搏微弱、血压下降、烦躁不安、面色灰白等症状时,应立即就医。

3.心理护理 倾听患者的主诉,理解患者的感受,耐心解答患者的疑问,通过解释与鼓励,解除患者的心理紧张和焦虑,使其积极配合治疗。协助患者寻求合适的支持系统,鼓励家人或同事给予患者关心,以降低紧张心理。

4.并发症的处理与护理 心肌炎的并发症包括心律失常、心力衰竭甚至心源性休克,应及时处理。

(1)心律失常:严密观察,及早发现及时处理。若发生多源性、频繁性或形成联律的室性早搏时,应遵医嘱用利多卡因、胺碘酮等药物治疗,必要时进行电复律;对于房性或交界性早搏可根据患者情况选用地高辛或普萘洛尔等肾上腺素能受体阻滞剂治疗。阵发性室上性心动过速可按压颈动脉窦、刺激咽部引起恶心等刺激迷走神经,也可给予快速洋地黄制剂或普罗帕酮治疗。在整个治疗过程中,应注意观察药物治疗的效果与副作用,密切观察血压、心率和心电图的变化,询问患者有无不适主诉,根据患者情况,及时调整药物剂量和种类。

(2)心力衰竭:一旦确诊心力衰竭,应及时给予强心、利尿、镇静、扩血管和吸氧等治疗。

1)强心治疗:心肌炎时,心肌对洋地黄敏感性增高,耐受性差,易发生中毒,宜选用收效迅速及排泄快的制剂如毛花苷 C 或地高辛,且予小剂量(常用量的 1/2～2/3)。用药过程中应密切观察尿量,同时进行心电监护,观察心率、心律的变化,进行心脏听诊,观察心音的变化,在急性心衰控制后数日即可停药。

2)利尿治疗:选用速效强效利尿剂,以减少血容量,缓解肺循环的淤血症状,同时注意补钾,预防电解质紊乱。

3)镇静治疗:若烦躁不安,予吗啡等镇静剂,在镇静作用的同时也扩张周围血管,减轻心脏负荷,使呼吸减慢,改善通气功能和降低耗氧量。对老年、神志不清、休克和呼吸抑制者慎用吗啡,可选用哌替啶。

4)血管扩张剂:给予血管扩张剂降低心室前和(或)后负荷,改善心脏功能。常用制剂有硝普钠、硝酸甘油等,可单用也可与多巴胺或多巴酚丁胺等正性肌力药合用。

5)给氧:给予高流量鼻导管给氧(6～8L/min),病情特别严重者应给予面罩用麻醉机加压给氧,使肺泡内压在吸气时增加,增强气体交换同时对抗组织液向肺泡内渗透。在吸氧的同时也可使用抗泡沫使肺泡内的泡沫消失,鼻导管给氧时可用 20%～30%的酒精湿化,以降低泡沫的表面张力使泡沫破裂,增加气体交换面积,促进通气改善缺氧。给氧过程中应进行氧饱和度的监测,并注意观察患者的体征,若出现呼吸困难缓解,心率下降,发绀减轻,表示纠正缺氧有效。

(3)心源性休克:是心脏功能极度减退,心室充盈或射血功能障碍,造成心排血量锐减,使各重要器官和周围组织灌注不足而发生的一系列代谢与功能障碍综合征。若患者出现血压下降、手足发冷等微循环障碍的早期表现,应及时处理。一旦确诊,立即给予镇痛、吸氧、纠正心律失常和酸碱平衡失调等抗休克治疗,每 15 分钟测量一次心率、血压和呼吸,观察意识状况、血氧饱和度以及血气分析的变化,同时给氧可增加心肌供氧量,以最大限度增加心排血量。若患者呼吸困难,低氧血症和严重肺水肿需使用机械通气。若患者疼痛或焦虑不安,给予镇静治疗。密切观察出入液量,注意补液量,不增加心脏负荷。出现肺水肿时应及时给予利尿剂,同时经静脉选择输注多巴酚丁胺或多巴胺等以增加心肌收缩力,也可酌情用血管扩张剂(硝普钠或硝酸甘油)以减轻左心室负荷。密切观察心电图的变化,发现异常及时处理。

(九)护理评价

1.活动后呼吸困难症状有无减轻或消失。

2.心前区疼痛发作次数是否减少或已消失,发作时疼痛程度是否减轻。

3.乏力和活动后心悸、气促症状有无减轻或消失,心律和心率是否恢复正常。

4.情绪是否稳定,烦躁不安或悲观失望心理是否减轻。

第八节　心包疾病的护理

心包炎是指由各种细菌、病毒、自身免疫、物理、化学等因素引起的心包脏层和壁层急性炎症反应和渗出,以及心包粘连、增厚、缩窄、钙化等慢性病变。常是全身疾病的一部分表现或由邻近组织病变蔓延而来。心包炎按病程分为急性和慢性两种,急性心包炎常伴有心包积液,慢性心包炎常引起心包缩窄。

一、急性心包炎

(一)病因和病理

1.病因　急性心包炎常继发于全身疾病。可因感染、结缔组织异常、代谢异常、损伤、心肌梗死或某些药物引起,或为非特异性,临床上以结核性、化脓性和风湿性心包炎多见。急性心包炎的病因,过去常见于风湿热、结核及细菌感染。近年来有了明显变化,病毒感染、肿瘤及心肌梗死性心包炎发病率明显增多。另外,自身免疫、代谢性疾病、物理因素等均可引起。

2.病理　急性心包炎的病理可分为纤维蛋白性和渗出性两种。

(1)纤维蛋白性:为急性心包炎的初级阶段,心包的脏层出现纤维蛋白,白细胞及少量内皮细胞组成的炎性渗出物,使心包壁呈绒毛状、不光滑、由于此期尚无明显液体积聚,心包的收缩和舒张功能不受限。

(2)渗出性:随着病情发展,心包腔渗出液增多,主要为浆液性纤维蛋白渗液。渗出液可呈血性、脓性,100～300ml。积液一般数周至数月内吸收,可伴有壁层和脏层的粘连、增厚和缩窄。当短时间渗出液量增多,心包腔内压力迅速上升,限制心脏舒张期的血液充盈和收缩期的心排血量,超出心代偿能力时,可出现心脏压塞,发生休克。

（二）临床表现

1.纤维蛋白性心包炎阶段

（1）症状：可由原发疾病引起，如结核可有午后潮热、盗汗。化脓性心包炎可有寒战、高热、大汗等。心包本身炎症，可见胸骨后疼痛、呼吸困难、咳嗽、声音嘶哑、吞咽困难等。由于炎症波及第5或6肋间水平以下的心包壁层，此阶段心前区疼痛为最主要症状。急性特异性心包炎及感染性心包炎等疼痛症状较明显，而缓慢发展的结核性或肿瘤性心包炎疼痛症状较轻。疼痛可为钝痛或尖锐痛，向颈部、斜方肌区（特别是左侧）或肩部放射，疼痛程度轻重不等，通常在胸部活动、咳嗽和呼吸时加重；坐起和前倾位缓解。冠脉缺血疼痛则不随胸部活动或卧位而加重，两者可鉴别。

（2）体征：心包摩擦音是纤维蛋白性心包炎的典型体征。由粗糙的壁层和脏层在心脏活动时相互摩擦而产生，呈刮抓样，与心音发生无相关性。典型的心包摩擦音以胸骨左缘第3、4肋间最清晰，常间歇出现并时间短暂，有时仅出现于收缩期，甚至仅在舒张期闻及。坐位时前倾和深吸气时听诊器加压更易听到。心包摩擦音可持续数小时到数天。当心包积液量增多将两层包膜分开时，摩擦音消失，如有粘连仍可闻及。

2.渗出性心包炎

（1）症状：呼吸困难是心包积液时最突出的症状，与支气管、肺受压及肺淤血有关。呼吸困难严重时，患者呈端坐呼吸，身体前倾、呼吸浅快、可有面色苍白、发绀等。急性心脏压塞时，出现烦躁不安、上腹部胀痛、水肿、头晕甚至休克。也可出现压迫症状：压迫支气管引起激惹性咳嗽；压迫食管引起吞咽困难；压迫喉返神经导致声音嘶哑。

（2）体征

1）心包积液体征：①心界向两侧增大，相对浊音界消失，患者由坐位变卧位时第二、三肋间心浊音界增宽。②心尖冲动弱，可在心浊音界左缘内侧处触及。③心音遥远、心率增快。④Ewart征：大量心包积液压迫左侧肺部，在左肩胛骨下区可出现浊音及支气管呼吸音。

2）心包叩击音：少数患者在胸骨左缘第3、4肋间可听到声音响亮呈拍击样的心包叩击音，因心脏舒张受到心包积液的限制，血流突然终止，形成漩涡和冲击心室壁产生震动所致。

3）心脏压塞体征：当心包积液聚集较慢时，可出现亚急性或慢性心包压塞，表现为体循环静脉淤血、奇脉等；快速的心包积液（仅100ml）即可引起急性心脏压塞，表现为急性循环衰竭、休克等。其征象有：①体循环静脉淤血表现：颈静脉怒张，吸气时明显，静脉压升高、肝大伴压痛、腹腔积液、皮下水肿等。②心排血量下降引起收缩压降低、脉压变小、脉搏细弱，重者心排血量降低发生休克。③奇脉：指大量心包积液，触诊时桡动脉呈吸气性显著减弱或消失，呼气时声音复原的现象。

（三）实验室检查

1.实验室检查　原发病为感染性疾病可出现白细胞计数增加、红细胞沉降率增快。

2.X线检查　渗出性心包炎心包积液量＞300ml时，心脏阴影向两侧扩大，上腔静脉影增宽及右心膈角呈锐角，心缘的正常轮廓消失，呈水滴状或烧瓶状，心脏随体位而移动。心脏搏动减弱或消失。

3.心电图检查　其改变取决于心包脏层下心肌受累的范围和程度。①常规12导联（aVR导联除外）有ST段弓背向下型抬高及T波增高，一天至数天后回到等电位线。②T波低平、倒置，可持续数周至数月或长期存在。③可有低电压，大量积液时见电交替。④可出现心律失常,以窦性心动过速多见,部分发生房性心律失常,还可有不同程度的房室传导阻滞。

4.超声心动图检查 对诊断心包积液和观察心包积液量的变化有重要意义。M 型或二维超声心动图均可见液性暗区可确诊。

5.心包穿刺 对心包炎性质的鉴别、解除心脏压塞及治疗心包炎均有重要价值。①心包积液测定腺苷脱氨酶(ADA)活性,≥30U/L 对结核性心包炎的诊断有高度的特异性。②抽取定量的积液可解除心脏压塞症状。③心包腔内注入抗生素或化疗药物可治疗感染性或肿瘤性心包炎。

6.心包活检 可明确病因。

(四)治疗原则

急性心包炎的治疗与预后取决于病因,所以诊治的开始应着眼于筛选能影响处理的特异性病因,检测心包积液和其他超声心动图异常,并给予对症治疗。胸痛可以服用布洛芬 600～800mg,每日 3 次,如果疼痛消失可以停用,如果对非甾体抗炎药物不敏感,可能需要给予糖皮质激素治疗,泼尼松 60mg 口服,每日 1 次,1 周内逐渐减量至停服,也可以辅助性麻醉类止痛剂。急性非特异性心包炎和心脏损伤后综合征患者可有心包炎症反复发作成为复发性心包炎,可以给予秋水仙碱 0.5～1mg,每日 1 次,至少 1 年,缓慢减量停药。如果是心包积液影响了血流动力学稳定,可以行心包穿刺。病因明确后应该针对病因进行治疗。

(五)护理评估

1.健康史 评估患者有无结核病史和近期有无纵隔、肺部或全身其他部位的感染史;有无风湿性疾病、心肾疾病及肿瘤、外伤、过敏、放射性损伤的病史。

2.身体状况

(1)全身症状:多由原发疾病或心包炎症本身引起,感染性心包炎常有畏寒、发热、肌肉酸痛、出汗等全身感染症状,结核性心包炎还有低热、盗汗、乏力等。

(2)心前区疼痛:为最初出现的症状,是纤维蛋白性心包炎的重要表现,多见于急性非特异心包炎和感染性心包炎(不包括结核性心包炎)。部位常在心前区或胸骨后,呈锐痛或刺痛,可放射至颈部、左肩、左臂、左肩胛区或左上腹部,于体位改变、深呼吸、咳嗽、吞咽、左侧卧位时明显。

(3)呼吸困难:是渗出性心包炎最突出的症状。心脏压塞时,可有端坐呼吸、呼吸浅快、身体前倾和口唇发绀等。

(4)心包摩擦音:是心包炎特征性体征,在胸骨左缘第 3、4 肋间听诊最清楚,呈抓刮样粗糙音,与心音的发生无相关性。部分患者可在胸壁触到心包摩擦感。

(5)心包积液征及心脏压塞征:心浊音界向两侧扩大,并随体位改变而变化,心尖搏动弱而弥散或消失,心率快,心音低而遥远。颈静脉怒张、肝肿大、腹腔积液、下肢水肿。血压下降、脉压变小、奇脉,甚至出现休克征象。

(6)其他:气管、喉返神经、食管等受压,可出现刺激性咳嗽、声音嘶哑、吞咽困难等。

3.心理状况 患者常因住院影响工作和生活,及心前区疼痛、呼吸困难而紧张、烦躁,急性心脏压塞时可出现晕厥,患者更感到恐慌不安。

(六)护理诊断

1.疼痛(心前区疼痛) 与心包纤维蛋白性炎症有关。

2.气体交换受损 与肺淤血及肺组织受压有关。

3.心排血量减少 与大量心包积液妨碍心室舒张充盈有关。

4.体温过高 与感染有关。

5.焦虑 与住院影响工作、生活及病情重有关。

(七)护理目标

1.疼痛减轻或消失。

2.呼吸困难减轻或消失。

3.心排出量能满足机体需要,心排出量减少症状和肺淤血症状减轻或消失。

4.体温降至正常范围。

5.焦虑感消失,情绪稳定。

(八)护理措施

1.一般护理

(1)保持病室环境安静、舒适、空气新鲜,温湿度适宜;安置患者取半卧位或前倾坐位休息,提供床头桌便于伏案休息,以减轻呼吸困难。

(2)给予低热量、低动物脂肪、低胆固醇、适量蛋白质和富含维生素的食物,少食多餐,避免饱餐及刺激性食物、烟酒;有肺淤血症状时给低盐饮食。

(3)出现呼吸困难或胸痛时立即给予氧气吸入,一般为1～2L/min持续吸氧,嘱患者少说话,以减少耗氧。

(4)心前区疼痛时,遵医嘱适当给予镇静剂以减轻疼痛,嘱患者勿用力咳嗽或突然改变体位,以免诱发或加重心前区疼痛。

(5)畏寒或寒战时,注意保暖;高热时,给予物理降温或按医嘱给予小剂量退热剂,退热时需补充体液,以防虚脱,及时揩干汗液、更换衣服床单,防止受凉。

(6)鼓励患者说出内心的感受,向患者简要介绍病情和进行必要的解释,给予心理安慰,使患者产生信任、安全感。

2.病情观察

(1)定时监测和记录生命体征了解患者心前区疼痛的变化情况,密切观察心脏压塞的表现。

(2)患者呼吸困难,血压明显下降、口唇发绀、面色苍白、心动过速,甚至休克时,应及时向医生报告,并做好心包穿刺的准备工作。

(3)对水肿明显和应用利尿剂治疗患者,需准确记录出入量,观察水肿部位的皮肤及有无乏力、恶心、呕吐、腹胀、心律不齐等低血钾表现,并定期复查血清钾,出现低血钾症时遵医嘱及时补充氯化钾。

3.心包穿刺术护理

(1)术前应备好心包穿刺包,急救药品及器械;向患者做好解释工作,将治疗的意义、过程、术中配合等情况告诉患者(如术中勿剧烈咳嗽或深呼吸),必要时遵医嘱给予少量镇静剂。

(2)术中应陪伴患者,给予支持、安慰;熟练地配合医生进行穿刺治疗,配合医生观察心电图,如出现S－T段抬高或室性期前收缩提示针尖触及心室壁,出现PR段抬高和房性期前收缩,则提示针尖触及心房,应提醒医生立即退针。

(3)术后应记录抽液量和积液性质,按要求留标本送检;嘱患者绝对卧床4h,可采取半卧位或平卧位;密切观察患者的血压、呼吸、脉搏、心率及心律的变化,并做好记录,发现异常及时进行处理;如患者因手术刺激出现胸痛或精神紧张影响休息时,可给予镇静剂。

4.健康指导　告知急性心包炎患者,经积极病因治疗,大多数可以痊愈,仅极少数会演变成慢性缩窄性心包炎。因此,必须坚持足够疗程的有效药物治疗,以预防缩窄性心包炎的发生。指导患者充分休息,摄取高热量、高蛋白、高维生素的易消化饮食,限制钠盐摄入。防寒保暖,防止呼吸道感染。

(九)护理评价

1.心前区疼痛有无缓解,能否随意调整体位,深呼吸、咳嗽、吞咽是否受影响,心包摩擦音是否消失。

2.呼吸的频率及深度是否已恢复正常,发绀有无消失。

3.血压和脉压是否已恢复正常,水肿、肝大等心脏压塞征象是否好转或已消失。

4.体温有无下降或已恢复正常,血白细胞计数是否正常。

5.紧张、烦躁、恐慌不安等不良心理反应有无消失,情绪是否稳定。

二、慢性缩窄性心包炎

(一)病因和病理

1.病因　慢性缩窄性心包继发于急性炎症,其原因为结核或其他感染、新生物、日光或声音的辐射、创伤和心脏手术等。在我国以结核性为最常见,其次为化脓性或创伤性心包炎后演变而来。少数与心包肿瘤、急性非特异性心包炎及放射性心包炎等有关。

2.病理　缩窄性心包炎继发于急性心包炎。急性心包炎后,随着积液逐渐吸收,可有纤维组织增生、心包增厚粘连、壁层与脏层融合钙化。心包缩窄使心室舒张期扩展受阻,心室舒张期充盈减少,使搏量下降,导致动脉系统供血不足,进一步发展会影响心脏收缩功能,使静脉回流受阻,出现静脉系统淤血。

(二)临床表现

1.症状　起病隐匿,常于急性心包炎后数月至数年发生心包缩窄。早期症状为劳力性呼吸困难,严重时不能平卧,呈端坐呼吸。常见食欲不振、腹部胀满或疼痛、头晕、乏力等症状。

2.体征

(1)心脏体征

1)心尖冲动减弱或消失。

2)心浊音界正常或稍大,心音低而遥远。

3)部分患者在胸骨左缘第 3、4 肋间于舒张早期可听到心包叩击音。

4)可出现期前收缩与房颤等。

(2)心包腔缩窄和心腔受压的表现

1)出现静脉回流受限的体征,如颈静脉怒张、肝大、胸腹腔积液、下肢水肿等。

2)少数患者出现 Friedreich 征(舒张早期颈静脉突然塌陷现象)和 Kussmaul 征(吸气时颈静脉怒张明显,静脉压进一步上升),是因充盈压过高的右心房在三尖瓣开放时压力骤然下降所致。

3)收缩压降低,舒张压升高,脉压变小,脉搏细弱无力。由于心排血量减少,反射性引起周围小动脉痉挛。

（三）实验室检查

1.实验室检查　可有轻度贫血,肝淤血有肝功能损害血浆精蛋白生成减少,肾淤血可有蛋白尿、一过性尿素氮升高。

2.X线检查　心搏减弱或消失,可出现心影增大,呈三角形,左、右心缘变直,主动脉弓小或难以辨认;上腔静脉扩张;心包钙化等征象。

3.心电图检查　常提示心肌受累的范围和程度。主要表现为 QRS 波群低电压和 T 波倒置或低平;T 波倒置越深,提示心肌损害越重。

4.超声心动图检查　可见心包增厚、钙化、室壁活动减弱等表现。

5.CT 及 MR 检查　是识别心包增厚和钙化可靠与敏感的方法,若见心室呈狭窄的管状畸形、心房增大和下腔静脉扩张,可提示心包缩窄。

6.右心导管检查　可见肺毛细血管压力、肺动脉舒张压力、右心室舒张末期压力及右心房压力均增高($>250mmHg$)等特征性表现。右心房压力曲线呈 M 型或 W 型,右心室压力曲线呈收缩压轻度升高、舒张早期下陷和舒张期的高原型曲线。

（四）治疗原则

慢性缩窄性心包炎是一个进展性疾病,其心包增厚、临床症状和血流动力学表现不会自动逆转,外科心包剥离术是唯一确切的治疗。内科治疗包括利尿、扩张静脉和限盐。窦性心动过速是一种代偿机制,所以 β 受体阻滞剂应该避免或谨慎使用。房颤伴快心室率,地高辛为首选,并应该在 β 受体阻滞剂和钙离子拮抗剂之前使用,心率控制在 80～90 次/分。

（五）护理评估

1.健康史　评估急性心包炎病史和治疗情况。

2.身体状况　起病缓慢,一般在急性心包炎后 2～8 个月逐渐出现明显的心脏压塞(体循环淤血和心排血量不足)征象。主要表现为不同程度的呼吸困难,头晕、乏力、衰弱、心悸、胸闷、咳嗽、腹胀、纳差、肝区疼痛等;体征主要有颈静脉怒张、肝大、腹腔积液、下肢水肿等;心脏听诊有心音低钝,心包叩击音及期前收缩、心房颤动等心律失常;晚期可有收缩压下降,脉压变小等。

3.心理状况　患者因病程漫长、生活不能自理或需要做心包切开术等而焦虑不安。

（六）护理诊断

1.活动无耐力　与心排血量不足有关。

2.体液过多　与体循环淤血有关。

（七）护理目标

1.活动耐力增强,能胜任日常体力活动。

2.水肿减轻或消退。

（八）护理措施

1.一般护理

(1)患者需卧床休息至心慌、气短、水肿症状减轻后,方可起床轻微活动,并逐渐增加活动量。合理安排每日活动计划,以活动后不出现心慌、呼吸困难、水肿加重等为控制活动量的标准。

(2)给予高蛋白、高热量、高维生素饮食,适当限制钠盐摄入,防止因低蛋白血症及水钠潴留而加重腹腔积液及下肢水肿。

（3）因机体抵抗力低下及水肿部位循环不良、营养障碍，易形成压疮和继发感染，故应加强皮肤护理，以免产生压疮。

（4）加强与患者的心理沟通，体贴关怀患者，和家属共同做好思想疏导工作，消除患者的不良心理反应，使患者树立信心，以良好的精神状态配合各项治疗。

2.病情观察　定时监测和记录生命体征，准确记录出入量，密切观察心脏压塞症状的变化，发现病情变化尽快向医生报告，以便及时处理。

3.心包切开术的护理　心包切开引流术的目的是缓解压迫症状，防止心肌萎缩。

（1）术前向患者说明手术的意义和手术的必要性、可靠性，解除思想顾虑，使患者和家属增加对手术的心理适应性和对医护人员的信任感。

（2）术后做好引流管的护理，记录引流液的量和性质，并按要求留标本送检；同时严密观察患者的脉搏、心率、心律和血压变化，如有异常及时报告医师并协助处理。

4.健康指导　教育缩窄性心包炎患者应注意充分休息，加强营养，注意防寒保暖，防止呼吸道感染。指出应尽早接受手术治疗，以获得持久的血流动力学恢复和临床症状明显改善。

（九）护理评价

1.活动后心慌、气短、乏力等症状有无减轻或缓解，日常生活能否自理。

2.水肿有无减轻或已消失，颈静脉怒张、肝大、腹水等有无减轻或已恢复正常。

第九节　感染性心内膜炎的护理

感染性心内膜炎指心脏内膜或邻近大动脉内膜因细菌、真菌或其他微生物（如病毒、立克次体等）感染而产生的炎症病变，同时伴有赘生物形成。赘生物为大小不等、形状不一的血小板和纤维素团块，内含大量维生素和少量炎性细胞。感染性心内膜炎按临床病程可分为急性和亚急性两类，后者较前者明显多见。

一、诱因与发病机制

1.病因　急性感染性心内膜炎（AIE）主要由金黄色葡萄球菌引起。亚急性感染性心内膜炎主要由草绿色链球菌引起，其次为 D 族链球菌和表皮葡萄球菌。亚急性病例至少占 2/3以上，主要发生于器质性心脏病的基础上，以心脏瓣膜病为主，其次为先天性心脏病，但极少发生于房间隔缺损和肺动脉瓣狭窄。

2.发病机制及病理　感染性心内膜炎又可分为自体瓣膜心内膜炎、人工瓣膜心内膜炎（PVE）、静脉药瘾者心内膜炎和医源性心内膜炎（NIE）。受累瓣膜最常见为主动脉瓣和二尖瓣，少见于三尖瓣及肺动脉瓣。主要机制是畸形孔道喷出的血流冲击心内膜面，引起损伤而致病，多发于高速血流处、高压腔至低压腔处。最后，抗体凝集素、血小板及大量细菌附着繁殖，从而形成赘生物。

二、临床表现

1.临床表现　缺乏特异性，不同患者间有很大的差异。

（1）感染的征象：发热为最常见的表现，可表现为高热，伴有头痛、盗汗、寒战等症状。

（2）心脏损害的征象：可在原有杂音的基础上出现杂音性质的改变或者出现新的杂音是

本病的特点。

(3)动脉栓塞:可伴随受累器官的脓肿形成,在机体的任何部位均可发生,常见于脑、肾、四肢、肺动脉等,多发生于晚期。

(4)感染的非特异性症状:进行性贫血、体重减轻、脾大、杵状指(趾)。

(5)周围体征:多为非特异性,皮肤黏膜可出现淤点,指和趾垫处出现红色或紫色痛性结节,即 Osler 结节。

(6)左心室衰竭:最常见的致死原因之一,瓣膜的损害加重左心力衰竭。可伴随心包积液。

2.辅助检查

(1)血培养:阳性血培养对本病诊断有重要价值。

(2)超声心动图:是诊断感染性心内膜炎的基础,可检出＞2mm 的赘生物。

(3)血常规。

(4)免疫学检查。

(5)尿液检查。

三、治疗原则

1.抗生素的应用　抗生素治疗原则早期、足量、长疗程,主要以静脉给药的方式,以维持血药浓度在杀菌水平的 4～8 倍。抗生素的选择应根据血培养及药敏试验的结果,对于高度怀疑 IE 的患者,可在连续 3 次采血,每次间隔 30～60 分钟,并送检以后即可开始抗生素的应用。

2.药物选择　可选用足量广谱抗生素杀菌剂,联合用药以增强杀菌能力,如万古霉素、庆大霉素等,真菌感染者选用抗真菌药物,如两性霉素 B。而青霉素仍是治疗 IE 最常用、最有效的药物。

3.手术治疗　对有严重心内并发症或抗生素治疗无效的患者应及时进行手术治疗。

4.人工瓣膜心内膜炎治疗应加庆大霉素,有瓣膜再置换适应证者应早期手术。

四、护理评估

1.病史评估　详细询问患者起病情况,了解感染病史,了解患者既往健康状况及瓣膜手术病史,评估有无其他原因导致的感染性心内膜炎。

2.身体状况　观察生命体征,注意监测体温变化,听诊心脏杂音情况;了解细菌赘生物的大小、位置等情况,评估有无栓塞、转移脓肿等。

3.心理社会评估　了解患者有无情绪低落、消沉、烦躁、焦虑、恐惧、绝望等心理;了解家属的心理压力和经济负担。

4.辅助检查　常规心电图或 24 小时动态心电图检查,X 线检查评估心影大小,超声心动图明确诊断,血液生化检查行血培养指导抗生素的使用。

五、护理诊断

1.体温过高　与感染有关。

2.活动无耐力　与发热、乏力有关。

3.焦虑 与反复发热、担心预后有关。

4.知识缺乏 缺乏疾病相关检查、预防及治疗的知识。

5.潜在并发症 心力衰竭、栓塞等。

六、护理目标

1.患者体温恢复正常、不适感减轻或消失。

2.患者活动耐力逐渐增强。

3.患者焦虑程度减轻,配合治疗及护理。

4.患者了解疾病的治疗、护理及预防感染的相关知识。

5.预防或减少并发症的发生。

七、护理措施

1.体温过高的护理

(1)观察体温及皮肤黏膜的变化,动态监测体温变化情况,每4～6小时测量体温,并准确记录体温变化,绘制体温曲线,以判断病情进展及用药效果。评估皮肤有无淤点、色泽是否改变、指(趾)甲下线状出血等情况以及有无消退。

(2)正确采集血标本:应告知患者及家属为提高血培养的阳性率及准确率,需要多次抽血,且每次采血量较多,在必要时甚至需要暂停抗生素,以取得其理解和配合。24小时内应至少抽血3次,在体温上升前、体温上升时、高热时进行采集静脉血,可间隔30～60分钟,每次采血量为10～20ml。如已使用抗生素的应根据医嘱暂停用药3～6天,再作血培养。如考虑真菌、厌氧菌、立克次体的患者应作特殊的培养。

(3)发热的护理:急性期患者应卧床休息,观察体温变化,保持皮肤干燥舒适,病室安静通风,出汗较多时应注意适当补充水分及电解质,注意身心得到休息,患者发生寒战时应注意保暖,防止受凉。另外,必要时可予物理降温或药物降温,如柴胡、安痛定等肌内注射,根据医嘱合理使用抗生素。

(4)饮食护理:患者应进食高蛋白、高热量、丰富维生素、清淡有味易消化食物,以补充发热引起的机体消耗。对于食欲差的患者应做好健康教育,解释营养摄取在适应机体代谢及治疗过程中的重要性,并根据患者的病情及进食能力,制订合理的饮食计划,可少量多餐。同时做好口腔护理,以增进食欲。

2.心理护理

(1)解释疾病的相关知识、预后及自我护理。

(2)鼓励患者增强战胜疾病的信心。

(3)针对不同的情况采取个性化护理。

(4)指导患者学会自我放松。

(5)指导患者家属及朋友给予积极的支持和关心。

3.抗生素应用的护理

(1)根据医嘱及时、准确地给予抗生素,严格按照要求时间准时用药。

(2)观察药物作用及副作用。

(3)注意有无消化道症状、细菌耐药的产生等。对于肝肾功能不全的患者更应密切观察症状及体征,及时反馈,以便及时调整治疗方案。

(4)由于抗生素对血管刺激性较大,应经常更换穿刺部位,注意保护血管,可使用静脉留置针。

4.潜在并发症　栓塞可发生于机体的任何部位,因此急性期患者应卧床休息,减少活动,避免因活动量过大而引起血栓脱落。注意患者有无腹痛、头痛的发生。对于容易发生下肢深静脉血栓的患者尤其要警惕肺栓塞的发生。一旦发现栓塞征象,应立即报告医生并协助处理。

5.健康宣教

(1)生活指导

1)注意保暖,避免感冒,饮食规律,营养丰富,增强抵抗力。

2)合理休息,保持口腔和皮肤清洁,定期牙科检查,少去公共场所,勿挤压痤疮等,减少病原体入侵机会。

(2)疾病知识

1)讲解病因、发病机制和致病菌侵入途径、坚持足够疗程用药的重要性。

2)高危患者在进行侵入性检查及治疗手术前应说明病史,以预防性使用抗生素。

(3)自我检测:监测自我体温的变化,有无栓塞的表现,定期门诊随访。

6.并发症的观察及处理

(1)心力衰竭

1)临床表现:左心衰竭表现为呼吸困难,咳嗽、咳痰和咯血,疲乏无力、尿少等;右心衰竭表现为上腹饱胀等消化道症状,也有尿少及夜尿等;全心衰竭可同时存在或以左或右心衰竭为主要表现。

2)处理方法:①非药物治疗:低盐、低脂饮食,戒烟、戒酒,控制液体摄入,急性期需卧床,慢性期可适当活动,预防感染。②药物治疗:利尿剂、洋地黄及转换酶抑制剂等可联合使用。

(2)神经系统并发症

1)临床表现:可见脑栓塞、脑出血等。

2)处理方法:卧床休息,减少活动,注意有无头痛、头晕等症状。

(3)细菌性动脉瘤

1)临床表现:多见于亚急性者,受累动脉依次为近端主动脉、脑、内脏和四肢。

2)处理方法:抗感染,手术治疗。

第十节　心血管常见介入诊疗技术及护理

一、周围血管造影术

(一)动脉系统造影常见的表现

1.扩张性改变　动脉扩张造成动脉瘤或动脉瘤样改变是由于血管中层弹性纤维因粥样斑块、炎症、螺旋体、外伤或坏死遭到破坏,或由于附壁血栓的液化使血管壁变薄弱而造成局部扩张。老年人血管壁中层弹性组织被纤维组织代替,亦可使血管扩张。有些病变由于血管壁上有粥样斑块增生或纤维化造成局限性狭窄。血液通过狭窄管道压力增高,在狭窄远端造成冲击力及血流旋涡,亦可出现狭窄后局限性扩张。这些动脉扩张有的呈广泛性,有的呈局限性,有的呈梭状或囊状,单发或多发。动脉瘤一般多见于胸主动脉常呈圆形,边缘光滑整齐。透视可见扩张性搏动。

2.狭窄性改变 动脉狭窄有真性狭窄及假性狭窄。真性狭窄是由于动脉先天性发育不全、血管壁局限性组织增生、动脉硬化粥样斑块形成、动脉炎或动脉邻近组织病变的直接侵及如肿瘤、炎症后纤维化等。假性狭窄是指血管痉挛。这是血管功能性改变,没有器质病变,最常见的原因是血管腔内异物的刺激,像针尖头、导引钢丝、导管等。局部钝伤、邻近组织的炎症,特别如邻近静脉炎等都可以引起局部动脉痉挛收缩。其他如休克、出血及一些药物也可导致血管痉挛收缩。如果消除刺激因素,功能性狭窄改变就可以消失。

动脉先天性发育不全的动脉狭窄,呈均匀性狭窄,长度比较长,没有病理性异常。多见于胸主动脉、腹主动脉、股动脉、腹腔动脉及肠系膜动脉。造影仅见均匀性细小,边缘光整,没有其他异常。血管局限性组织增生是由于血管壁中层弹性或胶原性结缔组织不明原因性的堆积,或纤维肌性组织增生,造成局限性边缘光滑的狭窄段。常发生在胸主动脉、腹主动脉、肾动脉及股动脉。主动脉缩窄也是一种常见的狭窄性改变,多见于主动脉弓降部。动脉粥样硬化斑块造成的狭窄边缘都不规则,常呈多发性,长度比较长,全身各部均可以出现,以腹主动脉及其分支和下肢动脉多见。而各分支的狭窄常出现在其开口处,如腹腔动脉、肾动脉或肠系膜上、下动脉等。动脉壁炎性改变造成的狭窄,是由于炎症性动脉内膜增生、水肿或血栓机化而成。

3.阻塞性改变 动脉阻塞可由于狭窄而进展到阻塞,也可由于栓子造成血管完全性阻塞。造成血管狭窄除一些引起血管内膜或中层结构肥厚增生的病变外,最多见的还是动脉粥样硬化斑块及血栓形成,逐渐由局部狭窄发展到完全性阻塞;而其他因素如肿瘤的侵蚀等,都可以形成动脉阻塞。

4.侧支循环 凡是血管有狭窄或阻塞时,就会出现侧支循环,用以补充狭窄或阻塞远端的血液供给。侧支循环的形成主要由于血管中的压差。当血管有狭窄或阻塞时远端血管内压力降低,血流易于通过一些原来比较微小的血管而进入阻塞远端血管。侧支循环形成的数量、大小与阻塞两端压差大小、时间长短及有无其他病变等有关。

5.动静脉交通 大多数动静脉交通是由于外伤,包括钝性挫伤、穿刺伤或骨折、手术等,使动静脉之间形成直接交通。动脉压高血液直接流入静脉内造成动静脉瘘。这些动静脉瘘与交通处血管的大小有直接关系。如果在较大的分支上出现动静脉交通,动静脉间血流量大,可以造成局部囊状扩张及不规则且多发性的曲张、扩大的静脉血管,以及由于心脏搏出量增加,血容量增多,易出现心力衰竭等。如果动静脉瘘位于一些较小的动静脉间,就不一定出现囊状扩张而仅见静脉早期显影及静脉曲张或数量增多。

(二)静脉系统造影常见的表现

1.阻塞性病变 静脉阻塞最多见的是静脉内血栓形成。以大及中等静脉最易发生。特别是下肢静脉及盆腔静脉多见,下腔静脉、上腔静脉及上肢静脉及一些腹腔脏器的静脉亦可以发生。多数是由于炎症、外伤或其他原因引起血流迟缓所致。此外,静脉外各种原因引起的压迫、邻近组织肿瘤的侵蚀,都可以引起静脉阻塞。

静脉造影也可以出现一些静脉阻塞的假象。当回流静脉某一部位压力增高,虽然没有静脉阻塞,亦会出现静脉不显影的假象。

2.静脉扩张性改变　可由于先天性发育缺陷、静脉压增高、静脉内血流量增加等原因引起。先天性发育缺陷,其静脉壁内弹性组织缺乏,结缔组织增生,出现静脉扩张。

(三)血管造影的护理

1.造影前护理

(1)皮肤准备:应做好穿刺部位的皮肤清洁工作,以防穿刺针眼感染或继发性浅静脉炎。如发现局部有感染灶,如毛囊炎、皮炎、足癣者,及时治疗,待病灶痊愈后再行造影检查。

(2)碘过敏试验:详细询问有否过敏史,作碘皮肤过敏试验,或静脉注射30%泛影葡胺1ml,应备一支肾上腺素,以备急用。对过敏体质的患者,尽量选用碘普胺(优维显)。造影前30分钟肌内注射地塞米松5mg。

(3)饮食:宜清淡、易消化、低脂而富有营养的食物,多食新鲜蔬菜水果,忌食油腻、肥甘、辛辣刺激食物,对过敏体质患者,术前尤应忌食鱼、虾等腥味食物。

2.造影后护理

(1)穿刺点的护理:动脉造影后穿刺点压迫20分钟以上,并加压包扎,用1kg沙袋压迫穿刺处6~8小时。静脉造影后穿刺点加压5~10分钟即可。

(2)体位:动脉造影后,患者应平放肢体并制动24小时,以免导致穿刺点出血。静脉造影后患者应抬高穿刺肢体,需卧床休息1~2天。以促进下肢静脉回流,减轻造影剂对血管内膜的刺激。

(3)促进造影剂排泄:造影后应嘱患者多饮水、绿豆汤,吃西瓜等,以促进造影剂排出体外,减少在体内潴留时间。

(4)观察穿刺肢体血运:注意穿刺侧肢体远端的动脉搏动情况和血运、皮温的变化,以及患者有无感觉异常,如有异常情况发生,应及时通知医生进行处理。

二、心导管检查术

心导管检查是诊断和鉴别诊断心血管疾病,研究心脏循环系统血流动力学,监护心脏手术和危重患者病情变化及治疗某些心血管疾病的重要方法。一般分为右心和左心导管术两大类。经静脉插管至右侧各心腔检查称右心导管术。经动脉逆行插管或不同途径至左侧各心腔检查称左心导管术。

(一)适应证

1.右心导管检查的适应证

(1)先天性心脏病包括房间隔缺损、室间隔缺损和动脉导管未闭。

(2)肺血管栓塞性疾病。

(3)疑有心脏压塞或心包缩窄。

(4)作为心内膜心肌活检或电生理检查。

(5)对并发左心衰竭、陈旧性心肌梗死或心肌病者,作为左心导管和冠状动脉造影检查的一部分。

2.左心导管检查的适应证

(1)左向右分流型先天性心脏病、主动脉瓣病变、胸主动脉瘤、冠状动脉畸形等疾病的诊断,配合进行左心室和选择性主动脉的造影术价值更大。

(2)帮助诊断拟手术治疗的二尖瓣和主动脉瓣疾病。

(3)冠状动脉造影了解冠状动脉狭窄部位、范围及程度。

（二）禁忌证

1.各种原因的发热。

2.急性或亚急性心内膜炎、心肌炎。

3.心力衰竭。

4.严重心律失常。

5.近期有心肌梗死、肺或外周动脉栓塞者。

6.严重肝、肾功能不全或有明显出血倾向者。

（三）术前护理

1.向患者及家属介绍心导管检查的方法和意义，手术的必要性和安全性及注意事项等，消除其思想顾虑和精神紧张情绪。

2.协助医生完成血常规、血凝四项、肝肾功能、肝炎六项等化验检查，做心电图、胸片、心脏超声检查。

3.双侧腹股沟或双侧锁骨下备皮，做碘、抗生素过敏试验。

4.术前一天晚间遵医嘱应用镇静剂，保证患者良好睡眠。

（四）术后护理

1.生命体征的监护　体温、脉搏、呼吸、血压。

2.心电监护　注意心率、心律的变化，监测有无心律失常发生。

3.卧床休息24小时，观察穿刺部位有无渗血及血肿。

4.注意术后肢体活动情况，观察足背动脉搏动情况及下肢皮肤温度、颜色、有无水肿等改变，注意预防深静脉血栓形成。

5.遵医嘱应用抗生素和抗凝药。

三、先天性心脏病的介入治疗

动脉导管未闭（PDA）、房间隔缺损（ASD）、室间隔缺损（VSD）是临床最常见的几种先天性心脏病。目前，介入性导管术已经广泛用于先天性心脏病的治疗，通过将特种导管及装置由外周血管插入到所需治疗的心血管腔内，替代外科手术治疗，即称为介入性导管术。方法是通过一根小小的导管经大腿根部切开的一个8～10mm大小的切口，由右侧股动脉或静脉将封堵器准确放到心脏或血管内的缺损或异常通道部位，将其封堵。经导管封堵术治疗PDA、ASD、VSD等先天性心脏病，由于不用开胸、疗效满意、安全、并发症少、住院时间短，受到患者及医生欢迎，临床已广泛应用。

（一）动脉导管未闭的介入治疗

动脉导管未闭是指主动脉和肺动脉之间的一种先天性异常通道，多位于主动脉峡部和肺动脉根部之间。目前最常用的PDA封堵器械是可控性弹簧栓子及Amplatzer封堵器。可控性弹簧栓子由Cook公司生产，释放后可形成3～5个弹簧圈，弹簧栓子分为直径有5～8mm等不同型号，弹簧栓子表面附有纤维绒毛，促进植入后尽快在弹簧栓子表面形成血栓，主要用于直径<3mm的PDA的治疗，未经手术或外科手术后残余分流者，适合的解剖类型主要为管型或漏斗型，具有操作简便、疗效好、递送导管细、损伤小及可用于小婴儿等优点；而Amplatzer封堵器（ADO），是一种由记忆合金编织成的蘑菇状结构，其内有数层涤纶片。该装置

目前有六种型号,最大可封堵直径 12mm 的 PDA,适用于直径 3～10mm 的 PDA,位置正常、血流动力学监测无器质性肺动脉高压者,几乎可用于所有类型的 PDA 封堵。

1. 适应证

(1)PDA 内径<12mm。

(2)体重≥5kg。

2. 禁忌证

(1)患者体重<5kg。主要是因为此时患者的血管管径太小,还没有适用的介入治疗器材。

(2)严重的肺动脉高压,经规范方法(压力、阻力、肺小动脉造影及堵塞试验)评价为器质性肺高压或临界病例者,特别是已有右向左分流者。

(3)存在其他需外科手术矫正的先天性心脏畸形者。

(4)PDA 是某些复杂性先天性心脏病的生命通道时,如主动脉缩窄合并的 PDA 则是 PDA 关闭的绝对禁忌证。

(5)髂静脉或下腔静脉血栓形成,超声心动图确诊心腔内有血栓,特别是右心房内的血栓。

(6)有其他不宜进行介入治疗的情况,如活动性感染、出血倾向等。

3. 并发症及其处理

(1)封堵器脱落:常由于封堵器型号选择太小或操作不当引起,常向肺动脉方向至肺,可造成体循环或肺循环栓塞。一旦发生,应采用经导管或外科手术方法将封堵器取出。

(2)残余分流:以弹簧圈封堵 PDA 时相对常见,弹簧圈释放后可产生残余分流,如释放后尚未脱钩前如有中等分流时需再增加一个弹簧圈,如仅为极少量分流,随访观察表明大部分可在短期内消失。少量病例发生溶血,多是由于较明显残余分流引起红细胞破坏所致。经短期内科对症处理及密切观察下无效,超声检查示左向右分流明显,需再次增加安置弹簧圈或作外科手术处理。

(3)PDA 再通:此指在封堵术后造影示无残余分流,但随访中重新出现 PDA 杂音或超声心动图示重新与 PDA 相关的分流。此种情况多见于采用弹簧栓子封堵的 PDA 患者,其原因可能与弹簧栓子移位、弹簧栓子上具有封堵 PDA 作用的血栓溶解等因素有关。需取出弹簧栓子重新封堵或行外科手术处理。

(4)溶血:因封堵器过小或移位造成残余分流,高压喷射引起红细胞的机械性破坏所致。用弹簧圈封堵器相对较为常见。轻者可保守治疗,包括应用利尿剂、碱化血液等;重者可植入新的封堵器以完全封堵 PDA 或外科手术取出封堵器并结扎 PDA。

(5)术后高血压:多为一过性,轻者一般不需特殊处理,重度者需应用降压药。

(6)穿刺部位血管损伤:以低龄儿相对常见。术后密切观察局部伤口,对症处理。

(7)医源性左肺动脉和主动脉狭窄:左肺动脉狭窄通常是由于释放在肺动脉弹簧圈圈数过多所致,而主动脉狭窄则是由于弹簧圈直径超过动脉导管壶腹部直径或弹簧圈位置不当引起。此类情况多发生在多个弹簧圈堵塞过程中。一般多普勒超声检测发现经过左肺动脉或胸主动脉流速超过 1.5mm/s 时,可以认为有医源性左肺动脉和主动脉狭窄的可能,并且临床研究发现有左肺动脉灌注减少。处理方法是:未脱钩前需重新调整弹簧圈位置,如果弹簧圈突出在主动脉内,而动脉导管壶腹部直径较大,则可以用导管或球囊扩张导管将弹簧圈顶入动脉导管内；如脱钩后则需定期随访多普勒超声，如狭窄明显，则需手术取出堵塞器。

（二）房间隔缺损的介入治疗

在胚胎期由于房间隔的发育异常，左、右心房间残留未闭的房间孔，造成心房之间左向右分流的先天性心脏病，称为房间隔缺损。分为原发孔房间隔缺损和继发孔房间隔缺损两大基本类型，后者又可根据缺损的解剖部位分为中央型、上腔型、下腔型、冠状窦型及混合型缺损五种亚型。房间隔缺损封堵器材基本可以分为自中心型和非自中心型两种。目前临床上最常用的是 Amplatzer 房间隔封堵器（ASO），属于自中心型，由一个短腰和近端及远端的盘状结构组成，房间隔封堵主要依靠中间的腰部完成。ASO 封堵已成为治疗 ASD 的首选方法。

1.适应证

（1）患者年龄通常 3～60 岁，体重≥5kg。

（2）直径≥5mm 伴右心容量负荷增加≤36mm 的继发孔型左向右分流 ASD。

（3）缺损边缘至冠状静脉窦、上腔静脉以及右上肺静脉的距离≥5mm，至房室瓣≥7mm。

（4）房间隔的直径＞所选用封堵伞左房侧的直径。成人房间隔缺损的伸展直径≤35mm，对小儿要求房间隔最大伸展直径要大于 ASD 伸展直径＋14mm。

（5）卵圆孔未闭合并房间隔瘤或有气栓，引起脑卒中及曾经合并脑栓塞者。

（6）复杂性先天性心脏病矫治手术后遗留的房间隔交通，待血流动力学调整作用完成，可考虑关闭。

（7）外科修补术后的残余分流。

（8）二尖瓣球囊成形术后遗留的明显心房水平左向右分流。

（9）不合并必须外科手术的其他心脏畸形。

2.禁忌证

（1）绝对禁忌证

1）原发孔型 ASD 及静脉窦型 ASD。

2）严重肺动脉高压或已有右向左分流者。

3）近期内有严重感染或体内存在感染灶。

4）心内膜炎及出血性疾病。

5）左房内隔膜。

6）左房发育差。

7）下腔或盆腔内静脉血栓形成，心腔内血栓形成，特别是左右心耳内。

8）伴有部分或完全性肺静脉异位引流。

9）小儿房间隔直径或面积小，没有那么小的直径或面积的封堵器。

10）有合并需要外科手术矫正的其他先天性畸形者。

（2）相对禁忌证

1）年龄＜2 岁的婴幼儿。

2）筛网状或多发性缺损且范围广，估计一个补片不能完全关闭者。

3.并发症及其处理

（1）残余分流：测量 ASD 的伸展直径时，超声探测 ASD 的位置和边缘与周围结构的关系对于选择病例和闭合器型号至关重要，可明显减少残余分流。明显的残余分流要进行开胸手术治疗。

（2）封堵器脱落：发生率低于1%。关闭器的位置不好，远近盘都在左房侧或在右房侧时就释放关闭器，或尚未放稳关闭器就松脱离开输送鞘，使双盘装置移位或卡陷在房室瓣、半月瓣或腱索内，甚至随血流冲入肺或体循环内造成心腔或血管内栓塞。此时要保持患者安静及生命体征平稳。先试从长鞘内送入摄取导管或用鹅颈摄取导管套住关闭器，将其稳住，避免将大动脉完全堵住，然后再设法用摄取导管将关闭器拉入长鞘内取出，如不成功即刻外科手术开胸取出关闭器并修补ASD。

（3）空气栓塞：多因操作不当。封堵器植入过程中排气不完全可造成体循环空气栓塞，以脑栓塞造成患者术后昏迷不醒和冠状动脉栓塞引起心肌损伤最为重要，但多为一过性。所以术中操作规程要严格细致，术后昏迷不醒者及时行高压氧治疗。

（4）体循环或肺循环血栓栓塞：主要是封堵器上血栓脱落所致，所幸发生率甚低。术中发生者，多由于肝素化不够或器械用肝素水冲洗不够；术后发生者，则多与术后肝素化不够或血小板抑制剂用量不足有关。故须给予足够肝素化，视病情给予溶栓、取栓治疗。

（5）封堵器破损、折断：主要见于非中心型封堵器。需外科手术取出封堵器并修补ASD。

（6）心律失常：封堵器植入后部分患者可出现房室传导阻滞或房性心律失常，以房性期前收缩多见，通常持续数小时至数天不等。考虑为关闭器的刺激所致，可给予少量激素，以及能量合剂，多数能转成正常心律；如经观察处理，心律失常仍较严重，并影响到生命体征的稳定，需外科手术取出关闭器，修补ASD。

（7）瓣膜功能障碍（以关闭不全为多见）及堵塞邻近结构（如右肺静脉、冠状静脉窦等）：多因所选择关闭器型号不合适或位置不好所致。如不严重，临床无明显症状和体征，可追踪观察；但如出现器质性改变或功能明显障碍，就要尽早手术矫治。

（8）心房穿通及心包积液：主要见于非ASO类封堵器。可导致急性心脏压塞，多因操作不慎导致导丝或导管穿破心脏壁所致。要求操作者必须经过严格的心导管术培训，规范技术操作。一旦发现导管或导丝穿出心脏，不可立即将导管或导丝撤回，应立即终止继续操作导管使导管保持正位，注意保证患者生命体征平稳，即刻通知手术室和心外科准备手术，同时注意用超声观察心包积液情况。

（9）溶血：多因残余分流所致。严重时，要手术取出塞子，修补ASD。

（10）感染性心内膜炎：术中注意无菌操作，手术当日开始用抗生素至术后48～72小时后，术后半年内注意预防各种感染，尤其是有残余分流者需长期预防感染。

（三）室间隔缺损的介入治疗

先天性室间隔缺损是左、右心室之间存在异常交通，引起心室内左向右分流，产生血流动力学紊乱。VSD按其发生的部位可分为膜部缺损、漏斗部缺损及肌部缺损，其中以膜部缺损最常见，肌部缺损最少见。经导管法封堵VSD是介入治疗中较复杂的技术。目前国外见报道的三种方法为Cardioseal双面伞法、Sideris纽扣式补片法、Amplatzer关闭器法。目前对于VSD大的小婴儿，股动静脉较细不宜使用粗大鞘管者，可在心脏不停跳、无须体外循环的情况下，经右室游离壁穿刺送入VSD封堵器堵闭VSD，此种方法即避免了体外循环的并发症及心肌损伤，又可以避免介入治疗对周围血管的损伤。

1.适应证　经导管关闭VSD适用于肌部或部分膜部VSD患者，亦可用于急性心肌梗死或外伤所致的室间隔穿孔。但在选择病例时要注意以下几点：

（1）患者年龄：3～60岁；体重≥5kg。文献报道，3岁以下的VSD患儿40％～60％自然闭合概率。

（2）对心脏有血流动力学影响的单纯性VSD。缺损左室面直径3～12mm，小儿缺损直径一般≤8mm；右室面呈多孔缺损时，其缺损大孔直径应≥2mm。膜周部VSD伴发膜部膨出瘤时，缺损左室面直径≤18mm，右室面膨出瘤出口小，且粘连牢固。

（3）外科手术后残余分流。

（4）肌部VSD直径通常≥5mm。

（5）不伴有右向左分流的肺动脉高压。

（6）VSD上缘距主动脉右冠瓣≥1mm，无主动脉冠状窦脱入VSD内和主动脉瓣反流；缺损缘距三尖瓣距离≥2mm，无明显三尖瓣发育异常及中度以上三尖瓣反流。

（7）合并可以介入治疗的心血管畸形。

（8）急性心肌梗死或外伤所致室间隔穿孔导致急性心功能不全，此时需及时关闭缺损口，手术危险更大。

2.禁忌证

（1）膜部VSD有自然闭合趋势者。

（2）膜部VSD合并严重的肺动脉高压导致右向左分流出现发绀者。

（3）膜部VSD局部解剖结构缺损过大（＞16mm），不适合或放置封堵器后影响主动脉瓣或房室瓣功能。

（4）膜部VSD合并其他不能进行介入治疗的先天性心脏畸形者。

（5）感染性心内膜炎心内有赘生物或引起菌血症的其他感染。

3.并发症及其处理

（1）主动脉瓣、二尖瓣或三尖瓣关闭不全：如未引起明显血流动力学改变，关闭装置位置尚好也无明显残余分流者，可随访观察，否则应当立即取出封堵器，行外科手术处理。

（2）栓塞：多因关闭器位置不良或大小不当而脱落，卡在心腔内或栓塞体、肺循环。此时应采用外科手术取出脱落的闭合装置并修补VSD。

（3）残余分流：残余分流率较高，这也是至今未能广泛开展此项技术的原因之一。极轻微者可随访观察，严重者应取出封堵器，行外科手术修补VSD。

（4）感染性心内膜炎：术中、术后严格无菌操作，应用抗生素，注意预防各种感染。

（5）心律失常：大多数患者在手术操作过程中会出现一过性心律失常，可以是室性或房性期前收缩以及短阵心动过速等，一般不需处理。因为一旦终止心导管操作，这些心律失常多会自然终止；如持续严重时要采用外科手术取出关闭器，修补VSD。

（6）心脏破裂：可因操作不当，也可因关闭器移位穿破心肌组织。应即刻行外科手术处理。

（四）先天性心脏病的介入护理

1.术前护理

（1）术前防止患者发热、感冒，注意安全，防止坠床、烫伤等意外发生而影响手术。减少探视，保持室内空气新鲜。

（2）做好患者及家属的心理指导，解除患者的紧张情绪，消除其对手术的恐惧感，保证介入术前晚充足的睡眠。向患者及家属说明手术的必要性及可能出现的并发症,并征得同意,取得合作。

(3)术前合理安排饮食,切忌暴饮暴食引起的消化不良性腹泻。

(4)协助医生做好各种检查,主要检测血、尿常规,血型,出凝血时间,艾滋病,梅毒,肝、肾功能,乙肝表面抗原,丙肝抗体,电解质,了解各项指标是否在正常范围。术前一天上午抽血、备血,用于做血液配型。

(5)术前 1 天做好患者皮肤准备工作,尤其是做好手术中动、静脉穿刺部位的清洁,如双侧腹股沟区等,剪除过长的指(趾)甲,并观察股动脉和足背动脉搏动情况。

(6)术前 3 天口服血小板抑制药,如阿司匹林 $3\sim5mg/(kg \cdot d)$。

(7)对较大的患儿及成人患者训练床上大小便,术前禁饮食 6 小时;年龄较小需全身麻醉的患者禁食禁饮 12 小时,防止术中呕吐引起误吸甚至窒息。

(8)了解药物过敏史,做好青霉素皮试、碘试验。给予抗生素,以防术后感染。

(9)术前 30 分钟给予术前用药,肌注苯巴比妥 $5mg/kg$,以达到镇静、止痛的目的,或根据患者的情况肌注东莨菪碱 $10\mu g/kg$,减少唾液腺的分泌,预防介入术后感染,保证手术的顺利进行。

2. 术后护理

(1)全身麻醉患者术后转入监护室,即刻进行心率、血压等生命体征监测,准备好各种抢救物品及药品。全麻未醒者头偏向一侧,避免误吸导致吸入性肺炎或窒息。带气管插管者应固定好位置,防止脱出。患者完全清醒、肌力正常、生命体征平稳,方可拔除气管插管。严密观察病情变化,每 $15\sim30$ 分钟观察并记录一次,密切监测血氧饱和度变化,如低于 95% 应查找原因,及时报告医生。禁食期间注意保持静脉输液通畅。

(2)行右心导管检查的患者术后卧床 12 小时,术侧肢体伸直并制动 6 小时,行左心导管检查的患者术后卧床 24 小时,术侧肢体伸直并制动 12 小时。穿刺点用 0.5kg 沙袋压迫 6 小时,注意局部有无出血、渗血情况,避免咳嗽、打喷嚏、用力排便、憋尿等增加动脉压及腹压的因素。还要注意观察穿刺侧肢体的颜色、温度、感觉、足背动脉搏动是否对称有力,下床活动后注意患者的步态,不会行走的婴幼儿停止制动后注意观察穿刺侧肢体是否活动自如。若发现穿刺侧肢体疼痛、肤色苍白或发绀、肢体发凉、足背动脉搏动减弱或消失,应考虑动脉血运不良或血栓形成。

(3)封堵器型号选择不当或放置位置不合适可引起封堵器脱落及异位栓塞,封堵器脱落常常进入肺循环,患者可出现胸痛、呼吸困难、发绀等。因此,术后应密切观察患者有无胸闷、气促、呼吸困难、胸痛、发绀等症状,注意心脏杂音的变化。

(4)心血管造影时大量对比剂的快速注入,部分患者有头痛、头晕、恶心、呕吐、荨麻疹等反应,严重者可出现心律失常、休克、虚脱、发绀、喉黏膜水肿、呼吸困难。如果心腔造影时对比剂进入心肌内或心壁穿孔,可引起急性心脏压塞。术后要密切观察对比剂的不良反应,监测呼吸、心率、心律、血压注意有无心脏压塞、心包摩擦音等。

(5)做好感染性心内膜炎的预防及护理,为预防感染,术中术后应严格注意无菌操作,术后按医嘱使用抗生素 $3\sim5$ 天,密切监测体温的变化。

(6)PDA 患者术后注意监测血压,适当控制液体入量,保持患者镇静,防止血压过高,当血压偏高时,可用微量泵输入硝普钠、硝酸甘油等血管扩张药,术后血压轻度偏高,可不必处理,必要时给予镇静剂、镇痛剂、利尿药。溶血是PDA封堵术罕见的严重并发症,多因残余分流时高速血流通过网状封堵器所致,因此,72小时内应严密观察患者心脏杂音的变化、睑结膜及尿液颜色,以及早发现有无溶血,必要时送检血、尿常规,如患者面色苍白,尿常规检查有红细胞,血红蛋白下降至70g/L以下,则表明严重溶血,应告知医生有关情况,并及时诊断处理。如为管状动脉导管未闭的患者,术后3个月内避免剧烈活动,防止封堵器脱落,3个月后血管内皮细胞完全封盖封堵器,封堵器不会脱落,运动不受限制。

(7)ASD患者术后在封堵器周围内皮细胞未完全覆盖之前,易致血栓形成,因此术后应继续肝素化24～48小时,每隔4～6小时视情况给予全量肝素化的1/3或1/2量,术后当晚开始口服阿司匹林,100～300mg/d,连续6个月,心房颤动患者应服用华法林抗凝,将抗凝的重要性告诉患者及家属,以引起足够的重视,使其严格按医嘱用药。观察有无右心循环障碍的临床表现,因封堵器脱落时一般在右心房,然后到达右心室进入肺动脉分叉处,引起一系列右心功能不全的症状,如发现症状应立即通知医生寻找原因及时处理。注意观察心律的变化,封堵术后患者常会合并有房性心律失常,加上血液黏稠度高和心房内有一异物,易导致血栓形成或栓子脱落,因此术后患者如有呼吸困难,应立即采取有力措施进一步检查,明确是否有肺栓塞等并及时处理。

(8)VSD患者术后应严密观察心电监护和心电图的变化,因室间隔部位的传导系统组织丰富,术后可能会出现房室传导阻滞或束支传导阻滞,如出现房室传导阻滞或心率减慢,可以静脉输入异丙肾上腺素0.01～0.02μg/(kg·min),如出现室性期前收缩,应静脉给利多卡因每次1mg/kg。术后早期应控制静脉输入晶体液,维护左心功能。术后还可能出现急性主动脉瓣关闭不全,观察患者有无心前区不适、头部动脉搏动感等,并动态观察患者的血压,特别注意脉压的大小及外周血管征,并及时通知医生。

3.健康教育

(1)术后3个月内禁止剧烈体力活动,穿刺处1周之内避免洗澡,防止出血。

(2)预防感冒,术后6个月内注意预防感染性心内膜炎。

(3)遵医嘱应用药物,并于术后1、3、6个月来院随访,行心脏超声、EKG、X线胸片检查,了解其疗效及有无并发症,观察肺血流改变和封堵器的形态、结构有无变化等。

四、冠心病的介入治疗

(一)冠状动脉造影术

选择性冠状动脉造影就是利用特制定型的心导管经皮穿刺入下肢股动脉沿降主动脉逆行至升主动脉根部,分别将导管置于左、右冠脉口,在注射显影剂的同时行X线电影摄像或磁带录像,可清楚地将整个左或右冠状动脉的主干及其分支的血管腔显示出来,可以了解血管有无狭窄病灶存在,对病变部位、范围、严重程度、血管壁的情况等作出明确诊断,决定治疗方案(介入手术或内科治疗),还可用来判断疗效。这是一种较为安全可靠的有创诊断技术。

1.适应证

(1)拟行手术治疗的冠心病患者。

(2)拟行瓣膜置换术前了解有无冠状动脉疾病。

(3)经冠状动脉溶栓治疗或行经皮冠状动脉腔内成形术。

(4)冠状血管重建术后复查冠状动脉通畅情况。

(5)不典型心绞痛或原因不明的胸痛而需确诊者。

(6)疑有先天性冠状动脉畸形或其他病变者如冠状动静脉瘘和冠状动脉瘤等。

2.禁忌证

(1)对造影剂过敏者。

(2)有严重肝肾功能不全者。

(3)有严重心肺功能不全者。

(4)有严重心律失常和完全性房室传导阻滞者。

(5)有电解质紊乱明显低钾者。

(6)合并严重感染者。

3.术前护理

(1)心理护理:患者多表现为紧张、恐惧、急躁、焦虑等,护理人员要安慰患者,使其配合,以避免这种不良的心理反应造成病情的加重。

(2)指导患者完善各种检查如血常规、尿常规、出凝血时间、肝肾功能、心电图、心脏超声检查、胸片。

(3)双侧腹股沟区备皮,做碘过敏试验。

(4)标记双侧足背动脉搏动部位,以便术后对比观察。

(5)保证良好的休息和睡眠。对于精神紧张的患者,可在术前1天晚应用镇静剂。

(6)术前教会患者练习床上排尿排便。

4.术后护理

(1)鼓励患者多饮水,以便使造影剂尽快排出体外。观察有无造影剂引起的不良反应。

(2)因术后极易引起腹胀,不宜进食奶制品或生冷食物,不宜吃得过饱,最好吃粥类或面汤类食物,待可下床活动后再常规进食。

(3)术后卧床休息。穿刺一侧下肢应绝对制动4~6小时,术后24小时可下床活动。应用血管缝合器的患者术后6小时可下床活动。

(4)观察穿刺局部有无出血、血肿,注意足背动脉搏动情况。

(5)术后给予心电监护和血压监测。

(二)经皮穿刺冠状动脉腔内形成术及冠状动脉内支架植入术

经皮穿刺冠状动脉腔内成形术(PTCA)是经外周动脉穿刺插管送入球囊导管,扩张狭窄的冠状动脉,使相应的心肌供血增加,缓解症状,改善心功能的一种非外科手术治疗方法,是冠状动脉介入治疗的基本手段。冠状动脉内支架植入术是在PTCA基础上发展而来的,是在血管病变部位植入一金属支架以保持血管通畅,防止和减少PTCA后急性冠状动脉闭塞和后期再狭窄。以PTCA为基础的解除冠状动脉狭窄的介入治疗技术,统称为经皮冠状动脉介入治疗(PCI)。

1.适应证

(1)不稳定型心绞痛、变异型心绞痛、急性缺血综合征、急性心肌梗死、梗死后心绞痛。

(2)有充分证据说明部分心肌缺血面临危险的左心功能不全。

(3)冠状动脉旁路移植后心绞痛再发。

(4)高危心绞痛患者。

2.禁忌证

(1)冠状动脉病变狭窄程度<50%。

(2)严重弥漫性粥样硬化病变的多支血管病,左冠状动脉主干狭窄>50%。

(3)无外科旁路移植术条件的患者,因为发生严重血管并发症时无法进行紧急旁路移植术。

3.术前护理

(1)心理护理:护士应关心、鼓励患者,为其讲解介入治疗的目的、方法及重要性,使其配合治疗和护理,增强其战胜疾病的信心,解除对疾病的恐惧心理。

(2)协助医生完成血常规、肝炎六项、出凝血时间、凝血酶原时间、肝肾功能、心电图、心脏超声、胸片等检查。

(3)术前 3 天开始用血小板抑制剂如噻氯匹定或阿司匹林。

(4)双侧腹股沟备皮,更换病员服及床单。

(5)做碘过敏试验,检测 APTT(活化部分凝血活酶时间)便于术后对照。

(6)术前 4 小时禁食,预防术中呕吐。

(7)术前 30 分钟遵医嘱肌内注射地西泮 10mg。

(8)建立静脉通路,在患者左上肢打一静脉留置针。

4.术后护理

(1)严密监测生命体征:术后给予心电监护和血压监测。注意监测患者神志、心率、心律、体温、血压及血氧饱和度的变化,及时做好记录。

(2)穿刺点和肢体护理:对于 PTCA 加支架置入术的患者,股动脉处保留动脉鞘管 4~6 小时,拔除动脉鞘管时血管穿刺处压迫 15~20 分钟以彻底止血,弹力绷带 8 字加压包扎,用 1kg 左右的沙袋压迫 6 小时,穿刺侧肢体制动 12 小时。经桡动脉穿刺者,拔除动脉鞘管后穿刺点压迫止血 3~5 分钟,然后绷带加压包扎 4 小时,患者可下床活动。应用血管缝合器的患者,可卧床 3~4 小时后下床活动。穿刺处长时间压迫应注意动静脉血栓形成,密切观察穿刺侧肢体的颜色、温度、感觉,足背动脉搏动是否有力和对称,穿刺点有无淤血、血肿等情况。

(3)抗凝治疗的护理:术后抗凝 3 天,多用低分子肝素皮下注射,之后改口服噻氯匹定维持半年以上。由于术中术后应用大量抗凝剂,故应密切注意有无皮肤、黏膜、牙龈、内脏及颅内出血,观察尿便颜色,定期检查尿常规和大便潜血试验。观察动态出凝血时间,合理调整用药。

(4)饮食护理:术后可进食清淡、易消化的饮食,避免过饱;并鼓励患者多饮水,一般饮水 1000~2000ml,以利于造影剂的排泄,减轻对肾脏的损害。

(5)不良反应的观察与护理

1)腰酸、腹胀:多数由于术后要求平卧、术侧肢体限制活动所致。可适当活动另一侧肢体,床头可抬高 15°~30°,严重者可帮助热敷,适当按摩腰背部以减轻症状。

2)穿刺局部损伤:包括局部出血或血肿。预防和处理的方法包括:①穿刺侧肢体绝对制动。②患者咳嗽及大小便时压紧穿刺点。③严密观察穿刺点情况,如有出血应重新包扎。④对于局部血肿及淤血者,出血停止后可用 50%硫酸镁湿敷或理疗,以促进血肿和淤血的消散和吸收。并观察有无腹膜后血肿的发生。

3)栓塞:注意观察双下肢足背动脉搏动情况,皮肤颜色、温度、感觉的改变,下床活动后肢体有无疼痛或跛行等,发现异常及时通知医生。

4)尿潴留:多因患者不习惯床上排小便引起。护理措施包括:①术前训练床上排便。②做好心理疏导。③用物理方法诱导排尿如听流水声、热敷等。④以上措施无效时可行导尿术。

5)血管迷走反射:主要的发生机制是各种刺激因素如疼痛、情绪紧张、血容量不足等作用于皮层中枢和下丘脑,使胆碱能神经的张力突然增强,导致内脏及肌肉内大量小血管强烈反射性扩张,引起血压急剧下降,心率迅速减慢,最快可在 30 秒内发生。因此在拔管过程中要密切观察血压、心率、呼吸及患者的精神状态。备好阿托品、多巴胺等抢救药品,一旦患者出现胸闷、憋气、恶心、呕吐、出汗等症状,伴血压下降,心率减慢时,提示发生血管迷走反射,应立即将患者取平卧位,血压低者用多巴胺,心率慢者用阿托品,同时快速补液(视患者年龄、心功能情况而定),大多数患者症状均能消失。

(6)造影剂反应:极少数患者应用造影剂后出现面色潮红、呼吸困难、恶心、呕吐、头痛、血压下降等不良反应。肾功能损害及严重过敏反应罕见。

(7)心肌梗死:由于病变处血栓形成导致急性闭塞所致。因此术后要经常了解患者有无胸闷、胸痛等症状,并注意观察有无心肌缺血的心电图表现。

五、射频消融术

射频消融术(RFCA)是一种新兴的介入性治疗技术,是经外周血管插管,将射频消融导管送至心脏内的特定部位,在局部产生阻抗性热效应,使局部心肌细胞干燥性坏死,从而达到治疗各种快速性心律失常的目的。随着导管的改进及技术的进步,射频消融的应用范围不断扩大,是目前最常见、最安全、最有效、最理想的心律失常根治方法,特别在治疗室上性心动过速方面获得令人满意的效果。

(一)适应证

1.旁路消融的适应证

(1)伴有症状的房室折返性心动过速,药物治疗无效或不能耐受药物。

(2)心房颤动伴有预激综合征且不能耐受药物治疗。

2.房室结折返性心动过速的消融适应证

(1)伴有症状的房室结折返性心动过速。

(2)电生理检查发现房室结呈双通道生理特征。

3.快速性房性心律失常的消融指征

(1)伴有症状的房性心动过速、心房扑动、心房颤动。

(2)心室率控制不理想或不能耐受控制其心室率药物的快速心房扑动、心房颤动。

4.其他适应证

(1)窦房结折返性心动过速。

(2)频率过快的窦性心动过速。

(3)伴有症状的非阵发性交界区心动过速,患者又不能接受药物治疗。

(4)室性心动过速。

(二)禁忌证

1.严重出血性疾病。

2.外周静脉血栓性静脉炎。

3.严重肝、肾功能不全。

（三）术前护理

1.心理护理　患者对 RFCA 缺乏了解而产生恐惧、忧虑、紧张的心理。护士应根据患者年龄、受教育程度及心理素质的不同,采用不同的方法,尽量用通俗易懂的语言向患者讲解该手术的目的、意义、过程及手术成功的病例,使患者了解手术的必要性、安全性和注意事项,使其以最佳心理状态接受治疗。

2.术前停用所有抗心律失常药物最少 5 个半衰期,对阵发性室上心动过速患者若停药后再发心动过速,可用刺激迷走神经、静注 ATP 或心脏临时起搏的方法终止。

3.协助医生完善血常规、血凝四项、肝肾功能、肝炎六项、心电图等检查。

4.执行术前常规准备,双侧颈部、双侧腹股沟、会阴部备皮。

（四）术后护理

1.心电监护、血压监测,并注意其变化,如有异常及时通知医生处理。

2.术后每日复查心电图（术后 3～5 天内）,观察有无各种心律失常及房室传导阻滞。

3.严密观察穿刺部位有无渗血、血肿和血管杂音,观察足背动脉搏动情况。

4.严密观察有无心脏压塞、房室传导阻滞、气胸和血气胸等术后并发症。

5.预防感染　注意观察体温的变化,术后遵医嘱应用抗生素静脉滴注 3 天。

六、经皮穿刺球囊二尖瓣成形术

经皮二尖瓣球囊成形术（PBMV）是治疗单纯二尖瓣狭窄的风湿性心脏病的一种非外科手术方法。PBMV 借助于 X 线应用 Inoue 尼龙网球囊导管,经外周静脉穿刺到达二尖瓣口进行扩张,达到减少左心房血流阻力的目的。

（一）适应证

1.单纯二尖瓣狭窄或二尖瓣反流及主动脉瓣病变,瓣膜柔韧性好,无明显钙化或纤维化。

2.心功能Ⅱ级、Ⅲ级。

3.超声心动图检查,左心房内无血栓,瓣口面积$<1.5cm^2$。

4.心导管检查左心房平均压$>1.5kPa（11mmHg）$,二尖瓣跨瓣压差$>1.1kPa（8mmHg）$。

（二）禁忌证

1.风湿活动,中重度主动脉瓣病变或二尖瓣反流。

2.急性心力衰竭;肺动脉高压;严重室性心律失常。

3.明显主动脉瓣关闭不全,升主动脉明显扩大。

（三）护理

术前与术后护理类同心导管检查术。但术后还应观察有无二尖瓣反流、瓣叶撕裂或心脏穿孔等并发症。

七、人工心脏起搏器安置术

人工心脏起搏器是由电子脉冲发放器和电子脉冲传导器组成。它通过电子脉冲发放器模拟心脏电激动和传导等电生理功能,用低能量电脉冲暂时或长期地刺激心肌,使心肌产生兴奋、传导和收缩,完成一次有效的心脏跳动,从而治疗缓慢性心律失常。

（一）种类与方法

心脏起搏根据应用时间可分为：临时起搏、永久起搏；根据置入部位分为：心内膜起搏、心外膜起搏、心肌起搏；根据置入心腔位置可分为：右心室起搏、右心房起搏、房室起搏。随着起搏适应证的拓宽，近年来又发展了双房起搏、三腔起搏、四腔起搏等。

（二）适应证

1.永久起搏器植入适应证

（1）完全性房室传导阻滞、二度Ⅱ型房室传导阻滞、双侧分支和三分支传导阻滞、伴有心动过缓引起的症状尤其有阿—斯综合征发作或心力衰竭者。

（2）病态窦房结综合征，心室率极慢引起心力衰竭、黑矇、晕厥或心绞痛，伴有心动过缓—心动过速综合征者。

（3）反复发作的颈动脉窦性昏厥和（或）心室停搏。

（4）异位快速心律失常，药物治疗无效者，应用抗心动过速起搏器或自动复律除颤器。

2.临时起搏器植入适应证

（1）可逆病因导致的有血流动力学障碍的心动过缓，如急性心肌梗死、急性心肌炎、电解质紊乱、药物过量等。

（2）外科手术前后的"保护性"应用（防止发生心动过缓）。

（3）心脏病的诊断包括快速起搏负荷试验，协助进行心脏电生理检查。

（三）禁忌证

1.存在局部感染、败血症、细菌性心内膜炎、出血性疾病或出血倾向。

2.有严重的心功能障碍或肝肾功能障碍。

3.有严重的电解质紊乱、酸碱平衡失调。

4.慢性疾病的临终期。

（四）术前护理

1.心理护理　向患者介绍其病变的性质、起搏器安装的意义、手术基本过程及术中如何配合等，以消除紧张心理。

2.皮肤准备　一般临时起搏器的备皮范围是会阴部及两侧腹股沟，埋藏式起搏器的备皮范围是左上胸部，包括颈部和腋下。备皮时动作轻柔，勿损伤皮肤，注意保护患者的隐私，备皮完毕协助患者清洗干净。

3.做抗生素过敏试验。

4.禁食　择期手术者术前6小时禁食，紧急临时起搏器者随时可以手术。

5.术前停用活血化瘀药物和抗凝剂，以防止囊袋内渗血。

（五）术后护理

1.休息与活动　告诉患者术后卧床休息的重要性，防止电极脱位。埋藏式起搏器患者绝对卧床24小时，并限于平卧位或略向左侧卧位，术侧肢体不宜过度活动。指导患者勿用力咳嗽，必要时用手按压伤口。24～48小时后嘱患者取半卧位，72小时后允许下床在室内轻度活动，同时指导患者作上肢及肩关节的适当活动。经股静脉临时起搏者需绝对卧床，且术侧肢体避免屈曲和活动过度。

2.心电监测　常规给予持续心电、血压监护3天，注意心率、心律的变化及起搏信号有无脱落，患者有无对起搏器不适感。

3.皮肤护理及防止感染 术后常规应用抗生素,沙袋间歇性压迫 6 小时,注意观察有无切口渗血渗液,周围皮肤有无发红,术后每次切口换药时注意观察皮肤色泽,伤口是否有压痛,局部有无血肿。一般术后 7 天拆线。

4.观察并发症 严密观察有无心律失常、电极脱位、起搏器综合征、囊袋内感染、起搏器故障等术后并发症,及时报告医生协助处理。

(六)健康指导

1.术后 1 个月内避免大幅度转体活动,避免剧烈咳嗽、深呼吸,上臂不宜做用力上举动作,以利于电极与心内膜的嵌顿、粘连和固定。

2.嘱患者远离强磁场、高压电变压器、电视台发射站等场所。一旦误入上述环境出现头晕、不适感时,应迅速远离。患者不宜与一些电子仪器直接接触,不宜靠近家用电器,应避免靠近发动机,以防外界电源的干扰而导致起搏器功能不稳定。如果使用手机,最好用安装起搏器的对侧耳朵接听。

3.学会自测脉搏,每日 2 次。如出现胸闷、心悸、头晕时及时就医。

4.妥善保管起搏器卡(注明起搏器类型、品牌、有关参数、安置日期等),外出应随身携带以便在发生意外时能得到及时救治。

5.发现心率减慢或增快,应立即就诊。定期入院复诊。因其他疾病就诊时,应主动告知医生:本人携带有起搏器。

6.生活指导

(1)叮嘱患者食用营养丰富的水果、蔬菜,防止便秘。忌烟、酒,勿饱餐。

(2)洗澡时勿用力揉搓埋藏起搏器及导管处的皮肤。

(3)身体锻炼应量力而行,根据个人爱好选择散步、钓鱼、种花草等活动。

(4)在预期永久起搏器寿命的后期,应每月或每周随访 1 次。

第二章　胸外科疾病护理

第一节　胸外科手术前后护理常规

一、术前护理常规

1. 术前评估　术前充分评估患者,了解患者病情及全身营养情况、自理能力等。

2. 心理护理　护士态度热情,加强与患者的沟通,宣教入院须知、探视制度、作息时间,以及讲解手术前的注意事项,建立良好的护患关系,消除患者的紧张与恐惧。

3. 卫生处置　协助患者洗头、理发、剪指(趾)甲、沐浴,带好手腕带更换病员服。

4. 术前呼吸道的准备

(1)戒烟:术前2周戒烟,减少气管分泌物,预防肺部并发症。

(2)维持呼吸道通畅:痰多者行体位引流,必要时雾化祛痰剂及支气管舒张剂,以改善呼吸状况。

(3)预防和控制感染:保持口腔清洁。有肺部感染者,术前3～5天起应用抗生素。

(4)呼吸功能训练:指导患者进行呼吸功能训练,教会患者有效咳嗽。

5. 补充营养　改善营养状况,增强机体抵抗力,对于食管疾病患者尤其重要。

6. 胃肠道准备　食管疾病患者积极准备胃肠道。保持口腔清洁,每日认真刷牙,必要时给予漱口液漱口。术前3日改流质饮食,餐后饮温开水漱口,以冲洗食管,减轻食管黏膜的炎症和水肿。不能进食者,做口腔护理每日2次。手术当日早晨常规留置胃管,通过梗阻部位时不能强行进入,以免穿破食管。

7. 其他准备

(1)术前检查:手术前,协助医师采集标本,完成各项术前检查,做好血型鉴定和交叉配血试验。

(2)物品:准备手术需要的医疗物品,如胸带、水封瓶、术中用药、X线片。

(3)皮肤准备:根据手术方式,完成术前皮肤准备。

1)后外切口:手术侧的前胸正中线至后脊柱线,包括腋下,上从锁骨水平至剑突下。

2)正中切口:前胸左腋后线至右腋后线,包括双侧腋下。

3)食管三切口:左颈部、右胸部(同后外切口)、腹部(包括脐孔、会阴部)。

4)胸腹联合切口:左胸部(同后外侧切口)、左上腹部。

(4)宣教指导:给予讲解手术前注意事项及术后所需生活用品。

(5)肠道准备:手术前一晚给予开塞露或磷酸钠盐灌肠液(辉力)1支灌肠,术前6～8小时禁食水。

(6)保证睡眠:手术前一晚,为保证患者的睡眠,按医嘱给予安眠药,给予10%水合氯醛10ml口服。

(7)病情监测:手术当日早晨测体温、脉搏、呼吸、血压、体重,观察有无病情变化,如遇有感冒发热或女患者月经来潮应报告医生择期手术。

(8)术前用药:术前30分钟遵医嘱给予术前镇静药肌内注射。

二、术后护理常规

1. 环境　创造整洁、安静、舒适、安全的病区环境。

2. 手术交接　妥善安置患者回病房,与手术室(或麻醉术后苏醒室)护士认真交接。认真进行术后病情、危险因素、皮肤状况评估并记录。向医师及麻醉师了解术中病情及术后注意事项,认真填写手术交接记录单。

3. 体位　应根据疾病性质、全身状况和麻醉方式,选择有利于患者康复及舒适的体位。全麻患者取去枕平卧位,头偏向一侧,避免口腔分泌物或呕吐物误吸,清醒且病情稳定后取半坐卧位,有利于引流。全肺切除术后平卧位或1/4侧卧位。

4. 生命体征观察　根据手术大小、方式及术中情况,给予持续心电、血压及血氧饱和度监护,密切观察体温、脉搏、呼吸、血压及氧饱和度的变化并记录。

5. 吸氧　持续氧气吸入,维持血氧饱和度90%以上,必要时面罩吸氧。

6. 呼吸道的管理　麻醉未清醒前头偏向一侧,防止呕吐物吸入呼吸道,24小时内每1～2小时叫醒患者翻身、咳嗽、作腹式深呼吸运动,避免肺部并发症。给予指导有效地咳嗽、咳痰方法,必要时给予叩背咳痰,遵医嘱给予雾化吸入,咳痰无力、气道梗阻者可给予吸痰。

7. 引流管的护理　妥善固定各种引流管。做好胸腔闭式引流护理,保持胃肠减压通畅,保持十二指肠营养管或空肠造瘘管通畅。认真观察记录引流液的颜色、量及性质,及时更换引流瓶(袋)。

8. 预防肺栓塞　大手术后或手术时间超过45分钟,或患者年龄大于60岁术后给予穿抗血栓弹力袜,给予双下肢气压治疗预防下肢深静脉血栓。鼓励患者早期下床活动,如果生命体征平稳,术后第一天常规下床床边活动。

9. 疼痛的护理　给予心理护理,加强护患沟通,耐心倾听患者的诉说,分散患者的注意力;给予安置舒适体位;咳嗽时协助患者按压手术切口减轻疼痛,必要时遵医嘱应用止痛药物。

10. 胃肠道不适　患者出现恶心、呕吐、腹胀、呃逆等。鼓励患者早下床活动,给予腹部按摩,必要时给予肛管排气、灌肠或胃肠减压。镇痛药物敏感所致者,给予减慢镇痛药泵速或暂停用镇痛泵,必要时遵医嘱给予甲氧氯普胺等药物治疗。

11. 健康宣教　有针对性地进行健康宣教,向患者和家属说明术后饮食、活动等有关注意项,食管患者告知胃肠减压与肠内营养的重要性,严防脱管发生。

第二节　胸腔闭式引流术护理

一、概述

胸腔闭式引流术(closed thoracic drainage)是指在胸腔内插入引流管,引流管置于水封瓶的液面下,将胸膜腔内的气体和(或)液体引流到体外,以重建胸膜腔负压的一种方法。

1. 目的

(1)引流胸膜腔内的积气、积液、积血、积脓,重建胸膜腔内负压。

(2)保持纵隔的正常位置。

(3)促使术侧肺膨胀,防止感染。

2.插管位置与引流装置

(1)插管位置:排除胸膜腔积气时,插管位置在患侧锁骨中线第2肋间;引流血胸或胸腔积液时,插管位置在患侧腋中线或腋后线第6～8肋间;脓胸常选择脓液积累的最低位置放置引流管。

(2)引流装置:胸腔闭式引流装置有单腔、双腔、三腔装置三种。

二、护理措施

1.保持管道的密闭

(1)引流管安装准确,随时检查引流装置是否密闭及引流管衔接紧密,有无脱落。

(2)水封瓶长管没入水中3～4cm,并始终保持直立。

(3)搬动患者或更换引流瓶时,需双重夹闭引流管,以防空气进入。

(4)引流管连接处脱落或引流瓶损坏,应立即双钳夹闭胸壁引流导管,并按无菌操作原则更换引流装置。

(5)若引流管从胸腔滑脱,立即用手捏紧伤口处皮肤,消毒处理后,用凡士林纱布封闭伤口,并协助医师做进一步处理。

2.严格无菌操作,防止逆行感染

(1)引流装置应保持无菌。

(2)保持胸壁引流口处敷料清洁干燥,一旦渗湿,及时更换。

(3)引流瓶应低于胸壁引流口60～100cm,以防瓶内液体逆流入胸膜腔。

(4)按规定时间更换引流瓶,更换时严格遵守无菌操作规程。单腔水封瓶每日更换生理盐水,单腔、双腔和三腔水封瓶均需每周更换水封瓶1次。

3.保持引流管通畅

(1)体位:患者取半坐卧位。

(2)挤压:定时挤压胸膜腔引流管,防止引流管阻塞、扭曲、受压。

(3)深呼吸、咳嗽:鼓励患者做咳嗽、深呼吸运动及变换体位,以利胸腔内液体、气体排出,促进肺扩张。

4.观察和记录

(1)观察水柱波动:一般情况下水柱上下波动4～6cm。若水柱波动过高,可能存在肺不张;若无波动,则提示引流管不畅或肺组织已完全扩张;但若患者出现胸闷气促、气管向健侧偏移等肺受压的状况,应疑为引流管被血块堵塞,需设法捏挤或使用负压间断抽吸,促使其通畅,并立即通知医生处理。

(2)观察引流液情况:注意观察引流液的量、性质、颜色,并准确记录。若引流液≥100ml/h,连续≥3h,引流液呈鲜红色且有血凝块,同时伴有低血容量表现,提示有活动性出血,及时报告医生协助处理。

5.拔管

(1)拔管指征:一般置引流管48～72小时后,临床观察无气体逸出;引流量明显减少且颜色变浅,24小时引流液<50ml,脓液<10ml;X线胸片示肺膨胀良好无漏气;患者无呼吸困

难,即可拔管。

(2)拔管的方法:拔管时患者取健侧卧位或坐在床边,在拔管时应先嘱患者先深吸气后屏气,在屏气时迅速拔管,并立即用凡士林纱布封闭胸壁伤口,外加包扎固定。

(3)拔管后注意事项:观察患者有无胸闷、呼吸困难、切口漏气、渗液、皮下气肿等,如发现异常应及时通知医师处理。

三、健康教育

1.休息与运动 适当活动,根据患者的病情指导患者进行深呼吸及有效咳嗽。

2.饮食指导 加强营养,进食高热量、高维生素、高蛋白饮食。

3.用药指导 遵医嘱用药。

4.心理指导 了解患者思想状况,解除顾虑,讲解胸腔引流管的目的及重要性,增强战胜疾病信心。

5.康复指导 指导患者及家属在活动或搬动患者时注意保护引流管,勿脱出、打折。引流瓶应低于胸部水平,避免引流瓶过高,瓶内引流液倒流造成逆行感染。

第三节 胸外科常见疾病护理

一、肋骨骨折护理

(一)定义

肋骨骨折(fractures of ribs)是指肋骨的完整性和连续性中断,是最常见的胸部损伤。肋骨骨折多发生于第4～7肋。多根、多处肋骨骨折,可出现反常呼吸运动,又称为连枷胸,表现为吸气时软化胸壁内陷,呼气时外凸,严重者可发生呼吸和循环衰竭。

(二)病因

1.外来暴力 多数肋骨骨折是由外来暴力所致。

2.病理因素 多见于恶性肿瘤转移和严重骨质疏松等。

(三)临床表现及并发症

1.临床表现 主要表现为骨折部位疼痛,深呼吸、咳嗽或体位改变时加重,可有骨擦音,可触及骨折断端和骨摩擦感,连枷胸者可出现反常呼吸运动。

2.并发症 气胸、血胸、低血容量性休克、皮下气肿。

(四)主要辅助检查

胸部X线检查为首选检查方法,可显示肋骨骨折的断裂线或断端错位、血气胸等。

(五)诊断和鉴别诊断

1.诊断 依据受伤史、临床表现和X线检查可诊断。

2.鉴别诊断 肋软骨炎、胸壁结核。

(六)治疗原则

治疗原则是止痛、固定和预防肺部感染,积极处理并发症。

(七)常见护理诊断

1.疼痛 与肋骨骨折,胸壁损伤有关。

2.气体交换受损 与胸廓受损,反常呼吸运动有关。

(八)护理措施

1.术前护理常规

(1)现场急救:多根、多处肋骨骨折患者极易出现严重的呼吸循环功能障碍,应配合医师采取紧急措施。用厚敷料加压包扎固定或牵引固定伤处胸壁,消除反常呼吸,促使伤侧肺膨胀,维持正常呼吸功能。

(2)观察生命体征:注意神志、瞳孔,呼吸频率、节律、幅度变化,观察有无气管移位、皮下气肿等。注意胸部和腹部体征以及肢体活动情况,警惕复合伤。

(3)保持呼吸道通畅:及时清除气道内血液、分泌物和吸入物。

(4)减轻疼痛与不适:遵医嘱行胸带或宽胶布固定,应用镇痛镇静剂,患者咳痰时,协助或指导其用双手按压患侧胸壁。

(5)术前准备:协助医师做好术前准备。

(6)心理护理:与患者交流,减轻焦虑情绪和对手术的担心。

2.术后护理常规

(1)病情观察与记录:观察生命体征,呼吸状况等。

(2)维持有效气体交换:给予持续吸氧,鼓励咳嗽、深呼吸,指导呼吸功能训练促进患侧肺复张。

(3)减轻疼痛与不适:同术前。

(4)预防肺部和胸腔感染:鼓励患者有效的咳嗽咳痰,遵医嘱应用抗生素。

(5)胸腔闭式引流的护理:按胸腔闭式引流护理常规。

(九)健康教育

1.休息与运动 根据损伤的程度进行合理的休息,适当活动,避免剧烈运动。

2.饮食指导 加强营养,进食高热量、高维生素、高蛋白饮食。

3.用药指导 遵医嘱用药。

4.心理指导 了解患者思想状况,解除顾虑,增强战胜疾病信心。

5.康复指导 注意安全,防止意外事故的发生。

6.复诊须知 三个月后复查 X 线片,以了解骨折愈合情况。告知患者若出现胸痛、呼吸困难等症状应及时与医生联系。

二、气胸护理

(一)定义

气胸(pneumothorax)就是由于各种原因导致胸膜腔内气体积聚促使肺萎陷,引起机体一系列病理生理改变。一般分为闭合性(closed pneumothorax)、开放性(open pneumothorax)和张力性(tension pneumothorax)三类。

(二)病因

肺组织损伤或胸壁创伤是引起气胸的主要原因,三类气胸的病因分别如下:

1.闭合性气胸 多并发于肋骨骨折。

2.开放性气胸 多并发于胸部穿刺伤。

3.张力性气胸　主要原因是较大的肺泡破裂、较大较深的肺裂伤或支气管破裂。

（三）临床表现及并发症

1.临床表现

（1）闭合性气胸：胸腔积气量小，肺萎陷小于30％以下，多无明显症状。积气量大时主要表现为胸闷、胸痛、气促和呼吸困难。胸膜腔内压力小于大气压。

（2）开放性气胸：主要表现为气促、明显呼吸困难、鼻翼扇动、口唇发绀，重者伴有休克症状。胸膜腔内压力基本等于大气压。

（3）张力性气胸：主要表现为严重或极度的呼吸困难、发绀、烦躁、意识障碍、大汗淋漓、昏迷、休克，甚至窒息。胸膜腔内压力大于大气压。

2.并发症　皮下气肿、血胸。

（四）主要辅助检查

1.影像学检查　X线检查为气胸主要诊断方法。

2.诊断性穿刺　胸膜腔穿刺可抽出气体。

（五）诊断和鉴别诊断

1.诊断　根据临床表现及辅助检查可诊断。

2.鉴别诊断　肺大疱、急性心肌梗死。

（六）治疗原则

以抢救生命为首要原则。

1.局部治疗

（1）闭合性气胸：肺萎陷超过30％者，应行胸膜腔穿刺抽气或胸腔闭式引流。

（2）开放性气胸：应先封闭伤口，尽早行清创缝合，后行胸膜腔闭式引流。

（3）张力性气胸：应先穿刺抽气降低胸膜腔内压力，后行胸膜腔闭式引流。

2.全身治疗

（1）预防感染。

（2）维持呼吸与循环。

（七）常见护理诊断

1.气体交换受损　与疼痛、胸部损伤或肺萎陷有关。

2.疼痛　与组织损伤有关。

3.潜在并发症　肺部或胸腔感染。

（八）护理措施

1.术前护理

（1）现场急救：危及生命时，护士应协同医师施以急救。开放性气胸者，立即用敷料封闭伤口，使之成为闭合性气胸。

（2）保持呼吸道通畅：吸氧，雾化吸入，协助咳嗽、排痰。必要时吸痰。

（3）缓解疼痛：指导患者及家属咳嗽时用双手按压胸壁，减轻疼痛，必要时给予镇痛药。

（4）动态观察病情变化：观察生命体征变化，呼吸频率、节律、幅度变化，观察有无气管移位、皮下气肿等。

（5）预防感染：保持呼吸道通畅，遵医嘱使用抗生素。

（6）术前准备：协助医师做好术前准备。

（7）心理护理：与患者交流，减轻焦虑情绪和对手术的担心。

2. 术后护理

（1）病情观察与记录：观察生命体征，呼吸状况等。

（2）维持有效气体交换：给予持续吸氧，鼓励咳嗽、深呼吸，指导呼吸功能训练促进患侧肺复张。

（3）减轻疼痛与不适：同术前。

（4）预防肺部和胸腔感染：鼓励患者有效的咳嗽咳痰，遵医嘱应用抗生素。

（5）做好胸腔闭式引流的护理：按胸腔闭式引流护理。

（九）健康教育

1. 休息与运动　适当活动，活动量逐渐增加，避免剧烈运动。

2. 饮食指导　加强营养，进食高热量、高维生素、高蛋白饮食。

3. 用药指导　遵医嘱用药。

4. 心理指导　了解患者思想状况，解除顾虑，增强战胜疾病信心。

5. 康复指导　戒烟，注意口腔卫生，预防感冒。

6. 复诊须知　告知患者若出现胸痛、呼吸困难等症状应及时与医生联系。

三、血胸护理

（一）定义

血胸（hemothorax）是指胸部损伤导致的胸膜腔积血。血胸与气胸可同时存在，称为血气胸。

（二）病因

多数因胸部损伤所致。肋骨断端或利器损伤胸部均可能刺破肺、心脏、血管而导致胸膜腔积血。

（三）临床表现及并发症

1. 临床表现　小量血胸无明显症状。中量血胸和大量血胸，可出现脉快、气促、胸闷，严重者可出现低血容量休克。

2. 并发症　低血容量休克、气胸。

（四）主要辅助检查

1. 实验室检查　血常规检查示血红蛋白和血细胞比容下降。

2. X线检查　小量血胸显示肋膈角消失，大量血胸显示胸膜腔大片阴影。

3. 胸膜腔穿刺　抽得血性液体时即可确诊。

（五）诊断和鉴别诊断

1. 诊断　根据临床表现及辅助检查可诊断。

2. 鉴别诊断　陈旧性胸腔积液、膈肌破裂。

（六）治疗原则

1. 非进行性血胸　小量积血可自行吸收，大量积血应早期行胸膜腔穿刺抽出积血，必要时放置胸膜腔闭式引流。

2.进行性血胸　应立即剖胸止血,补充血容量。

3.凝固性血胸　出血停止后数日内剖胸清除积血和血块。

(七)常见护理诊断

1.组织灌注量改变　与失血引起的血容量不足有关。

2.气体交换受损　与疼痛、胸部损伤、肺组织受压有关。

3.潜在并发症　感染。

(八)护理措施

1.术前护理

(1)现场急救:胸部若有较大异物,不应立即拔除,以免出血不止。若出现危及生命的情况,应协同医生施以急救。

(2)动态观察病情变化:①生命体征监测:严密观察生命体征,尤其注意呼吸频率及呼吸音的变化,有无缺氧征象,如有异常,立即报告医师予以处理。②观察引流液:应密切观察胸腔引流液颜色、性质和量。若每小时引流量大于100ml,并持续3小时以上,呈鲜红色、有血凝块、患者出现烦躁不安、血压下降、脉搏增快、尿少等血容量等不足的表现,血细胞计数、血红蛋白及血细胞比容持续下降,胸部X线显示胸腔大片阴影,应提示有活动性出血。需立即通知医师,应做好开胸止血的准备。

(3)维持有效循环血量和组织灌注量:建立静脉通路,积极补充血容量和抗休克;遵医嘱合理安排输注晶体和胶体溶液,根据血压和心肺功能等控制补液速度。

2.术后护理

(1)血流动力学监测:密切观察生命体征及引流变化,若发现有活动性出血的征象,应立即报告医师并协助处理。

(2)维持呼吸功能:①观察呼吸:密切观察呼吸频率、节律及幅度的变化。②吸氧:根据病情给予吸氧,观察血氧饱和度变化。③体位:若生命体征平稳,可取半卧位,以利呼吸及引流。④清理呼吸道:协助患者叩背、咳痰,教会其深呼吸及有效咳嗽的方法,以清除呼吸道分泌物。

(3)预防并发症:①用药:遵医嘱合理使用抗生素,有开放性伤口者,应注射破伤风抗毒素。②病情观察:密切观察体温、局部伤口和全身情况的变化。③保持呼吸道通畅:鼓励患者咳嗽、咳痰,保持呼吸道通畅,预防肺部并发症的发生。

(4)疼痛的护理:给予心理护理,加强护患沟通,耐心倾听患者的诉说,分散患者的注意力;给予安置舒适体位;咳嗽时协助患者按压手术切口减轻疼痛,必要时遵医嘱应用止痛药物。

(九)健康教育

1.休息与运动　适当活动,活动量逐渐增加,避免剧烈运动。

2.饮食指导　加强营养,进食高热量、高维生素、高蛋白饮食,提高机体免疫力。

3.用药指导　遵医嘱用药。

4.心理指导　了解患者思想状况,解除顾虑,增强战胜疾病信心。

5.康复指导　注意安全,防止意外事故发生。戒烟,注意口腔卫生,预防感冒。

6.复诊须知　告知患者若出现胸痛、呼吸困难等症状应及时与医生联系。

四、支气管肺癌护理

（一）定义

肺癌（lung cancer）多数起源于支气管黏膜上皮，因此也称支气管肺癌（bronchopulmonary carcinoma）。

（二）病因

肺癌的病因尚不完全明确，现认为与以下因素有关：

1. 生活习惯　长期大量吸烟。

2. 某些化学物质、放射性物质　如长期接触石棉、铬、镍、铜、锡、砷等。

3. 人体内在因素　如免疫和代谢异常、遗传因素等。

（三）临床表现及并发症

1. 临床表现

（1）早期表现：常无任何症状，偶伴有刺激性咳嗽、血性痰、发热或胸痛等。

（2）晚期表现：可出现食欲减退、疲乏等。侵犯压迫邻近器官组织可出现声音嘶哑、膈肌麻痹、胸腔积液等。

2. 并发症　肺炎、肺不张、胸腔积液。

（四）主要辅助检查

1. 影像学检查

（1）X线胸片：是诊断肺癌的一个重要手段，可用于肺癌的普查。

（2）CT：能发现微小病灶和X线片检查不易发现隐蔽区的病变。

2. 脱落细胞检查　中心型肺癌伴有血痰者，痰中易发现癌细胞。

3. 支气管镜检查　对中心型肺癌诊断非常有价值。

（五）诊断和鉴别诊断

1. 诊断　根据临床表现及辅助检查可诊断。

2. 鉴别诊断　肺结核、肺部炎症、肺部良性肿瘤。

（六）治疗原则

以手术治疗为主，结合放疗、化疗、中医中药治疗及免疫等综合性治疗。

（七）常见护理诊断

1. 气体交换受损　与肺组织病变、手术切除全部或部分肺组织引起的通气/血流比例失调有关。

2. 清理呼吸道无效　与肿瘤阻塞支气管，术后伤口疼痛、咳嗽无力有关。

3. 疼痛　与肿瘤压迫及浸润周围组织，手术创伤、留置胸腔引流管有关。

4. 潜在并发症　低氧血症、出血、肺不张、支气管胸膜瘘等。

（八）护理措施

1. 术前护理

（1）呼吸道准备：①戒烟：指导并劝告患者术前应戒烟2周以上，以减少气管、支气管分泌物，预防术后肺部并发症。②控制感染：如患者合并肺内感染、慢性支气管炎，遵医嘱给予抗生素及雾化吸入控制感染。③指导训练：指导患者练习腹式呼吸、缩唇呼气、有效咳嗽训练，练习使用深呼吸训练器，以增加肺活量，促进肺扩张，预防肺部并发症的发生。

（2）改善营养状况：鼓励患者摄入高蛋白质、高热量、丰富维生素的均衡饮食，满足机体的营养需求，以耐受手术。

（3）心理护理：主动关心、体贴患者，介绍胸腔引流设备，并告知患者术后放置胸腔引流管的目的及注意事项，动员家属给患者以经济和心理方面的支持。

（4）术前准备：①术前2～3日训练患者床上排尿、排便的适应能力。②术前清洁皮肤，常规备皮（备皮范围：上过肩，下过脐，前后过中线，包括手术侧腋窝）。③术前一日晚给予开塞露或辉力纳肛，遵医嘱给予安眠药。术前6～8小时给予禁饮食。④手术日早晨穿病员服，摘除眼镜、活动性义齿及饰物等。备好胸腔引流瓶、胸带、胸片、病历、术中带药等。

2.术后护理

（1）观察生命体征：手术后2～3小时内，每15～30分钟监测生命体征1次，生命体征平稳后改为每日测量3次；注意观察患者有无呼吸窘迫、血容量不足和心功能不全的发生。

（2）给予合适体位

1）一般体位：麻醉清醒前去枕平卧，头偏向一侧，以免呕吐物、分泌物吸入而窒息或并发吸入性肺炎。麻醉清醒后且生命体征稳定者，可改为半坐卧位，以利于呼吸和引流。

2）特殊情况下患者体位：①肺段切除术或楔形切除术，选择健侧卧位，以促进患侧肺组织扩张。②一侧肺叶切除者，取健侧卧位，以利于手术侧残余肺组织的扩张；如呼吸功能较差，则取平卧位，避免健侧肺受压而限制肺的通气功能。③全肺切除术者，取1/4侧卧位，以防纵隔移位和压迫健侧肺而导致呼吸循环功能障碍。④血胸或支气管胸膜瘘者，取患侧卧位。

（3）呼吸道护理：①给氧：常规给予鼻导管吸氧2～4L/min，可根据血气分析结果调整给氧浓度。②观察：观察呼吸频率、节律及幅度，观察有无气促、发绀等及动脉血氧饱和度情况，若有异常及时通知医师。③深呼吸及咳嗽：鼓励并协助患者深呼吸及咳嗽，咳嗽前给患者叩背，叩背时由下向上，由外向内轻叩震荡，使存在肺叶、肺段处的分泌物松动流至气管中。患者咳嗽时，固定胸部伤口，以减轻震动引起的疼痛。④稀释痰液：呼吸道分泌物黏稠者，可用糜蛋白酶、地塞米松、氨茶碱等药行雾化吸入，以达到稀释痰液、解痉、抗感染的目的。⑤吸痰：对于咳痰无力、呼吸道分泌物滞留的患者用鼻导管吸痰。支气管袖式切除术者，因气管或支气管吻合口反应性充血、水肿等原因，易造成呼吸道分泌物潴留，如患者不能有效咳嗽，应尽早行纤维支气管镜吸痰。全肺切除术后，因其支气管残端缝合处在隆凸下方，行深部吸痰时极易刺破，故操作时吸痰管不宜超过气管的1/2为宜，慎叩背，防止纵隔摆动。

（4）胸腔闭式引流的护理：①按胸腔闭式引流常规进行护理。麻醉未清醒前去枕平卧位，头偏向一侧，以防误吸而窒息，意识恢复血压平稳后取半卧位。②全肺切除术后胸腔引流管的护理：全肺切除术后患者的胸腔引流管呈夹闭状态，以保证术侧胸壁有一定的渗液，防止纵隔移位。若气管明显向健侧移位，在排除肺不张后，可酌情放出适量的气体或液体。但每次放液量不宜超过100ml，速度宜慢，以免引起纵隔移位，导致心搏骤停。

（5）伤口护理：检查敷料是否干燥，有无渗血，发现异常及时通知医师。

（6）维持液体平衡和补充营养：①严格掌握输液量和速度：输液时应注意速度和量，防止肺水肿。全肺切除后应注意控制钠盐摄入量，24小时补液量控制在2000ml内，速度宜慢，以20～30滴/分为宜。记录出入液量，维持液体平衡。②补充营养：鼓励患者进食高蛋白、高热量、丰富维生素、易消化饮食，以保证营养，提高机体抵抗力，促进伤口愈合。

（7）活动与休息：①早期下床活动：鼓励患者早期下床活动，预防肺不张，改善呼吸循环功能,增进食欲。②手臂和肩关节的运动:指导患者做肩关节和手臂的主动运动,如手术侧手臂上举、爬墙及肩关节旋前旋后运动,目的是预防术侧胸壁肌肉粘连、肩关节强直和失用性萎缩。

(8)并发症的观察与护理:①出血:密切观察患者的生命体征,胸腔引流液颜色、性质和量。当引流液量增多,每小时大于100ml,连续观察3小时,呈鲜红色、有血凝块、患者出现烦躁不安、血压下降、脉搏增快、尿少等血容量不足的表现时,应考虑有活动性出血。需立即通知医师,在监测中心静脉压下加快输血、补液速度。必要时做好开胸止血的准备。②肺炎和肺不张:鼓励患者咳嗽咳痰,痰液黏稠者给予雾化吸入,必要时行鼻导管深部吸痰或协助医师行支气管镜吸痰。③心律失常:与缺氧、出血、水电解质酸碱失衡有关。术后应持续心电监护,如有异常,立即报告医师。遵医嘱应用抗心律失常药,密切观察心律、心率。④支气管胸膜瘘:由于支气管残端血运不良或支气管缝合处感染、破裂等引发。表现为胸管内持续引出大量气体,患者有发热、刺激性咳嗽、呼吸困难等症状。用亚甲蓝注入胸膜腔,患者咳出亚甲蓝的痰液即可确诊。置患者于患侧卧位,以防漏液流向健侧;使用抗生素预防感染;小瘘口可自行愈合;必要时再次开胸修补。

(9)预防肺栓塞:早期下床活动,给以抗凝剂治疗,给予抗血栓弹力袜、气压治疗等预防血栓形成。

(10)疼痛的护理:给予心理护理,分散患者的注意力;给予安置舒适体位;咳嗽时协助患者按压手术切口减轻疼痛,必要时遵医嘱应用止痛药物。

(九)健康教育

1.休息与运动 术后尽早下床活动,活动量逐渐增加,劳逸结合。

2.饮食指导 维持良好的进食环境及口腔清洁,提供高蛋白、高热量、富含维生素,易消化食物。

3.用药指导 遵医嘱准确用药。

4.心理指导 了解患者思想状况,解除顾虑,树立信心。

5.康复指导 戒烟,继续进行手术侧肩关节和手臂的锻炼,练习腹式深呼吸及有效咳嗽。

6.复诊须知 告知患者术后定期门诊随访。若出现发热、血痰、胸痛等症状,应及时复诊。

五、肺大疱护理

(一)定义

肺大疱(bullae of lung)是指发生在肺实质内的直径超过1cm的气肿性肺泡。一般继发于细小支气管的炎性病变,如肺炎、肺气肿和肺结核,临床最常见与肺气肿并存。

(二)病因

肺大疱一般继发于细小支气管的炎性病变,如肺炎、肺气肿和肺结核,临床上最常与肺气肿并存。

(三)临床表现及并发症

1.临床表现 小的肺大疱可无任何症状,巨大肺大疱可使患者感到胸闷、气短。当肺大疱破裂,产生自发性气胸,可引起呼吸困难、胸痛。

2.并发症 自发性气胸、自发性血气胸。

（四）主要辅助检查

1.胸片 X 线检查　是诊断肺大疱的主要方法。

2.CT 检查　能显示大疱的大小,有助于与气胸的鉴别诊断。

（五）诊断和鉴别诊断

1.诊断　根据临床表现及辅助检查可诊断。

2.鉴别诊断　局限性气胸、肺结核空洞、膈疝。

（六）治疗原则

1.体积小的肺大疱多采用非手术治疗,如戒烟、抗感染治疗等。

2.体积大的肺大疱,合并自发性气胸或感染等,应采取手术治疗。

（七）常见护理诊断

1.气体交换受损　与疼痛、胸部损伤、胸廓活动受限或肺萎陷有关。

2.疼痛　与组织损伤有关。

3.潜在并发症　肺部或胸腔感染。

（八）护理措施

1.术前护理

(1)戒烟:术前戒烟 2 周,减少气管分泌物,预防肺部并发症。

(2)营养:提供高蛋白、高热量、高维生素饮食,鼓励患者摄取足够的水分。

(3)呼吸功能锻炼:练习腹式呼吸与有效咳嗽。

(4)用药护理:遵医嘱准确用药。

(5)心理护理:与患者交流,减轻焦虑情绪和对手术的担心。

(6)术前准备:①术前 2～3 日训练患者床上排尿、排便的适应能力。②术前清洁皮肤,常规备皮(备皮范围:上过肩,下过脐,前后过正中线,包括手术侧腋窝),做药物过敏试验。③术前一日晚给予开塞露或辉力纳肛,按医嘱给安眠药,术前 6～8 小时禁饮食。④手术日早晨穿病员服,戴手腕带,摘除眼镜、活动性义齿及饰物等。备好水封瓶、胸带、X 线片、病历等。

2.术后护理

(1)全麻术后护理常规:麻醉未清醒前去枕平卧位,头偏向一侧,以防误吸而窒息,意识恢复血压平稳后取半卧位。

(2)生命体征监测:术后密切监测生命体征变化,特别是呼吸、血氧饱和度的变化,注意有无血容量不足和心功能不全的发生。

(3)呼吸道护理:①鼓励并协助深呼吸及咳嗽,协助叩背咳痰。②雾化吸入疗法。③必要时用鼻导管或支气管镜吸痰。

(4)胸腔闭式引流的护理:按胸腔闭式引流常规进行护理。

(5)上肢功能康复训练:早期手臂和肩关节的运动训练可防止患侧肩关节僵硬及手臂挛缩。

(6)疼痛的护理:给予心理护理,分散患者的注意力;给予安置舒适体位;咳嗽时协助患者按压手术切口减轻疼痛,必要时遵医嘱应用止痛药物。

（九）健康教育

1.休息与运动　适当活动,避免剧烈运动,防止并发症发生。

2.饮食指导　加强营养,多食水果、蔬菜、忌食辛辣油腻,防止便秘。

3.用药指导　遵医嘱准确用药。

4.心理指导　了解患者思想状况,解除顾虑,增强战胜疾病信心。

5.康复指导　戒烟,注意口腔卫生,继续进行手术侧肩关节和手臂的锻炼。

6.复诊须知　告知患者术后定期门诊随访。若出现胸痛、呼吸困难等症状应及时与医生联系。

六、支气管扩张护理

(一)定义

支气管扩张(bronchiectasia)是由于支气管壁及其周围组织的炎性破坏所造成的一根或多根支气管异常性、永久性扩张的慢性呼吸道疾病。

(二)病因

支气管扩张的主要病因是支气管－肺组织感染和支气管阻塞。可能与先天发育障碍、遗传因素、免疫失衡或解剖缺陷等因素有关。

(三)临床表现及并发症

1.临床表现　主要为咳痰、咯血。慢性咳嗽、大量脓痰和反复咯血为典型的症状。

2.并发症　胸膜炎、慢性肺源性心脏病、肺脓肿。

(四)主要辅助检查

1.CT检查　为支气管扩张的主要诊断方法。特征性表现为管壁增厚的柱状扩张或成串、成簇的囊样改变。

2.纤维支气管镜　有助于支气管扩张的直观或病因诊断。

3.支气管造影　可明确扩张的部位、范围和形状。

(五)诊断和鉴别诊断

1.诊断　根据临床表现及CT影像学的改变与支气管造影,即可明确诊断支气管扩张。

2.鉴别诊断　肺脓肿、慢性支气管炎。

(六)治疗原则

支气管扩张症的内科治疗主要是控制感染和促进痰液引流;必要时应考虑外科手术切除。

(七)常见护理诊断

1.清理呼吸道无效　与肺部感染、肺组织破坏等有关。

2.营养失调(低于机体需要量)　与营养素摄入不足、消耗增大有关。

3.潜在并发症　窒息、肺部感染或胸腔感染。

(八)护理措施

1.术前护理

(1)控制感染,减少痰液,清除慢性感染灶。

(2)保持呼吸道通畅,指导患者体位引流,咯血患者除外。

(3)戒烟:术前戒烟2周,减少气管分泌物,预防肺部并发症。

(4)营养:提供高蛋白、高热量、高维生素饮食,鼓励患者摄取足够的水分。

(5)呼吸功能锻炼:练习腹式呼吸与有效咳嗽。

(6)心理护理:多与患者交流,减轻焦虑情绪和对手术的担心。

（7）术前准备：①术前2～3日训练患者床上排尿、排便的适应能力。②术前清洁皮肤，常规备皮（备皮范围：上过肩，下过脐，前后过正中线，包括手术侧腋窝）。③术前一日晚给予开塞露或辉力纳肛，按医嘱给安眠药。术前6～8小时禁饮食。④手术早术晨穿病员服，戴手腕带，摘除眼镜、活动性义齿及饰物等，备好水封瓶、胸带、X线片、病历等。

2.术后护理

（1）按全麻术后护理常规。

（2）生命体征监测：术后密切监测生命体征变化，特别是呼吸、血氧饱和度的变化，注意有无血容量不足和心功能不全的发生。

（3）呼吸道护理：①鼓励并协助深呼吸及咳嗽，协助叩背咳痰。②雾化吸入疗法。③必要时用鼻导管或支气管镜吸痰。

（4）胸腔闭式引流的护理：按胸腔闭式引流常规进行护理。

（5）上肢功能康复训练：早期手臂和肩关节的运动训练可防止患侧肩关节僵硬及手臂挛缩。

（九）健康教育

1.休息与运动 术后尽早下床活动，活动量逐渐增加，劳逸结合。

2.饮食指导 维持良好的进食环境及口腔清洁，提供高蛋白、高热量、富含维生素、易消化的食物。

3.用药指导 遵医嘱准确用药。

4.心理指导 了解患者思想状况，解除顾虑，树立信心。

5.康复指导 戒烟，注意口腔卫生，避免感冒。继续进行手术侧肩关节和手臂的锻炼，多做深呼吸以扩大肺活量。

6.复诊须知 告知患者术后定期门诊随访。若出现发热、血痰、胸痛等表现应及时与医生联系。

七、肺隔离症护理

（一）定义

肺隔离症（pulmonary sequestration）也称为有异常动脉供血的肺囊肿症，简称"隔离肺"，是临床上相对多见的先天性肺发育畸形。

（二）病因

肺动脉发育不全是导致肺隔离症的主要因素。

（三）临床表现及并发症

1.临床表现 一般无任何症状。继发感染后可出现反复性、持续性肺部感染，表现为寒战、发热、胸痛、咳嗽、咳痰及咯血，体重减轻。

2.并发症 肺炎、肺脓肿。

（四）主要辅助检查

1.CT检查 可较清楚地显示病变的形态及异常动脉的存在。

2.血管造影 可观察到异常动脉分支供应的病变部位肺组织。

（五）诊断和鉴别诊断

1.诊断 根据临床表现及辅助检查可诊断。

2.鉴别诊断 肺囊肿、肺脓肿、肺肿瘤。

（六）治疗原则

肺隔离症可反复继发肺部感染,应手术治疗。

（七）常见护理诊断

1.气体交换受损 与疼痛、胸廓活动受限和肺萎陷有关。

2.疼痛 与手术创伤、留置胸腔引流管有关。

3.焦虑 与恐惧与担心手术、疼痛、疾病的预后等因素有关。

4.潜在并发症 出血、感染、肺不张、心律失常。

（八）护理措施

1.术前护理

（1）戒烟:术前戒烟2周,减少气管分泌物,预防肺部并发症。

（2）营养:提供高蛋白、高热量、高维生素饮食,鼓励患者摄取足够的水分。

（3）呼吸功能锻炼:练习腹式呼吸与有效咳嗽。

（4）用药护理:遵医嘱准确用药。

（5）心理护理:与患者交流,减轻焦虑情绪和对手术的担心。

（6）术前准备:①术前2～3日训练患者床上排尿、排便的适应能力。②术前清洁皮肤,常规备皮(备皮范围:上过肩,下过脐,前后过正中线,包括手术侧腋窝)。③术前一日晚给予开塞露或辉力纳肛,按医嘱给安眠药,术前6～8小时禁饮食。④手术日早晨穿病员服,戴手腕带,摘除眼镜、活动性义齿及饰物等。备好水封瓶、胸带、X线片、病历等。

2.术后护理

（1）按全麻术后护理常规。

（2）生命体征监测:术后密切监测生命体征变化,特别是呼吸、血氧饱和度的变化,注意有无血容量不足和心功能不全的发生。

（3）呼吸道护理:①鼓励并协助深呼吸及咳嗽,协助叩背咳痰。②雾化吸入疗法。③必要时用鼻导管或支气管镜吸痰。

（4）胸腔闭式引流的护理:按胸腔闭式引流常规进行护理。

（5）上肢功能康复训练:早期手臂和肩关节的运动训练可防止患侧肩关节僵硬及手臂挛缩。

（九）健康教育

1.休息与运动 术后尽早下床活动,活动量逐渐增加,劳逸结合。

2.饮食指导 维持良好的进食环境及口腔清洁,提供高蛋白、高热量富含维生素,易消化食物。

3.用药指导 遵医嘱准确用药。

4.心理指导 了解患者思想状况,解除顾虑,树立信心。

5.康复指导 戒烟,注意口腔卫生,继续进行手术侧肩关节和手臂的锻炼,多做深呼吸以扩大肺活量。

6.复诊须知 告知患者术后定期门诊随访。若出现发热、血痰、胸痛等表现应及时与医生联系。

八、食管癌护理

(一)定义

食管癌(esophageal carcinoma)是指由食管鳞状上皮或腺上皮的异常增生所形成的恶性病变。发病年龄多在40岁以上,男性多于女性,病因不明,有关资料表明与个人生活习惯有关。临床表现为进行性吞咽困难、胸骨后疼痛、胸闷不适,晚期出现恶病质。我国是世界上食管癌高发病之一。

(二)病因

食管癌的病因至今尚未明确,可能是多种因素所致的疾病:

1. 不良生活习惯　长期饮烈性酒、吸烟、饮食粗硬、过热或进食过快。

2. 生物性因素　某些粮食中含有真菌,有较强的致癌作用。

3. 化学因素　如长期食用含亚硝胺类化合物的食物。

4. 口腔卫生不良　口腔不洁或有龋齿等。

5. 食物中缺少某些元素　如缺乏钼、硒、氟、维生素A、维生素B_2等。

(三)临床表现及并发症

1. 临床表现

(1)早期表现:早期多无任何症状,偶有咽下食物哽噎感;胸骨后闷胀不适或疼痛。

(2)中晚期表现:进行性吞咽困难为典型症状,可有不同程度消瘦、贫血和低蛋白血症等恶病质。肿瘤侵及邻近器官可出现声音嘶哑,持续性胸背部痛,刺激性咳嗽及大呕血等。

2. 并发症　呕血、便血、食管穿孔。

(四)主要辅助检查

1. 细胞学检查　食管拉网脱落细胞学检查是简便易行的普查方法。

2. 食管吞钡X线检查　早期可见小的充盈缺损或龛影;中晚期显示病变部位管腔充盈缺损、管腔狭窄和梗阻。

3. 食管镜检查　食管镜下可直视到早期食管黏膜病变,并可取活组织检查。

(五)诊断和鉴别诊断

1. 诊断　食管癌的诊断可依据病史、临床表现及辅助检查。

2. 鉴别诊断　贲门失弛缓症、食管良性狭窄、食管良性肿瘤。

(六)治疗原则

食管癌以手术治疗为主,配合放疗和化疗的综合治疗。

(七)常见护理诊断

1. 营养失调(低于机体需要量)　与吞咽困难、手术后禁食有关。

2. 焦虑/恐惧　与对手术的危险及担心疾病预后有关。

3. 潜在并发症　吻合口瘘。

(八)护理措施

1. 术前护理

(1)心理护理:①加强与患者及家属的沟通,减轻患者焦虑情绪。②讲解各种治疗护理的意义方法,大致过程,配合和注意事项。

(2)营养支持:①口服:能口服者给予进食高热量,高蛋白,含丰富维生素的流质或半流质饮食。②肠内、外营养:仅能进食流质或长期不能进食且营养状况较差者,给予静脉高营养治疗或给予放置十二指肠营养管给予肠内营养支持治疗。

(3)口腔护理:指导患者正确刷牙,餐后或呕吐后,立即给予温开水或漱口液漱口,保持口腔清洁。

(4)呼吸道准备:①指导并劝告患者术前应戒烟2周以上。以减少气管、支气管分泌物,预防术后肺部并发症。②如患者合并肺内感染、慢性支气管炎,遵医嘱给予抗生素及雾化吸入控制感染。③指导患者练习腹式呼吸、缩唇呼气、有效咳嗽训练,练习使用呼吸训练器,以增加肺活量,促进肺扩张,预防肺部并发症的发生;介绍胸腔引流设备,并告知患者术后放置胸腔引流管的目的及注意事项。

(5)胃肠道准备:①术前1周遵医嘱给予患者分次口服抗生素溶液可起到局部消炎抗感染作用。②术前3日改流质饮食,餐后饮温开水漱口,以冲洗食管,术前6～8小时禁饮食。③结肠代食管手术患者,术前3～5日口服抗生素,如甲硝唑,庆大霉素等。术前2日进食无渣流质,术前晚行清洁灌肠或全肠道灌洗以后禁饮禁食。④手术当日早晨常规留置胃管,通过梗阻部位时不能强行进入,以免穿破食管。可将胃管留在梗阻上方食管内,待手术中再放入胃内。

(6)术前常规准备:①术前2～3日训练患者床上排尿排便的适应能力。②术前清洁皮肤,常规备皮(备皮的范围:上过肩,下过脐,前后过正中线,包括手术侧腋窝)。③术前一日晚给予开塞露或辉力纳肛,按医嘱给予安眠药。④手术日早晨穿病员服,戴手腕带,摘除眼镜、活动性义齿及饰物等。备好水封瓶、胸带、X线片、病历等。

2.术后护理

(1)按全麻术后护理常规:麻醉未清醒前去枕平卧位,头偏向一侧,以防误吸而窒息,意识恢复血压平稳后取半卧位。

(2)监测并记录生命体征:每30分钟1次,平稳后1～2小时1次。

(3)呼吸道护理:①观察呼吸频率、幅度及节律及双肺呼吸音。②氧气吸入,必要时面罩吸氧,维持血氧饱和度90%以上。③保持呼吸道通畅,鼓励患者深呼吸及有效咳嗽,协助患者叩背咳痰,必要时吸痰。④用雾化吸入稀释痰液、消炎解痉、抗感染。⑤疼痛显著影响咳嗽者可应用止痛剂。

(4)胸腔引流管的护理:按胸腔闭式引流护理常规。

(5)胃肠减压的护理:①严密观察引流量、性状、气味并记录。②妥善固定胃管,每班交接插管深度,防止脱出。③经常挤压胃管,保持通畅,必要时生理盐水冲洗胃管,防止胃管堵塞,确保减压有效性。④胃管脱出后应严密观察病情,不应再盲目插入,以免戳穿吻合口,造成吻合口瘘。⑤术后3～4日待患者胃肠功能恢复、肛门排气、胃肠减压引流量减少后,停止胃肠减压,拔出胃管。

(6)饮食护理:①术后3～5日内严格禁饮食,禁食期间持续胃肠减压,可经肠内、外途径补充营养。待肛门排气后可停止胃肠减压,停止胃肠减压24小时后,若无呼吸困难、胸痛、患侧呼吸音减弱及高热等吻合口瘘的症状时,则开始进食。②留置十二指肠营养管的患者,可先滴入少量温盐水,次日开始滴入38～40℃的营养液,每次200～300ml,如无不适可逐渐增加至2000～2500ml/d。术后10日左右根据患者情况拔除十二指肠营养管,开始经口进流食,一般术后2周改半流食。③未留置十二指肠营养管的患者,经禁食5～6日可给全清流质,每

2 小时给 100ml,每日 6 次。流质 1 周后改为半流食,半流食 1 周后可进普食。④遵循少食多餐的原则,细嚼慢咽,防止进食过多、过热、生、冷、硬食物。食量不宜过多、速度不宜过快。食管癌术后可有胃液反流现象,饭后 2 小时勿平卧,睡眠时将枕头垫高。

(7)并发症的观察与处理:①吻合口瘘:是食管癌术后最严重的并发症,多发生在术后 5～10 日。表现为高热、呼吸困难、胸痛、患侧胸膜腔积气积液,严重者可发生休克。处理应立即禁饮食、胃肠减压、胸腔闭式引流、抗感染治疗及营养支持治疗等。②乳糜胸:多因伤及胸导管所致,多发生在术后 2～10 日,表现为胸闷、气短、心慌,胸腔闭式引流液为乳糜液。患者出现乳糜胸后给予高糖、高蛋白、低脂饮食,必要时完全采取胃肠道外营养,行胸腔闭式引流,促进肺膨胀。③肺栓塞:早期下床活动,给以抗凝剂治疗,给予抗血栓弹力袜、气压治疗等预防血栓形成。

(8)疼痛的护理:给予心理护理,分散患者的注意力;给予安置舒适体位;咳嗽时协助患者按压手术切口减轻疼痛,必要时遵医嘱应用止痛药物。

(九)健康教育

1.饮食

(1)少量多餐,由稀到干,逐渐增加食量,并注意进食后的反应。

(2)避免进食刺激性食物与碳酸饮料,避免进食过快、过量及硬质食物;质硬的药片可研碎后服用,避免进食花生、豆类等,以免导致吻合口瘘。

(3)进食 2 小时内不应平卧,以免胃液反流;必要时抬高床头,服用制酸剂。

(4)术后 20 天左右,大口吞咽食糜团,以扩张吻合口,防止吻合口狭窄。

(5)注意口腔卫生,增进食欲。

2.活动与休息 术后早期下床活动,逐渐增加活动量,保证充分的睡眠,劳逸结合。

3.加强自我观察 若术后 3～4 周再次出现吞咽困难时,可能为吻合口狭窄,应及时就诊。

4.康复指导 告知患者保持口腔卫生,出院后继续进行手术侧肩关节和手臂的锻炼,以恢复正常的活动功能。

5.复诊须知 告知患者术后需要定期门诊随访。若出现发热、胸痛、咽下困难等表现应及时与医生联系。

九、贲门失弛缓症护理

(一)定义

贲门失弛缓症(cardiac relaxation loss)是指由于食管贲门部的神经肌肉功能障碍所致的食管功能性疾病。

(二)病因

贲门失弛缓症的病因至今尚未明确,可能与患者情绪激动、不良饮食习惯、进食刺激性食物等多种因素有关。

(三)临床表现及并发症

1.临床表现 阵发性无痛性吞咽困难是本病最典型症状。可有胸骨后疼痛、食物反流和呕吐、体重减轻等。

2.并发症 反流性食管炎、吸入性肺炎。

（四）主要辅助检查

1.食管钡餐 X 线造影　可见食管扩张、食管末端狭窄呈鸟嘴状。

2.食管镜检查　食管镜检查可排除器质性狭窄或肿瘤。

3.食管动力学检测。

（五）诊断和鉴别诊断

1.诊断　贲门失弛缓症的诊断可依据病史、临床表现及辅助检查。

2.鉴别诊断　①食管癌。②食管炎。③食管良性肿瘤。

（六）治疗原则

对症状较轻者可采取保守治疗，如缓解紧张情绪，服用抑制胃酸分泌药物等，对中、重度应行手术治疗。

（七）常见护理诊断

1.营养失调（低于机体需要量）　与吞咽困难、手术后禁食有关。

2.焦虑/恐惧　与对手术的危险及担心疾病预后有关。

3.潜在并发症　胃液反流。

（八）护理措施

1.术前护理

（1）饮食护理：能进食者给予高蛋白、高热量、富含维生素的流质或半流质饮食。不能进食者静脉补充液体，纠正水电解质紊乱。

（2）口腔护理：指导患者正确刷牙，餐后或呕吐后，立即给予温开水或漱口液漱口，保持口腔清洁。

（3）术前准备：①呼吸道准备：术前 2 周戒烟，训练患者深呼吸、有效咳痰的动作。②胃肠道准备：术前 3 天给流质饮食，在餐后饮温开水漱口，以冲洗食管，以减轻食管黏膜的炎症和水肿。术前一日晚给予开塞露或辉力纳肛，术前 6～8 小时禁饮食。③术前 2～3 日训练患者床上排尿、排便的适应能力。④皮肤准备：术前清洁皮肤，常规备皮（备皮范围：上过肩，下过脐，前后过正中线，包括手术侧腋窝）。⑤术前一日晚按医嘱给安眠药。⑥手术日早晨穿病员服，戴手腕带，摘除眼镜、活动性义齿及饰物等。备好水封瓶、胸带、X 线片、病历等。

（4）心理护理：解说手术治疗的意义；解释术后禁食的目的，并严格遵照医嘱恢复饮食。

2.术后护理

（1）按全麻术后护理常规，麻醉未清醒前去枕平卧位，头偏向一侧，以防误吸而窒息，意识恢复血压平稳后取半卧位。

（2）病情观察：术后加强对生命体征的监测，防止出现血容量不足或心功能不全。

（3）呼吸道护理：①观察呼吸频率、幅度、节律及双肺呼吸音变化。②氧气吸入 5L/min，必要时面罩吸氧。③鼓励患者深呼吸及有效咳嗽，必要时吸痰。④稀释痰液：用雾化稀释痰液、解痉平喘、抗感染。⑤疼痛显著影响咳嗽者可应用止痛剂。

（4）胸腔闭式引流管护理：按胸腔闭式引流护理常规护理。

（5）胃肠减压护理：①严密观察引流量、性状、气味并记录。②妥善固定胃管，防止脱出，持续减压。③经常挤压胃管，保持通畅。引流不畅时，可用少量生理盐水低压冲洗。④术后 3～4 日待肛门排气、胃肠减压引流量减少后，拔出胃管。

（6）饮食护理：①食管黏膜破损者：按食管癌术后饮食护理。②食管黏膜未破损者：术后

48 小时左右拔除胃管,术后第 3 日胃肠功能恢复后进流食,少食多餐。术后第 5 日过渡到半流食。术后第 7 日可进普食,以易消化、少纤维的软食为宜,细嚼慢咽。避免吃过冷或刺激性食物。

(7)并发症的观察与处理:①胃液反流:是手术后常见的并发症,表现为嗳气、反酸、胸骨后烧灼样痛、呕吐等。应准确执行医嘱给予制酸药和胃动力药。②肺不张、肺内感染:术后应保持呼吸道通畅、鼓励患者深呼吸和有效咳嗽、及时使用止痛剂、保持引流管通畅,以预防肺部并发症的发生。

(九)健康教育

1.休息与运动　术后尽早下床活动,活动量逐渐增加,劳逸结合。

2.饮食指导　指导患者进高蛋白、高热量、富含维生素饮食,少食多餐。

3.用药指导　按医嘱准确用药。

4.心理护理　与患者交流,增强战胜疾病的信心。

5.康复指导　告知患者保持口腔卫生,出院后继续进行手术侧肩关节和手臂的锻炼,以恢复正常的活动功能。

6.复诊须知　告知患者术后需要定期门诊随访。若出现发热、胸痛、咽下困难等表现应及时与医生联系。

十、食管平滑肌瘤护理

(一)定义

食管平滑肌瘤(esophageal leiomyoma)是指由于食管贲门部的神经肌肉功能障碍所致的食管功能性疾病。

(二)病因

食管平滑肌瘤的病因至今尚未明确。多发生于食管固有肌层,以纵行肌为主。

(三)临床表现及并发症

1.临床表现　吞咽困难是最常见症状,呈间歇性发作。可伴有上腹部不适、反酸、呕吐及食欲下降等。

2.并发症　反流性食管炎、吸入性肺炎。

(四)主要辅助检查

1.食管钡餐 X 线造影　是本病的主要诊断方法。

2.食管镜检查　食管镜检查可明确肿瘤的部位、大小、形状和数目。

(五)诊断和鉴别诊断

1.诊断　食管平滑肌瘤的诊断可依据病史、临床表现及辅助检查。

2.鉴别诊断　纵隔肿瘤、食管癌。

(六)治疗原则

一旦诊断明确,主张手术治疗。

(七)常见护理诊断

1.营养失调(低于机体需要量)　与吞咽困难、手术后禁食有关。

2.焦虑/恐惧　与对手术的危险及担心疾病预后有关。

（八）护理措施

1.术前护理

(1)饮食护理:能进食者给予高蛋白、高热量、富含维生素的流质或半流质饮食。不能进食者静脉补充液体,纠正水电解质紊乱。

(2)口腔护理:指导患者正确刷牙,餐后或呕吐后,立即给予温开水或漱口液漱口,保持口腔清洁。

(3)术前准备:①呼吸道准备:术前2周戒烟,训练患者深呼吸、有效咳痰的动作。②胃肠道准备:术前3天给予流质饮食,在餐后饮温开水漱口,冲洗食管,以减轻食管黏膜的炎症和水肿,术前一日晚给予开塞露或辉力纳肛,术前6～8小时禁饮食。③术前2～3日训练患者床上排尿、排便的适应能力。④皮肤准备:术前清洁皮肤,常规备皮(备皮范围:上过肩,下过脐,前后过正中线,包括手术侧腋窝)。⑤术前一日晚按医嘱给安眠药。⑥手术日早晨穿病员服,戴手腕带,摘除眼镜、活动性义齿及饰物等。备好水封瓶、胸带、X线片、病历等。

(4)心理护理:解说手术治疗的意义;解释术后禁食的目的,并严格遵照医嘱恢复饮食。

2.术后护理

(1)按全麻术后护理常规,麻醉未清醒前去枕平卧位,头偏向一侧,以防误吸而窒息,意识恢复血压平稳后取半卧位。

(2)病情观察:术后加强对生命体征的监测,防止出现血容量不足或心功能不全。

(3)呼吸道护理:①观察呼吸频率、幅度、节律及双肺呼吸音变化。②氧气吸入5L/min,必要时面罩吸氧。③鼓励患者深呼吸及有效咳嗽,必要时吸痰。④稀释痰液:用雾化稀释痰液、解痉平喘、抗感染。⑤疼痛显著影响咳嗽者可应用止痛剂。

(4)胸腔闭式引流管护理:按胸腔闭式引流护理常规护理。

(5)胃肠减压护理:①严密观察引流量、性状、气味并记录。②妥善固定胃管,防止脱出,持续减压。③经常挤压胃管,保持通畅。引流不畅时,可用少量生理盐水低压冲洗。④术后3～4日待肛门排气、胃肠减压引流量减少后,拔出胃管。

(6)饮食护理:①食管黏膜破损者:按食管癌术后饮食护理。②食管黏膜未破损者:术后48小时左右拔除胃管,术后第3日胃肠功能恢复后进流食,少食多餐。术后第5日过渡到半流食。术后第7日可进普食,以易消化、少纤维的软食为宜,细嚼慢咽。避免吃过冷或刺激性食物。

（九）健康教育

1.休息与运动　术后尽早下床活动,活动量逐渐增加,劳逸结合。

2.饮食指导　指导患者进高蛋白、高热量、富含维生素饮食,少食多餐。

3.用药指导　按医嘱准确用药。

4.心理护理　与患者交流,增强战胜疾病的信心。

5.康复指导　告知患者保持口腔卫生,出院后继续进行术侧肩关节和手臂的锻炼,以恢复正常的活动功能。

6.复诊须知　告知患者术后需要定期门诊随访。若出现发热、胸痛、咽下困难等表现应及时与医生联系。

十一、膈疝护理

(一)定义

膈疝(diaphragmatic hernia)是内疝的一种,是指腹腔内脏器等通过膈肌异位移动到胸腔内的疾病状态。可分为创伤性和非创伤性膈疝。

(二)病因

与先天性膈肌发育不良、肥胖、胸腹腔内的压力差异和胸部损伤等因素有关。

(三)临床表现及并发症

1.临床表现

(1)腹腔脏器疝入胸腔引起的功能变化:如胀饱、反酸、腹痛和呕吐等。

(2)胸腔内脏器受压引起呼吸循环功能障碍:如胸闷、呼吸困难和心悸等。

2.并发症　反流性食管炎、肠梗阻。

(四)主要辅助检查

1.食管钡餐 X 线造影　是本病的主要诊断方法。

2.胃镜检查　可判断疝的类型和大小,并可与其他病相鉴别。

(五)诊断和鉴别诊断

1.诊断　膈疝的诊断可依据病史、临床表现及辅助检查。

2.鉴别诊断　反流性食管炎、心肌梗死。

(六)治疗原则

无症状或症状很轻可保守治疗,如促进食物排空、减少胃液分泌等。症状重者或创伤性膈疝,一旦诊断明确,通常主张手术治疗。

(七)常见护理诊断

1.气体交换受损　与肺组织受压或胸外伤有关。

2.焦虑/恐惧　与对手术的危险及担心疾病预后有关。

3.潜在并发症　低氧血症、出血、心律失常等。

(八)护理措施

1.术前护理

(1)心理护理:①加强与患者及家属的沟通,减轻焦虑情绪。②讲解各种治疗护理的意义方法,手术过程和配合注意事项等。

(2)营养支持:①口服:给予进食高热量、高蛋白、含丰富维生素的流质或半流质饮食。②肠内、外营养:适用于仅能进食流质或长期不能进食且营养状况较差者。

(3)呼吸道准备:术前 2 周戒烟,训练患者深呼吸、有效咳痰的动作。

(4)胃肠道准备:术前 3 日改流质饮食,餐后饮温开水漱口,以冲洗食管,减轻食管黏膜的炎症和水肿,术前 6~8 小时禁饮食。术前一日晚给予辉力纳肛,预防术后便秘。手术日早晨常规留置胃管,通过梗阻部位时不能强行进入,以免戳破食管。

(5)口腔护理:指导患者正确刷牙,餐后或呕吐后,立即给予温开水或漱口液漱口,保持口腔清洁。

(6)术前准备:①术前 2~3 日训练患者床上排尿、排便的适应能力。②皮肤准备:术前清洁皮肤,常规备皮(备皮范围:上过肩,下过脐,前后过正中线,包括手术侧腋窝)。③术前一日晚给予开塞露或辉力纳肛，术前6～8小时禁饮食，按医嘱给安眠药。④手术日早晨穿病员服，戴手腕带，摘除眼镜、活动性义齿及饰物等。备好水封瓶、胸带、X线片、病历等。

2.术后护理

(1)按全麻术后护理常规，麻醉未清醒前去枕平卧位，头偏向一侧，以防误吸而窒息，意识恢复血压平稳后取半卧位。

(2)病情观察：术后加强对生命体征的监测，防止出现呼吸、循环功能障碍。

(3)胸腔闭式引流管护理：按胸腔闭式引流护理常规护理。

(4)胃肠减压护理：术后胃管应妥善固定，防止脱出，持续减压。经常挤压胃管，防止堵塞。若引流不畅时，可用少量生理盐水冲洗。待肠蠕动恢复、肛门排气后方可拔除胃管。

(5)饮食护理：术后48小时左右拔除胃管，术后第3日胃肠功能恢复后进流食，少食多餐。术后第5日过渡到半流食。术后第7日可进普食，以易消化、少纤维的软食为宜，细嚼慢咽。

(九)健康教育

1.休息与运动　术后尽早下床活动，活动量逐渐增加，劳逸结合。

2.饮食指导　指导患者进高蛋白、高热量、富含维生素饮食，少食多餐。

3.用药指导　按医嘱准确用药。

4.康复指导　告知患者保持口腔卫生，出院后继续进行手术侧肩关节和手臂的锻炼，以恢复正常的活动功能。

5.复诊须知　告知患者术后需要定期门诊随访。若出现发热、胸痛、咽下困难等表现应及时与医生。

十二、纵隔肿瘤护理

(一)定义

纵隔肿瘤(mediastinal tumor)是一组起源于纵隔的肿瘤，包括胸腺瘤、畸胎瘤、神经源性肿瘤等。

(二)病因

原发纵隔肿瘤的病因尚不明确。部分肿瘤因为异位细胞或组织种植纵隔腔，异常增生而形成肿瘤。

(三)临床表现及并发症

1.临床表现　纵隔肿瘤早期可无任何症状，常于体检时发现。侵犯、压迫邻近器官可出现胸痛、胸闷、声音嘶哑、Horner综合征、重症肌无力等。

2.并发症　上腔静脉压迫综合征、重症肌无力。

(四)主要辅助检查

1.活组织检查　活检可确定肿瘤性质。

2.胸部CT检查　明确纵隔肿瘤的部位、大小、范围等。

(五)诊断和鉴别诊断

1.诊断　纵隔肿瘤的诊断主要根据病史、临床表现和辅助检查。

2.鉴别诊断　胸壁结核、主动脉瘤、胸内肿瘤。

（六）治疗原则

手术为主要治疗方法,除恶性淋巴源性肿瘤适宜放疗外,绝大多数原发性纵隔肿瘤只要无其他禁忌证,均应外科治疗。

（七）常见护理诊断

1.疼痛　与肿瘤压迫及浸润周围组织、手术创伤有关。

2.焦虑　与疼痛、疾病预后有关。

3.潜在并发症　窒息的危险与胸腺瘤合并重症肌无力有关。

（八）护理措施

1.术前护理

(1)戒烟:术前戒烟2周,减少气管分泌物,预防肺部并发症。

(2)营养:提供高蛋白、高热量、高维生素饮食,鼓励患者摄取足够的水分。

(3)呼吸功能锻炼:练习腹式呼吸与有效咳嗽。

(4)用药护理:遵医嘱用药。

(5)心理护理:与患者交流,减轻焦虑情绪和对手术的担心。

(6)术前准备:①术前2～3日训练患者床上排尿、排便的适应能力。②皮肤准备:术前清洁皮肤,常规备皮(备皮范围:上过肩,下过脐,前后过正中线,包括手术侧腋窝)。③术前一日晚给予开塞露或辉力纳肛,术前6～8小时禁饮食,按医嘱给安眠药。④手术日早晨穿病员服,戴手腕带、摘除眼镜、活动性义齿及饰物等。备好水封瓶、胸带、X线片、病历等。

2.术后护理

(1)按全麻术后护理常规,麻醉未清醒前去枕平卧位,头偏向一侧,以防误吸而窒息,意识恢复血压平稳后取半卧位。

(2)生命体征监测:术后密切监测生命体征变化,特别是呼吸、血氧饱和度的变化,防止重症肌无力危象发生。

(3)呼吸道护理:①观察呼吸频率、节律、双肺呼吸音。②鼓励并协助深呼吸及咳嗽,协助叩背咳痰。③雾化吸入疗法。④必要时用鼻导管或支气管镜吸痰。

(4)纵隔引流者连接胸腔引流瓶,按胸腔闭式引流常规进行护理。

(5)作正中切口者,应注意引流通畅,以及有无血肿压迫引起呼吸困难和颈静脉怒张。

(6)功能锻炼:①鼓励患者早下床活动,预防肺不张。②指导卧床患者被动肢体按摩和主动背曲和肩关节运动,预防关节强直和失用性萎缩。

(7)重症肌无力患者,遵医嘱床头备新斯的明,以备肌无力危象发生时急救。

（九）健康教育

1.休息与运动　患者出院后继续进行上肢功能锻炼,范围逐渐增大,以恢复正常的活动功能。

2.饮食指导　维持良好的进食环境及口腔清洁,提供高蛋白、高热量、富含维生素,易消化食物。

3.用药指导　遵医嘱准确用药。

4.心理指导　了解患者思想状况,解除顾虑,树立信心。

5.康复指导　戒烟,注意口腔卫生,宣传咳痰重要性,训练有效的咳痰方法,多做深呼吸以扩大肺活量。

6.复诊须知 告知患者术后定期门诊随访。若出现发热、血痰、胸痛等表现应及时与医生联系。

十三、胸腺瘤合并重症肌无力护理

（一）定义

胸腺瘤（thymoma）是最常见的前上纵隔原发性肿瘤,它起源于胸腺上皮,但不包括起源于生殖细胞、淋巴细胞、神经内分泌细胞及脂肪细胞的肿瘤。约占成人所有纵隔肿瘤的 20%～40%。常合并副瘤综合征,以重症肌无力最为常见。

（二）病因

病因尚不明确,为胸腺上皮细胞异常增生时形成肿瘤。

（三）临床表现及并发症

1.临床表现 侵犯、压迫邻近器官可出现咳嗽、胸痛、胸闷、声音嘶哑、Horner 综合征等,合并肌无力者可出现眼睑下垂、复视、咀嚼无力、吞咽困难、易疲劳等症状。

2.并发症 重症肌无力、单纯红细胞再生障碍性贫血。

（四）主要辅助检查

1.活组织检查 活检可确定肿瘤性质。

2.胸部 CT 检查 明确肿瘤的部位、大小、范围等。

（五）诊断和鉴别诊断

1.诊断 肿瘤的诊断主要根据病史、临床表现和辅助检查。

2.鉴别诊断 畸胎瘤、主动脉瘤。

（六）治疗原则

胸腺瘤一经诊断应外科手术切除治疗,无论良性或恶性胸腺瘤都应尽早切除。

（七）常见护理诊断

1.疼痛 与肿瘤压迫及浸润周围组织、手术创伤有关。

2.焦虑 与疼痛、疾病预后有关。

3.潜在并发症 窒息的危险与胸腺瘤合并重症肌无力有关。

（八）护理措施

1.术前护理

(1)按胸外科术前一般护理常规。

(2)心理护理:患者进行密切的交流,取得患者信任,使其树立战胜疾病的信心。

(3)术前戒烟:吸烟会使术后痰液增多、黏稠不易咳出,并可降低呼吸道抵抗力,增加气道阻力,因此应嘱吸烟患者术前绝对戒烟 2 周。

(4)呼吸功能训练:通过呼吸功能训练可改善通气、换气功能,提高肺的顺应性,减少或避免术后并发症的发生。

(5)纠正营养障碍:对于吞咽乏力和长期食欲低下者术前应给予高蛋白、高营养、高维生素、易消化的流质或半流质饮食,必要时给予静脉营养以纠正营养不良。

(6)病情观察:观察患者有无眼睑下垂、复视、咀嚼无力、吞咽困难等眼肌及脊神经受累情况。重症肌无力患者可出现:①面部肌肉无力,常导致面部表情扭曲及苦笑。②舌肌萎缩可导致舌表面沟纹增多。③颈部屈肌无力,可导致患者长时间用手支撑头部。④呼吸肌受累,可导致患者呼吸困难,严重时引起死亡。⑤对称性的四肢骨骼肌无力,近端多于远段,上肢多于下肢。感觉正常,深肌腱反射存在,但随着重复刺激而反射消失。

(7)术前用药:术前为改善患者基本情况,缓解症状,口服溴吡新斯的明 60mg,每日 3～4 次,以维持其正常的自主呼吸,手术日早晨加服 1 次。术前应用激素的患者应将激素量控制在最低维持量。服药期间密切观察用药后反应,出现情况及时处理。

(8)床边常规备急救车、新斯的明、气管切开包和人工呼吸机等以备不时之需。

2.术后护理

(1)按胸外科术后一般护理常规。

(2)做好心理护理,讲解疾病的相关知识,积极配合治疗。

(3)指导饮食护理,给予低盐低脂低糖富含钾、钙及维生素的食物。

(4)保持呼吸道通畅,预防肺部并发症。

(5)维持营养和电解质平衡:术后不能进食者应给予鼻饲必要时可适当静滴脂肪乳、氨基酸、白蛋白等以改善机体营养状况。注意维持血清电解质平衡,及时纠正由于各种原因出现的电解质紊乱。

(6)术后并发症的观察与处理:①重症肌无力危象:疾病恶化、感染、手术创伤或胆碱酯酶类药物用药不足或突然停药均可引起乙酰胆碱受体相对缺乏出现重症肌无力危象,表现为全身无力、呼吸困难、咳嗽无力、缺氧、烦躁甚至呼吸衰竭。出现以上症状应立即在依酚氯铵(腾喜龙)试验执导下肌注新斯的明加阿托品(心率明显增快者不注射阿托品)。如呼吸功能仍不恢复,且频繁发生重症肌无力危象,应及早行气管切开,迅速给予正压辅助呼吸,必要时可行大剂量激素冲击治疗。在进行激素冲击治疗时患者重症肌无力的症状可能暂时加重,应引起重视。②胆碱能危象:常因胆碱酯酶药物用量过大而引起,表现为瞳孔缩小,唾液、眼泪、呼吸道分泌物增加,肌肉颤动等毒蕈碱样反应,可通过腾喜龙试验与重症肌无力危象鉴别。

(九)健康教育

1.休息与运动　术后早期下床活动,逐渐增加活动量,保证充分的睡眠,避免着凉,劳逸结合。

2.饮食指导　维持良好的进食环境及口腔清洁,提供高蛋白、高热量、富含维生素,易消化食物。

3.用药指导　指导患者按时、按量服用胆碱能药物。

4.心理指导　了解患者思想状况,解除顾虑,树立信心。

5.康复指导　戒烟,注意口腔卫生,宣传咳嗽的重要性,训练有效的咳嗽方法,多做深呼吸以扩大肺活量。

6.复诊须知　告知患者术后定期门诊复查。若出现发热、血痰、胸痛等表现应及时与医生联系。

十四、肺移植护理

肺移植(lung transplantation)是治疗晚期肺实质疾病及晚期肺血管疾病的唯一有效方法。

(一)术前护理常规

1.心理护理　术前进行 3 个月科普宣教和心理疏导,以提高患者配合医护的积极性。

2.加强呼吸康复训练　训练缩唇呼气和有效咳嗽,避免连续咳嗽。

3.营养支持　加强营养,体重不低于标准体重的 70％。

4.术前病房准备　在监护室的基础上使用单间,强调术前 1 日用高锰酸钾 1.5g 加甲醛 (3ml/m³)对监护病房及物品熏蒸 12 小时以上,有效开窗通风后紫外线消毒 1 小时后备用。

(二)术后护理常规

1.血流动力学监测与缺血再灌注(IR)损伤监护　肺移植后供肺都有不同程度的 IR,主要表现为大量泡沫样痰、肺功能减退等肺水肿表现。通过中心静脉压监测控制输液总量和速度(4～8cmH₂O),增加胶体液的比例,降低左室前负荷。

(1)保留 Swan－Ganz 管,监测心功能及维持合理的脱水状态。

(2)严格控制液体平衡,避免输液过多或过快,可随时用利尿剂。

(3)术后 2～3 日,静脉维持低浓度多巴胺每分钟 3～4μg/kg,可减低左室后负荷,扩张肾血管。移植肺液体渗出量与肺楔压成正比,故应注意肺楔压,防止肺水肿。

(4)肺动脉高压患者术后血流动力学常不稳定,如术后移植肺有明显的 V/Q 失调,通气一般仅能达 50％左右,而灌注可达 95％以上,由于绝大部分灌注到移植肺,使术后肺水肿的危险性增大,应严密监护。

2.呼吸功能监测和机械通气的应用　呼吸功能监测和机械通气模式的调整依靠呼吸体征、无创动脉血氧饱和度和动脉血气分析的动态观察来进行。

(1)机械通气原则是采用保护性辅助通气,通常采用 SIMV＋PSV 通气模式,使用呼吸机时应遵循两个原则:

1)最低浓度氧,吸氧浓度初始为 60％,以后根据监测指标逐步下调。

2)最低吸气压力峰值,吸气压力峰值控制在 30mmHg 以下。如肺活量及吸气力量足够,氧浓度在 30％～50％,检查血气稳定,应尽早拔管。多数患者数小时至 24 小时即可拔管,拔管后应及时拍摄胸片。

(2)在患者自主呼吸期间,仍需密切监测呼吸频率、幅度、肺部呼吸音等,每日雾化吸入 3～4 次,必要时协助叩背咳痰,配合口服祛痰药物,保持呼吸道通畅,防止肺部感染。

3.泌尿系统护理

(1)观察尿量、尿密度、pH 值及尿色,记录每小时尿量,尿量过多时需注意纠正电解质紊乱,及早补充钾、钠、镁离子,防止引起心律失常,尿量<30ml/h,须及时查明原因。

(2)会阴护理每日 2 次,保持局部干燥,防止逆行感染。

4.饮食护理

(1)在气管插管拔除 4～6 小时后可少许饮水,若无呛咳且肠蠕动恢复好,可进半流质,给高蛋白、高碳水化合物、高维生素的少渣饮食。

(2)卧床期间应进富含纤维食物,预防便秘发生,如 3 日不排便者,可给润肠药物或开塞露通便。

5.术后并发症的观察与护理

(1)急性排斥反应:一般出现在 1 周以后,最早可出现在术后第 5 日,主要表现为体温上升,超过原体温的 0.5℃,胸痛,疲乏,全身不适,咳嗽和程度不等的呼吸困难。一旦出现或怀疑需大剂量激素冲击治疗。

(2)慢性排斥反应:病变为不可逆性,随着病程加长,病变进行性加重,肺功能不断破坏,虽给大量的免疫抑制剂、激素等,仍继续恶化,严重者则长期依赖氧气。

(3)移植肺功能衰竭

1)发生率最高可达20%,如术后严重低氧血症,难以脱离呼吸机,需较高氧浓度,表现为ARDS。

2)X线肺内持续有浸润性改变,肺活检有严重弥漫性肺泡病变,一般可保守治愈,严重者可使用膜肺,活用双腔气管插管,双肺独立通气治疗,如仍无效,则需再移植。

(4)肺部感染的预防

1)严密执行保护性隔离,病情稳定后尽早拔除各种插管以减少医源性感染。

2)吸痰时严格执行无菌操作原则,严密观察气道分泌物的量、色及性质,随时做痰培养加药敏。

3)注意叩背、咳嗽不能用力过度,防止吻合口张力过大影响愈合。

(5)其他脏器功能监护:严密监测心、肝、肾及造血系统的功能监测。

6.疼痛的护理 本手术创伤大,如镇痛效果不佳,患者不能进行有效的咳嗽、咳痰,会增加肺部感染的几率。应多与患者沟通,使其保持乐观积极的情绪,分散其注意力,提高对疼痛的耐受性,遵医嘱应用镇痛药。

(三)健康教育

1.用药指导 需终生、按时、按量服用免疫抑制剂。

2.消毒隔离

(1)保持居住环境干净和整洁。

(2)进食时注意分开餐具,煮食要熟,避免生冷、辛辣食物。注意均衡饮食,多进食高蛋白、高维生素食物。避免烟酒和浓茶。

(3)注意日常卫生和口腔卫生,勤洗手,三餐后清洁牙齿。

(4)在人群集中的公共场所和医院,要戴口罩,禁止探视患传染性疾病的人。

3.心理指导 保持心情舒畅、情绪稳定。

4.休息与运动 坚持适量运动和避免劳累,维持机体良好免疫状态,避免感染发生。

5.随访指导 严格按照医师要求随访胸片、胸部CT、肺功能、气管镜等。

第四节 胸外科专科护理

一、胸腔闭式引流术护理实施方案

(一)胸腔闭式引流的原理及目的

1.原理 把胸腔内的气体液体利用负压吸引的原理吸出体外而减轻胸腔压力。减轻液体和气体对心肺组织的压迫而康复。

2.目的 引流胸腔内的积气,积血和积液;重建胸膜腔内负压,保持纵隔的正常位置;促使术侧肺膨胀,预防肺部感染。

(二)适应证

1.气胸 经胸穿抽气肺不能复张者。

2.血胸(中等量以上)。

3. 脓胸或支气管胸膜瘘。

4. 乳糜胸。

5. 开胸手术后。

（三）禁忌证

1. 凝血功能障碍有出血倾向者。

2. 肝性胸水，持续引流可导致大量蛋白质和电解质丢失。

（四）术前准备

1. 定位　认真了解病史，根据 X 线胸片、CT 等影像学资料以及超声检查协助定位，尤其是局限性或包裹性积液的引流。

2. 物品准备　准备好直径合适的引流管，一般以外径约 0.8cm 的透明塑料管或硅胶管为好，也可是商用的穿刺套管，外接闭式引流袋或水封瓶。

3. 张力性气胸应先穿刺抽气减压。

（五）麻醉与体位

1. 麻醉　1％～2％利多卡因或普鲁卡因局部浸润麻醉，包括皮肤、皮下、肌层以及肋骨骨膜，麻醉至壁层胸膜后，再稍进针试验性抽吸，待抽出液体或气体后即可确诊。

2. 体位　采取半卧位。气胸引流位置选在第 2 肋间锁骨中线，引流液体选在第 6～8 肋间腋中线附近，若为局限性积液应依据 B 超和影像学资料定位。

（六）手术步骤

1. 沿肋间做 2～3cm 的切口，用 2 把弯血管钳交替钝性分离胸壁肌层，于肋骨上缘穿破壁层胸膜进入胸腔。此时有明显的突破感，同时切口中有液体溢出或气体喷出。

2. 用止血钳撑开，扩大创口，用另一把血管钳沿长轴夹住引流管前端，顺着撑开的血管钳将引流管送入胸腔，其侧孔应在胸内 3cm 左右。引流管远端接水封瓶或闭式引流袋，观察水柱波动是否良好，必要时调整引流管的位置。

3. 缝合皮肤，固定引流管，同时检查各接口是否牢固，避免漏气。

4. 也可选择套管针穿刺置管。套管针有两种，一种是针芯直接插在特制的引流管内，用针芯将引流管插入胸腔后，拔出针芯，引流管就留在了胸腔内。另一种为三通金属套管，穿入胸腔后一边拔针芯一边从套管内送入引流管。

5. 如需经肋床置管引流，切口应定在脓腔底部。沿肋骨做切口长 5～7cm，切开胸壁肌肉，显露肋骨，切开骨膜，剪除一段 2～3cm 长的肋骨。经肋床切开脓腔，吸除脓液，分开粘连，安放一较粗的闭式引流管。2～3 周后如脓腔仍未闭合，可将引流管剪断改为开放引流。

（七）主要并发症

1. 引流不畅或皮下气肿　多由于插管的深度不够或固定不牢致使引流管或其侧孔位于胸壁软组织中。引流管连接不牢，大量漏气也可造成皮下气肿。

2. 出血　多由于引流的位置靠近肋骨下缘损伤肋间血管所致。

3. 胸腔感染　长时间留置引流管、引流不充分或切口处污染均可引起。

4. 复张性肺水肿　对于肺萎陷时间较长者，在排放气体或液体时，速度不能过快，交替关闭、开放引流管，可预防纵隔摆动及肺水肿的发生。

（八）胸腔闭式引流护理

1. 保持管道的密闭

（1）随时检查引流装置是否密闭及引流管有无脱落。

（2）水封瓶的长管没入水中 3～4cm，并始终保持直立。

（3）引流管周围用油纱布包盖严密。

（4）搬动患者或更换引流瓶时，需双重夹闭引流管，以防空气进入。

（5）引流管连接处脱落或引流瓶损坏，应立即双钳夹闭胸壁引流导管，并更换引流装置。

（6）若引流管从胸腔滑脱，立即用手捏闭伤口处皮肤，消毒处理后，用凡士林纱布封闭伤口，并协助医师做进一步处理。

2. 严格无菌操作

（1）引流装置应保持无菌。

（2）保持胸壁引流口处敷料清洁干燥，一旦渗湿，及时更换。

（3）引流瓶应低于胸壁引流口 60～100cm，以防瓶内液体逆流入胸膜腔。

（4）按规定时间更换引流瓶，更换时严格遵守无菌操作规程。单腔水封瓶必须每天更换瓶内生理盐水，单腔及双腔水封瓶均需 1 周更换一次。

3. 患者的体位

（1）术后患者常取半卧位，此体位利于呼吸、引流及减轻疼痛。

（2）全肺切除术者，常规采用仰卧位或 1/4 侧卧位，以预防纵隔移位和压迫健侧肺之呼吸循环功能障碍。

4. 保持引流管通畅

（1）胸腔闭式引流主要是靠重力引流，水封瓶应置于患者胸部水平下 60～100cm。

（2）定时挤压引流导管，每 30～60 分钟挤压 1 次，防止导管受压、扭曲、堵塞。

（3）全肺切除术后，引流管一般保持"持续夹闭、间断开放"状态，以保证术后患侧胸腔内有一定的渗液，减轻或纠正明显的纵隔移位，每次放液不超过 100ml。

（4）鼓励患者咳嗽、深呼吸运动和变换体位，以利液体、气体排出，促进肺扩张。

5. 观察和记录

（1）注意观察长玻璃管内的水柱波动。因为水柱波动的幅度与无效腔的大小与胸膜腔内负压的大小相关。一般情况下水柱上下波动 4～6cm。若水柱波动过高，可能存在肺不张；若无波动，则提示引流管不畅或肺组织已完全扩张；但若患者出现胸闷气促、气管向健侧偏移等肺受压的状况，应疑为引流管被血块堵塞，需设法挤压或使用负压间断抽吸，促使其通畅，并立即通知医生处理。

（2）注意观察的量、性质、颜色，并准确记录。若引流液≥100ml/h，连续≥3 小时，引流液呈鲜红色且有血凝块，同时伴有低血容量表现，提示有活动性出血，及时报告医生协助处理。

6. 拔管及注意事项

（1）拔管指征：一般置引流 48～72 小时后，临床观察无气体逸出；引流量明显减少且颜色变浅，24 小时引流液＜50ml，脓液＜10ml；X 线胸片示肺膨胀良好无漏气；患者无呼吸困难，即可拔管。

（2）拔管方法：护士协助医生拔管，在拔管时应先嘱患者先深吸一口气后屏气，迅速拔管，并立即用凡士林纱布封闭胸壁伤口，外加包扎固定。

（3）注意事项：拔管后注意观察患者有无胸闷、呼吸困难、切口漏气、渗液、皮下气肿等，如发现异常应及时通知医师处理。

（九）健康教育

1. 休息与运动　适当活动，根据患者的病情指导患者进行深呼吸及有效咳嗽。

2. 饮食指导　加强营养，进食高热量、高维生素、高蛋白饮食。

3. 用药指导　遵医嘱用药。

4. 心理指导　了解患者思想状况，解除顾虑，讲解胸腔引流管的目的及重要性，增强战胜疾病信心。

5. 康复指导　指导患者及家属在活动或搬动患者时注意保护引流管，勿脱出、打折。引流瓶应低于胸部水平，避免引流瓶过高，瓶内引流液倒流引起逆行感染。

二、导管专项护理实施方案

（一）胸腔引流管

1. 水封瓶的选择　水封瓶分为单腔、双腔、三腔三种型号。单纯气体引流，最好选择单腔水封瓶。引流液体选择双腔水封瓶，需连接负压吸引器行负压吸引时则选择三腔水封瓶。

2. 保持胸腔引流管密闭和通畅　胸管各连接管衔接处必须连接紧密牢固，胸管必须没入水面下 3～4cm，防止松脱和漏气，以免人为因素导致气胸；定期由上到下挤压胸管，2 小时左右挤压一次，防止血块及纤维条索堵塞引流管，同时避免导管扭曲、打折导致引流不畅。

3. 妥善固定胸腔引流管　在患者体内部分胸管必须缝线固定于皮肤上，以免胸管受外力牵拉及重力作用脱出。引流管的长度一般 100cm 左右，以能将引流管固定在床缘，且能使它垂直降到引流瓶为宜。过短影响患者翻身活动，过长影响引流效果。水封瓶用挂钩固定于手术侧床沿下或放置在手术侧地上，严禁将水封瓶碰倒导致胸管与大气相通。患者活动时避免牵拉引流管导致引流管脱出和牵拉痛。

4. 预防逆行感染　水封瓶应置于患者胸部水平下 60～100cm；搬运患者时，先用两把止血钳双重夹住胸腔引流管，再把引流瓶置于床上或放在患者的双下肢之间进行搬运。搬运后，先把引流瓶放于低于胸腔的位置，再松止血钳。

5. 观察引流效果　做好巡视工作，注意观察水柱波动情况及管路连接情况，观察引流液的量及性质，及时发现病情变化。

6. 更换水封瓶　单腔水封瓶 24 小时更换瓶内生理盐水，1 周更换水封瓶 1 次。双腔及三腔水封瓶每日统计 24 小时引流量，引流液满时随时更换，1 周内至少更换 1 次。更换时严格无菌操作，必须两把血管钳同时夹闭胸管后再予更换。

7. 健康宣教　向患者及家属详细讲解带胸管期间注意事项，让患者及家属了解胸腔闭式引流管的重要性，提高脱管的警惕性。

（二）胃管及十二指肠营养管

1. 置入长度　由于消化道重建，术后胃进入胸腔，胃管插入的长度要根据吻合口的高低适当变浅，成人一般约 40～45cm，十二指肠营养管置入长度通常要过十二指肠屈氏韧带。

2. 妥善固定　采用 Y 形 3M 粘着性胶带分别固定胃管与十二指肠营养管于鼻翼上，每日晨常规更换胶带，更换时须将脸部及鼻翼周围皮肤油脂擦拭干净以提高牢固性，并注意经常更换粘贴部位，防止发生导管相关性压疮。胶带变湿后随时更换。胃肠减压器可用棉质扁带悬挂于颈部固定,扁带长度小于胃管外置的长度,以降低胃肠减压器及减压液对胃管的外力牵拉,降低计划外脱管的发生。

3.保持导管通畅　术后 24 小时,胃肠减压可有血性液体引出,1～2 小时给予冷盐水冲洗胃管,不仅可以减少堵管的发生,还可以减少切口渗血。十二指肠营养管 6～8 小时给予温水脉冲式封管,必要时给予碳酸氢钠冲管以防止营养液附壁堵塞导管。

4.严密观察导管刻度及引流情况　注意胃管及营养管的刻度,标识清楚,每班交接并记录。若有脱出,不要盲目插入,应通知医师及时处理。

5.口腔护理　每日清洁口腔,意识清楚能合作的患者鼓励其刷牙漱口,刷牙时告知患者固定好胃管及营养管,以防脱出。生活不能自理的患者给予口腔护理,口腔护理时观察胃管及营养管是否盘曲在口内;意识不清或躁动不合作者必要时给予适当的约束。

6.健康宣教　做好术前与术后的宣教工作,让患者及家属了解胃肠减压及营养管的重要性,提高防脱管的警惕性。

三、呼吸道管理实施方案

(一)术前指导

1.健康宣教　术前向患者及家属说明呼吸道管理的重要性,说明手术的目的和意义,增加自我护理知识,提高患者的白理能力。并教育吸烟患者术前绝对戒烟,避免术后痰多黏稠难以咳出,增加呼吸道并发症的发生率。

2.呼吸功能锻炼

(1)深呼吸运动:①缩唇呼吸:患者取坐位或半卧位,用鼻尽最大力吸气后屏气 2～3 秒钟,呼气时缩唇呈鱼嘴样或吹哨状,让气体从口唇缓慢呼出。尽量做到深吸慢呼,缩唇程度以不感到费力为适度。缩唇呼吸通过缩唇增加外口阻力,提高气道内压,防止小气道过早陷闭,使肺内残气量更易排出,同时增加肺泡通气量,提高肺血氧饱和度。②腹式呼吸:患者取卧位,双肩下垂,双手分别放前胸和上腹部,用鼻缓慢吸气,吸气时胸部不动,腹部鼓起。吸气后屏气 1～2 秒,使肺泡最大限度充盈,达到肺扩张。呼气时缓慢尽量将气呼出。

(2)咳嗽训练:坐位咳嗽时上身稍向前倾,侧卧位咳嗽时,采取屈膝侧卧位,两者均一手按住胸部,一手按住腹部,做深呼吸 2～3 次后微张口,深吸一口气,从肺部深处向外咳嗽 2～3 次。

(3)吸气训练器使用:吸气训练即是鼓励患者进行主动运动的深而慢的最大吸气运动的一种装置,通过观察浮标升起的刻度来判断肺活量的多少。方法:患者取坐位或半卧位,训练器直立放置并保持与心脏同一水平,先将肺内气体呼出,然后用口含住训练器的含嘴,均匀缓慢吸气,使第一个浮标升起,尽可能长时间的保持该浮标所处位置,而第二、三浮标处于原始位置,以此类推,直到三浮标升起至最高位之后缓慢呼气。

3.雾化吸入　通过雾化吸入给药,可以达到缓解支气管痉挛、稀释痰液、防止呼吸道感染的作用。

(二)术后指导

1.呼吸功能的训练

(1)缩唇呼吸:患者取坐位或半卧位,用鼻尽最大力吸气后屏气 2～3 秒钟,呼气时缩唇呈鱼嘴样或吹哨状,让气体从口唇缓慢呼出。尽量做到深吸慢呼,缩唇程度以不感到费力为适度。缩唇呼吸通过缩唇增加外口阻力,提高气道内压,防止小气道过早陷闭,使肺内残气量更易排出,同时增加肺泡通气量,提高肺血氧饱和度。

(2)腹式呼吸:患者取卧位,双肩下垂,双手分别放前胸和上腹部,用鼻缓慢吸气,吸气时胸部不动,腹部鼓起。吸气后屏气 1～2 秒,使肺泡最大限度充盈,达到肺扩张。呼气时缓慢尽量将气呼出。

(3)应用呼吸训练器:患者取坐位或半卧位,训练器直立放置并保持与心脏同一水平,先将肺内气体呼出,然后口含住训练器的含嘴,均匀缓慢吸气,使第一个浮标升起,尽可能长时间的保持该浮标所处位置,而第二、三浮标处于原始位置,以此类推,直到三浮标升起至最高位之后缓慢呼气。

(4)人工阻力呼吸训练:又称吹气球,选择合适气球,深吸气后尽量吹胀气球,可使肺充分膨胀,增加肺活量,同时可以增加气管内压力,防止支气管和小气管过早压瘪。但术后有肺组织漏气的患者在应用此方法时应慎重,避免增加气管内压力导致漏气处的吻合口愈合不良。可用 1ml 的空针筒代替气球,深吸气后缓慢通过针筒呼出。

2.咳嗽训练　上身稍向前倾,一手按住胸部,一手按住腹部,做深呼吸 2～3 后微张口,深吸一口气,从肺部深处向外咳嗽 3 次。

3.协助排痰　术后每 2 小时给予翻身,拍背,促进排痰。

(1)震动法拍背:手指弯曲,手心呈弓形,自下而上,由内向外力量均匀的拍打患者背部。每次 15～30 分钟。

(2)刺激咳嗽法:对于无力咳嗽的患者,在吸气末护士手指压患者胸骨上窝的气管,并通过滑动来刺激气管,引发咳嗽。

(3)鼻咽吸痰法:通过用吸痰管刺激患者咽部来引发咳嗽或者是气管深部吸痰。

(4)环甲膜穿刺:患者仰卧位,头后仰,局部消毒后,术者用示指及中指固定环状软骨两侧,以一 5ml 注射器垂直刺入环甲膜。由于环甲膜后为中空的气管,因此刺穿后有落空感,术者会觉得阻力突然消失。接着回抽,如有空气抽出,则穿刺成功。患者可有咳嗽等刺激症状,遂即呼吸道梗阻的症状缓解。

(5)支气管纤维镜下吸痰:对于有大量黏稠痰而无力咳出的患者,经刺激咳嗽及鼻咽部吸痰效果不佳,可采取支气管纤维镜下吸痰。

4.雾化吸入　通过雾化吸入给药,可以达到缓解支气管痉挛、稀释痰液、防止呼吸道感染的作用。

5.充分镇痛　对于疼痛较敏感的患者给予胸带固定胸壁,减少咳嗽时牵拉伤口疼痛,必要时根据医嘱给予止痛药物。

综上所述,及时有效的呼吸道管理方案,对提高患者术后肺功能,减少肺部并发症的发生起重要作用。针对肺叶袖状切除的患者呼吸道的管理尤为重要,对于全肺术后的患者应注意谨慎叩背。

四、肠内营养实施方案

(一)心理护理

在行肠内营养之前,向患者介绍肠内营养的优点,以及在输注过程中可能发生的并发症,使患者做好心理准备。必要时介绍成功的病例,增强患者的信心,向患者讲明拟采用的置管途径，及时处理鼻饲过程中出现的问题，提高患者的安全感。如长期携带鼻肠管的患者，需做好解释工作，消除顾虑，并教会家属一定的操作技术，可共同参与实施。

（二）正确留置并妥善固定鼻饲管

保持鼻饲管放置深度不变。注意妥善固定，防止牵拉、脱位。同时要保持鼻饲管通畅。由于肠内营养液营养成分高、黏稠、容易造成物质沉积而阻塞管腔。每次输注完营养液前后要用足量温开水冲洗管道，保持通畅。

（三）调整好"三度"

"三度"即速度、浓度、温度。使用肠内营养液的量，浓度需由小到大，速度由慢到快。起始浓度6%，速度40～60ml/h，30分钟后按照10～15ml/h递增。直到预期的液量，然后再增加浓度。最终浓度可达25%，速度可达100ml/h。如使用喂食泵，要按计划调节设置各项参数。作好营养液的加温和保温，一般温度为38～40℃。过热易致黏膜损伤，过冷易致腹泻。

（四）操作卫生及口腔护理

在实施肠内营养时，要注意无菌操作，避免污染营养液，同时每天更换输注管道，以防细菌滋生。营养液24小时内必须输注完毕。由于患者不能经口进食，唾液分泌减少，口腔黏膜干燥，同时由于长期带管定植菌易在口腔繁殖，所以应注意口腔护理。意识不清的患者每天进行口腔护理2～3次，清醒的患者嘱其每天刷牙，勤漱口，以保持口腔湿润，防止发生口腔感染及吸入性肺炎。

（五）体位

进行肠内营养时把床头抬高30°～40°或取半卧位，可以避免呛咳、呕吐等情况的发生。灌注完毕后维持体位30～60分钟，防止因体位过低食物反流发生误吸。若发生误吸，应立即停止鼻饲，取右侧卧位，头部放低，吸出气道内吸入物，并抽吸胃内容物，防止进一步反流，并注意观察胃潴留情况。

（六）营养液的选择

根据患者病情，选择合适的肠内营养制剂，消化吸收功能正常或接近正常的患者，可选择整蛋白的制剂、含膳食纤维类制剂如能全力、能全素、瑞素、安素或选用肿瘤专用膳食瑞能等；炎性肠病、短肠综合征、胰腺炎等患者由于消化吸收功能差，可选用短肽类制剂，如百普力/百普素等；糖尿病患者可用低糖膳食，如瑞代、益力佳等。

（七）代谢紊乱护理

肠内营养实施过程中，严密观察患者的反应。腹胀、腹痛时要减慢营养液泵入速度，必要时停止喂养。若患者出现腹泻，要及时通知医师，减慢喂养速度或更换营养液，同时根据患者脱水情况适当补充液体和电解质，必要时给予思密达等止泻药管饲。若为肠道菌群失调，可遵医嘱给予乳酸活菌调节胃肠功能。

五、防止血栓形成护理实施方案

（一）术前护理

1. 入院检测与评估　术前认真评估患者的全身情况和凝血情况，明确深静脉血栓形成（DVT）的高危人群，术前仔细检查。如合并脑、心血管疾病、糖尿病及术前有DVT既往史的患者，要高度重视。

2. 心理护理　患者对疾病和外科大手术后易发生肺栓塞不够了解，容易产生紧张、焦虑、恐惧，或思想上不重视等心理反应，护理人员要正确评估患者的心理特征，针对患者的不同心理反应进行有效的心理护理。要耐心、细致地向患者和家属进行心理疏导，向其说明术后防血栓的重要性，让其积极配合治疗和护理，树立战胜疾病信心，消除不良心态，促进康复。

3.术前指导　嘱患者进食清淡、低脂、富含纤维素、易消化饮食，多饮水，保持大便通畅，以防止因便秘导致腹压增高、影响下肢静脉回流。术前戒烟、戒酒，减少尼古丁等引起血管收缩及血液黏稠度增高的风险。做好高危人群(糖尿病、高血压、肿瘤、肥胖、吸烟酗酒及心脏功能不全者)的健康宣教，保证水电解质平衡。讲解发生 DVT 的病因、危险因素、后果及常见症状，提高患者的警惕性，如有不适，及时告知医师、护士。术前应指导患者适应卧床大小便，熟悉各种功能锻炼的方法，使患者在术后能顺利地开展床上功能锻炼。

(二)术后护理

1.心理护理　做好患者术后的心理护理，向患者及家属耐心讲解术后护理的注意事项，认识术后预防血栓的重要性，积极配合治疗与护理。

2.体位与活动　术后抬高患者双下肢，最好高出心脏水平 20～30cm，使下肢远端高于近端，不能屈髋过度，以免影响静脉回流。鼓励并协助患者在床上进行肢体活动，勤翻身。鼓励患者早期下床活动，如生命体征平稳，术后第一天晨扶患者床边站立，以促进下肢静脉回流，预防 DVT 的发生。不能下床活动者，指导患者在床上作主动屈伸运动、内外翻转运动、足踝的"环转"运动。不能自主运动患者，由护士或家属协助做跟腱、比目鱼肌和腓肠肌的挤压运动，必要时给予防血栓弹力袜和抗血栓压力泵等器械辅助改善下肢血液回流情况。术后患者因禁食而补液量增多，应避免在同一静脉、同一部位反复穿刺，以保持血管内膜完整性，禁止在下肢静脉输液。

3.术后检测与观察　术后定期检测血常规及血凝常规，及早发现病情变化。仔细观察患者皮肤温度、色泽及感觉。以双手手背同时触摸患者双下肢，评估体表温度高低。观察患肢颜色并与健侧比较，指压患肢部位皮肤是否在 15 秒内转红。观察患者疼痛的部位程度和游走方向，指压毛细血管充盈度，区别是术后疼痛还是 DVT 的早期症状。观察患者有无下肢沉重、胀痛感，如下肢出现水肿，浅静脉怒张，腓肠肌深压痛，应及时报告医师处理。

4.使用抗凝剂的护理　使用抗凝剂易致术后出血的可能性增加。但是为防止术后 DVT 的发生，术后第一天下午如无出血倾向，常规给予抗凝剂治疗。在用药前要了解患者有无出血性疾病，用药期间应检测肝、肾功能及凝血功能。用药后要观察有无出血迹象，观察术区刀口有无出血及渗血，引流液的色、质、量，观察有无黑便，咖啡样或血性呕吐物，及时检测凝血功能。

总之，护理人员应提高预防意识，深刻理解 DVT 的严重危害性。术前认真准备与检查，按照整体护理操作程序，进行系统的、动态的、全方位的评估，明确 DVT 高危人群。术前做好心理疏导和指导，提高患者和家人的预防意识。术中密切观察，术后积极预防，加强围术期护理，加强指导，促进患者早日康复。

六、乳糜胸护理实施方案

(一)乳糜胸相关知识

1.定义　由于创伤、手术使胸导管或其分支破裂，乳糜液积存于胸膜腔中引起乳糜胸。是胸科手术中较少见但较严重的一种并发症。

2.临床表现

(1)压迫症状:患者通常有胸闷、气短、心慌等心肺受压症状及胸腔积液体征。

(2)胸腔引流液:出现典型表现的乳糜液,乳白色,不易凝固,放置后分为 3 层,上层为黄色奶油状的脂肪层。

(3)胸部 X 线片:提示胸腔大量积液,胸腔引流液术后反常增多。

3.治疗方法

(1)保守治疗:术后乳糜胸每日引流量在 500ml 以下者,经过保守治疗多能治愈。

1)营养支持:充分补充营养,给予高蛋白、高糖、低脂或无脂饮食;或根据病情禁食,完全采取肠外高营养治疗。

2)胸腔闭式引流:持续胸腔闭式引流,促进肺复张。患者采取半卧位,保持胸腔引流管口与床旁水封瓶 60~100cm 高度差,每 1~2 小时挤压引流管 1 次,鼓励患者做深呼吸及有效咳嗽,保持胸腔引流管通畅,观察水封瓶长管中水柱是否随呼吸波动;由于胸导管压力较低,而且胸导管壁较薄,当外界压力大时容易闭合,可达到治愈乳糜胸的目的,应鼓励患者咳嗽、咳痰,膨胀良好的肺叶可压迫胸导管,以促进其闭合,对膨胀不全患者可更换三腔水封瓶接负压吸引,根据病情需要,利用压力调节瓶内水位差,使肺部充分膨胀,脏层与壁层胸膜粘连,促使胸导管闭合。

3)配合胸膜粘连剂灌注:使用胸膜粘连剂胸腔灌注,促进胸膜壁层和脏层粘连,以堵塞胸导管瘘口。可采用 50% 葡萄糖或沙培林,注射前向患者详细询问有无青霉素过敏史,如有青霉素过敏史者,禁用沙培林作为胸膜粘连剂,临床多用 50% 的葡萄糖作为胸膜粘连剂。

4)准确监测每日乳糜量:鼓励患者下床活动,充分咳嗽、膨肺,待胸片示肺膨胀良好、每日引流量小于 50ml、患者无胸闷憋气时拔管。

(2)手术治疗:如果每日引流量超过 1000ml,连续 5 天以上者,需要考虑再次手术结扎胸导管。

(二)护理措施

1.病情观察　密切观察患者的生命体征和胸腔引流液。

2.胸腔引流管的护理　除常规胸腔闭式引流的护理外,还应密切观察胸腔引流液的颜色、性质、量,保持引流通畅。

3.患者呼吸道管理　指导患者有效的咳嗽咳痰,必要时给予患者叩背咳痰或者吸痰。

4.饮食和营养支持

(1)静脉营养:乳糜液为胸导管内的淋巴液,含有小肠吸收来的脂肪微滴,颜色呈乳白色。随着患者进食,尤其是高脂食物的摄入,乳糜液的漏出量会迅速增加。一旦发现乳糜胸,患者应立即禁食,减少乳糜液的漏出,避免体内蛋白大量丢失,此时还应注意给予静脉营养,避免代谢紊乱及机体衰竭等不良后果。静脉高营养液配制需严格无菌,放置时间切勿过长,应在配制后 16~20 小时内输完。静脉营养期间应注意保护好患者静脉。

(2)胃肠营养:①若病情允许可以进食,进食期间则应及时给予患者无脂或低脂、高糖、高蛋白饮食,维持其身体的营养需要。②若患者需要手术结扎胸导管,可于术前 2 小时嘱患者高脂饮食,如牛奶及动物油等,便于术中查找乳糜液瘘口。

5.胸腔灌注的护理

(1)更换体位:胸腔灌注完毕给予夹闭胸管,指导患者每 15~30 分钟更换体位 1 次,如仰卧位和左右侧卧位等,确保药物充分分布于胸膜腔,保留 4～6 小时后开放引流。

(2)不良反应护理:灌注后患者可能会有疼痛的表现或者体温的变化,根据具体情况给予护理措施。

6.心理护理 乳糜胸一旦发生,常常对患者情绪造成不良影响,患者会感觉到焦虑、无助、恐惧等。此时护理人员应细致耐心地向患者解释治疗饮食或禁食的必要性及意义,并耐心聆听患者诉说,开导患者解除其不良情绪,帮助患者树立战胜疾病的信心。

7.基础护理 因患者长期应用抗生素,禁食期间为预防真菌感染,病情危重者用 2%～4%碳酸氢钠行口腔护理,病情稳定者协助刷牙后予 2%～4%碳酸氢钠漱口;由于患者大多存在低蛋白血症、水肿,抵抗力低下,因此,应保持卧位舒适、床单整洁,协助翻身,防止压疮的发生。

七、全麻术后饮食实施方案

(一)全身麻醉

全身麻醉简称全麻,是指麻醉药经呼吸道吸入、静脉或肌内注射进入体内,产生中枢神经系统的暂时抑制,临床表现为神志消失、全身痛觉消失、反射抑制和骨骼肌松弛。这种抑制是完全可逆的,当药物被代谢或从体内排出后,患者的神志及各种反射逐渐恢复。手术结束后,麻醉药作用并未结束,即使患者已经清醒,保护性反射也未能恢复正常,如果对发生并发症的可能不够重视,或是缺乏经验,可能酿成事故。这一节主要介绍胸部全麻手术后我们如何进行饮食指导。

(二)饮食指导

1.预防反流与误吸 患者全麻术后可能会因麻醉药物的影响出现恶心呕吐,因此全麻术后给予去枕平卧 4 小时,头偏向一侧,禁饮食 6 小时,抬高床头 30°～40°,以防患者发生反流或者误吸,引起窒息。症状严重者给予关闭止痛泵,通知医师酌情用药。

2.预防呛咳 由于全麻术后患者的吞咽功能还未恢复,全麻术后 6 小时患者完全清醒后,可给予饮水。嘱患者小口慢慢饮用,可少量多次饮用,以免发生呛咳。

3.预防胀气 由于全麻术后患者的胃肠蠕动功能还未恢复,术后第 1～3 日给予清淡饮食,不可过于油腻。糖尿病患者给予糖尿病饮食护理,食管癌术后禁饮食。如果术后患者胀气明显,可给予开塞露或温盐水灌肠,症状还不缓解反而加重者酌情给予胃肠减压并禁饮食,根据医嘱用药。

八、食管癌根治术后饮食实施方案

(一)食管癌根治术

食管癌根治术是对食管癌进行手术切除的全称,包括肿瘤切除、肿瘤上下端足够长度的食管、受累组织器官的切除、胃切除和周围软组织、淋巴结清扫、消化道重建等,以及术前、中、后的围术期处理的全过程。

(二)术后饮食指导

1.术后禁食期间不可下咽唾液,以免口腔定植菌下行感染造成食管吻合口瘘。

2.术后 3～4 日吻合口处于充血水肿期,须禁饮禁食。

3.禁食期间持续胃肠减压,注意经静脉补充水分和营养。

4. 术后 3～4 日待胃肠功能恢复,肛门排气,胃肠减压引流量减少后,可拔除胃管,停止胃肠减压。①若患者留置十二指肠营养管:应先泵入少量的温糖盐水,次日开始泵入 38～40℃的营养液,每次 200～300ml,如无不适可逐渐增加至每日 2000～2500ml。②若患者未留置十二指肠营养管:停止胃肠减压 24～36 小时后,若无呼吸困难,胸痛、患侧呼吸音减弱及高热等吻合口瘘的症状以及 CT 造影检查确定无吻合口瘘后可指导患者开始进食。刷牙漱口后先试饮少量水,同时观察体温变化,如无异常,第二日可过渡到流质饮食,少量多餐。术后 6～10 日可给予全量流质,每 2 小时给 100ml,每日 6 次,并逐日增量。全流质饮食一周后改为半流质饮食。要注重半流质和全流质的质量,不要限制热量,要做到营养丰富,饭菜细软,容易消化和吸收,必要时可做匀浆膳,要素膳及混合奶等饮食。半流质饮食 1～2 周患者若无特殊不适可进普食,但仍应注意少食多餐,细嚼慢咽,防止进食量过多,速度太快。

5. 避免进食生、冷、硬食物(包括质硬的药片和带骨刺的肉类、花生、豆类等),以避免导致后期吻合口瘘。

6. 遵循少食多餐、细嚼慢咽的原则,食量不宜过多、速度不宜过快。进食量多、过快或因吻合口水肿可导致进食时呕吐,严重者应禁食,给予肠外营养,待 3～4 日水肿消退后再继续进食。

7. 术后 3～4 周应大口吞食食糜团,防止吻合口瘢痕形成,若再次出现吞咽困难,应考虑吻合口狭窄,可行食管扩张术。

8. 食管胃吻合术后患者可能有胸闷,进食后呼吸困难,应告知患者是由于胃已拉入胸腔,肺受压暂时不能适应所致。建议患者少食多餐,经 1～2 个月后,此症状多可缓解。

9. 食管癌术后由于消化道重建,贲门括约肌抗反流功能消失,可有胃液反流现象,患者可出现胃灼热、胸前区不适,嘱患者饭后 2 小时勿平卧,睡眠时将枕头垫高。

九、深静脉置管实施方案

深静脉置管是一种创伤性操作,穿刺时的器械,术后的导管系统均与大气相通,血液与输入液体为外界细菌污染造成条件。因此,操作术中与术后护理的无菌要求十分严格。常用置管方式有右颈内静脉穿刺置管、锁骨下静脉穿刺置管、股静脉穿刺置管,三种置管方式各有利弊,应根据患者具体情况来选择,置入单腔导管首选锁骨下静脉,容易固定,患者舒适方便,其次为颈内静脉。置入双腔导管,因导管粗、留置时间长,易压迫损伤血管,首选颈内静脉和股静脉。

(一)目的

1. 保护患者的外周静脉,防止输注刺激性药物和高渗性或黏稠性药物对静脉造成的不可修复的损伤。

2. 减少反复外周静脉直接穿刺输液的痛苦。

3. 安全方便,维护简单,减少护理工作量。

4. 利于提高患者生活质量。

(二)护理措施

1. 置管前护理

(1)心理护理:置管前向清醒患者及家属详细介绍置管目的、优点、作用及注意事项,并尊重患者的知情同意权,让患者了解该操作术中和术后可能发生的并发症,取得患者的合作与理解,使患者对医护人员有充分的信任感和安全感,并签字同意,尽量减轻患者的紧张情绪。

(2)环境准备:患者周围环境要宽敞整洁,便于操作,减少人员走动,调节适宜的室温防止患者术中受凉。

2.置管中护理

(1)病情观察:在置管的过程中,应密切观察病情变化,及时发现异常,及早采取适宜的处理方法,缺氧患者加大氧气流量,保证外周静脉通道畅通,尽量减少患者的痛苦,保证安全。

(2)配合:穿刺时,要严格执行无菌操作,尽量减少人员走动。与术者密切配合,正确选择穿刺点,维持好体位,尽可能提高一次穿刺成功率。

3.置管后护理

(1)置管24小时内要注意观察局部有无肿胀、皮下气肿等异常情况,置管后第一天常规换药一次,用无菌小方纱加压后,再用无菌透明敷料贴膜粘贴,另在距穿刺处8cm管道处用胶布交叉固定于患者皮肤上。每班认真交接班,观察敷贴有无松脱并及时处理。

(2)每日消毒穿刺部位,预防感染。换药时沿导管方向由近心端向远心端揭去透明敷料。置管处用2.5%碘伏以穿刺点为中心由里向外消毒皮肤3遍,消毒范围要宽于敷料,直径大于7cm,待干后再贴敷料贴膜,并做好更换记录。

(3)观察导管周围皮肤有无渗血、渗液、红肿、分泌物等,有无导管滑脱、移位。同时严密观察输液情况,防止液体滴空导致空气栓塞。

(4)每24小时更换输液器,三通接头及正压接头常规消毒后每72小时更换1次,肝素帽或三通管有血迹或高分子颗粒残留时应及时更换。

(5)每次输液前要回抽导管,见回血后方可使用。用生理盐水10ml冲洗导管,后接输液管输液。回抽时如可见小血栓不能推入。

(6)在输注黏度较大的药物、血制品或大分子营养物质时应8～12小时冲管1次,输液后用生理盐水脉冲式正压封管。输液过程中注意接头、三通等连接紧密牢固,防止松脱漏血或引起空气栓塞。

(7)输液完毕用生理盐水10ml正压脉冲式封管。常规消毒肝素帽,固定部位让患者感到舒适,避开关节及凹陷处。

(8)加强基础护理保持局部的清洁干燥,作好心理护理,告知患者穿着宽松衣物,更衣时勿牵拉拖拽导管。对胶贴变潮不粘者,随时给予换药。

十、PICC 维护实施方案

(一)适应证

1.需要提供可靠的输液通路,但又没有很好的外周静脉通路可用。

2.需要长期连续或周期性间断静脉输液治疗。

3.给予高渗液或刺激性溶液,如高渗葡萄糖、脂肪乳等静脉营养液、化疗药物。

4.放置中心静脉导管风险较高或失败时,如颈、胸部穿刺点位置感染。

(二)禁忌证

没有绝对禁忌证。但患者有以下情况时,根据患者情况慎重使用:

1.严重的出、凝血障碍。

2.穿刺部位或附近组织有感染、皮炎、蜂窝织炎、烧伤等情况。

3. 准备放置导管的静脉，其近心端有静脉损伤、栓塞，或有用于动静脉造瘘的可能。

4. 准备放置导管的上肢，有肌肉挛缩、放射治疗等情况。

5. 不合作或躁动。

(三)护理措施

1. 固定

(1)选用高通透性的贴膜，导管末端 S、U 形固定。

(2)胶带先横向粘贴、固定于缝合翼(小飞机)处，一半贴于透明贴上，一半贴于患者皮肤上，第二根胶带在缝合翼处蝶型交叉反折，固定于透明贴膜上，并于其上方用胶带横向粘贴，一半贴于透明贴上，一半贴于患者皮肤上，在胶带上记录日期、时间、并签名。

(3)贴膜应逆向撕除，防止顺向撕除时导管脱出。

(4)不可将透明贴膜贴到导管尾部。

2. 更换敷料

(1)置管 24 小时内要注意观察局部有无肿胀、淤血等异常情况，置管处术后第一天更换敷贴一次，以后换药 1～2 次/周。换药后注明日期、时间。

(2)应每班认真交接班，观察敷贴有无潮湿、松脱或者卷边，如有应及时更换。

(3)更换肝素帽(正压接头)1～2 次/周。更换敷贴时应注意沿导管的方向由下向上(逆向)揭去敷贴，以免将导管拔出，观察导管周围皮肤有无渗血、渗液、发红、分泌物等感染的征象，首先用 75% 的酒精棉球在穿刺点的外周清洁消毒 3 次，第 1 次按顺时针方向消毒，第 2 次按逆时针方向消毒，第 3 次按顺时针方向消毒，消毒时避开穿刺点与外露导管。待干后，再按同法用 2.5% 聚维酮碘以穿刺点为中心，消毒 3 次，同时彻底消毒外露导管，待干后用透明敷料覆盖。

(4)颈内静脉置管者由于颈部活动度大，易使导管打折或拉出，而且易出汗，使敷贴固定不牢，随时发现给予更换，并再消毒皮肤。

3. 冲管

(1)每次输液、给药、输血、肠外营养前后均应用 20ml 生理盐水脉冲式冲管。

(2)连续输液时，应 12 小时冲管一次。连续输注肠外营养、输血时，应 8 小时冲管一次。

(3)冲管遇到阻力时勿再多次尝试冲管，严禁用小于 10ml 注射器冲管。

(4)在日常冲洗导管时，每次要检验回血。有回血方可使用。

4. 封管　三向瓣膜式导管使用 20ml 生理盐水正压脉冲冲管；导管前端无三向瓣膜，先用生理盐水正压脉冲式封管，再用肝素钠盐水溶液(1 支 12500U 肝素加入 125ml 生理盐水中)1～2ml 正压封管(当剩余 0.5～1ml 左右时一边推注一边撤注射器)。

5. 健康宣教

(1)向患者讲解注意事项，包括避免自行对穿刺点消毒，更换无菌敷料，避免重体力劳动和穿刺侧肢体负重，严密观察导管有无回血的情况，如果有回血应及时联系医护人员。

(2)对长期戴管者每周更换无菌敷料，并进行冲管，洗澡时注意保护穿刺点，避免弄湿引起感染。

十一、术后疼痛护理实施方案

(一)疼痛

疼痛是一种令人不快的感觉和情绪上的感受，伴有实质上或潜在的组织损伤，它是一种主观感受。早在 1968 年疼痛处理专家 Margo McCaffery 首次提出一个在护理学界普遍使用的定义："一个人说感到痛,这就是痛;他说痛在,痛就仍在"。术后患者的疼痛的程度直接影响着疾病的康复,所以,疼痛护理至关重要。

（二）护理措施

1.宣教　重视疼痛的宣教,与患者充分沟通,采用多种疼痛宣教,更新疼痛理念。

2.评估　合理评估疼痛,评估疼痛的性质、部位、程度、持续时间。关注特殊人群,重视个体化的疼痛治疗。

3.心理护理

（1）情感支持:耐心倾听患者的主诉,给予安慰或抚摸。

（2）分散患者注意力:如听音乐、看报、听广播等。

（3）保持病房安静、整洁,创造舒适环境。

（4）放松疗法:指导患者放松全身肌肉,闭目凝神,平静呼吸。

（5）催眠暗示法:通过暗示性的语言,解除患者的焦虑不安情绪,以减轻其疼痛。

4.物理止痛　局部制动,冷热敷、按摩、改变体位等有效措施减轻疼痛。

5.药物止痛　止痛药分为非麻醉性和麻醉性两大类,一般多用于急性剧烈疼痛和术后早期止痛。护理人员应掌握药物作用、适应证和副作用,及时观察和评估镇痛效果,帮助患者达到最大程度舒适,减少药物不良反应的发生。用药期间注意观察药物副作用,及时评估镇痛效果、调整镇痛方案,尽量个体化镇痛。变"按需给药"为"按时给药"。

6.自控镇痛泵　详细告知患者有关镇痛泵的使用方法和注意事项,定时巡视病房,保持镇痛泵管路通畅,防止扭曲、受压、脱落,严密观察使用镇痛药的不良反应,如恶心、呕吐、嗜睡、头晕、呼吸抑制及尿潴留等,必要时遵医嘱给予对症处理。

第五节　胸外科常见护理诊断及护理措施

一、清理呼吸道低效

（一）定义

个体处于不能有效地清除呼吸道分泌物而导致呼吸道受阻的状态。

（二）诊断依据

1.痰液不易咳出甚至无法咳出。

2.听诊肺部有干、湿啰音,气管部位有痰鸣音。

3.可伴有发绀、呼吸困难等表现。

（三）预期目标

1.患者掌握了有效咳痰的方法。

2.听诊痰鸣音、啰音减少或消失。

3.发绀、呼吸困难等表现减轻。

4.无因痰液阻塞而发生窒息。

（四）护理措施

1.观察患者痰液的性质、量、颜色、是否易咳出,以及干、湿啰音和痰鸣音的变化情况。

2. 观察患者是否有呼吸困难、发绀加重、烦躁不安、意识障碍等呼吸道阻塞的情况发生。

3. 指导患者每 2～4 小时做几次深呼吸,同时护士可协助患者翻身或行胸、背部叩击。

4. 教给患者有效咳嗽的方法,具体方法是让患者尽量取坐位或半坐位,先进行几次深呼吸,然后再深吸气后保持张口,用力进行两次短促的咳嗽,将痰从深部咳出。

5. 保持病室清洁,维持室温在 18～22℃,湿度在 50％～60％。

6. 对于咳嗽时疼痛的患者,护士可用双手协助或教给患者用枕头按住疼痛部位。

7. 有大量脓痰的患者应做好体位引流,每日 1～3 次,每次 15 分钟。体位引流应在餐前进行,引流时注意观察患者的反应,严防窒息发生。

8. 气管插管、气管切开、使用呼吸机或昏迷的患者应及时吸痰。

9. 对于痰液黏稠的患者,应保证摄入足够的液体,若患者不伴有心、肾功能障碍,每日摄水量应在 1500ml 以上;遵医嘱进行雾化吸入。

二、清理呼吸道无效

(一)定义

个体处于不能清理呼吸道中的分泌物和阻塞物以维持呼吸道通畅的状态。

(二)诊断依据

1. 呼吸音异常,呼吸频率或深度的变化。

2. 呼吸增快。

3. 有效或无效的咳嗽和有痰或无痰的咳嗽,发绀、呼吸困难。

(三)预期目标

患者呼吸道保持通畅,表现为呼吸音清,呼吸正常;皮肤颜色正常;经治疗和深呼吸后能有效地咳出痰液。

(四)护理措施

1. 保持室内空气新鲜,每日通风 2 次,每次 15～20 分钟,并注意保暖。

2. 保持室温在 18～22℃,湿度在 50％～60％。

3. 经常检查并协助患者摆好舒适的体位,如半卧位,应注意避免患者翻身滑向床尾。

4. 如果有痰鸣音,指导患者如何有效的咳嗽,遵医嘱给予雾化吸入和湿化吸氧,预防痰液干燥。排痰前可协助患者翻身、拍背,拍背时要由下向上,由外向内。在操作前,用绷带固定切口或伤口部位,必要时遵医嘱给止痛药。

5. 向患者讲解排痰的意义,指导有效的排痰技巧

(1)尽量坐直,缓慢地深呼吸。

(2)做腹式呼吸。

(3)屏住呼吸 2～3 秒,然后慢慢地尽量由口将气体呼出。

(4)做第二次深呼吸,屏住气,用力地自肺的深部咳出来,做两次短而有力的咳嗽。

(5)做完咳嗽运动后休息。

6. 如果咳嗽无效,必要时吸痰

(1)向患者解释操作步骤。

(2)使用软的吸痰管预防损伤呼吸道黏膜。

（3）严格无菌操作。

（4）指导患者在每一次鼻导管吸痰前后进行几次深呼吸,预防吸痰引起的低氧血症。

（5）如果患者出现心率缓慢、室性期前收缩,停止吸痰并给予吸氧。

7. 如果病情允许,鼓励患者多饮水。指导患者经常交换体位,如下床活动,至少 2 小时翻身一次。必要时进行体位引流,注意体位引流的时间应在饭前或进食后至少间隔 1 小时,以预防误吸。

三、低效性呼吸型态

（一）定义

个体处于因呼吸型态发生改变而引起实际的或潜在的丧失充足换气的状态。

（二）诊断依据

1. 主要依据　①呼吸速率和型态发生改变。②脉搏的速率、节律发生改变。

2. 次要依据　①端坐呼吸。②呼吸急促、呼吸过快、过度换气。③呼吸不均匀。④不敢有呼吸动作。

（三）预期目标

1. 表现出有效的呼吸速率,并感到肺部气体交换有了改善。

2. 个体说出致病因素并说出适当的应对方式。

（四）护理措施

1. 使患者相信,正在采取措施以保证生命安全。

2. 使患者与你保持目光接触,以分散患者的焦虑状况。可以说"现在看着我,像这样缓慢的呼吸"。

3. 考虑使用纸袋,进行再呼吸呼出的气体。

4. 留在患者身边,训练更缓慢的、更有效的呼吸。

5. 解释一个人即使在原因尚不明确的时候,也可以通过有意识地控制呼吸来避免过度换气。

6. 讨论可能的身体上的和情绪上的原因,以及有效的应对方法。

四、活动无耐力

（一）定义

个体处于在生理能力降低,不能耐受日常所希望或必要的活动的状态。

（二）诊断依据

1. 主要依据　①活动中:虚弱、头晕、呼吸困难。②活动三分钟时:头晕、呼吸困难;精疲力竭;呼吸>24 次/分;脉搏>95 次/分。

2. 次要依据　①面色苍白或发绀。②意识模糊。③眩晕。

（三）预期目标

1. 确定降低活动耐力的因素。

2. 患者能描述活动节省体力的方法。

3. 逐渐增加活动以确定可能的最大活动程度。

（四）护理措施

1. 评估个体对活动的反应

（1）测量静息时的脉搏、血压和呼吸。

（2）若如生命体征异常，需增加活动时，应与医生协商。

（3）活动后马上检查生命体征。

（4）休息 3 分钟，然后测量生命体征。

（5）若有生命体征异常及不适症状，应中断活动/降低活动的程度、频率及时间。

2. 逐渐增加活动

（1）制订活动安排和目标。

（2）对于长期卧床患者，在床上进行主动或被动的肢体活动，一日 3 次，以保证肌肉张力和关节活动范围。

（3）合理安排休息活动时间。

（4）从床上活动逐渐过渡到在房间内行走，根据患者耐力决定。

（5）活动时穿舒适的鞋以给足部支持。

（6）准备好日常活动的环境/设备，帮助增加活动量，鼓励其进展情况。

3. 认识活动时保存能量的方法

（1）活动中间要休息，1 天休息数次，饭后休息 1 小时。

（2）将用品放在易拿到的地方。

（3）协助生活或活动。

（4）出现疲倦/心肌缺血症状立即停止活动（脉搏加快、呼吸困难、胸痛）。

4. 有慢性肺功能不全的人，鼓励患者在活动增加、情绪及身体有压力时，使用控制呼吸的技巧（包括缩唇呼吸法和腹式呼吸法），鼓励每日增加活动以防"肺功能下降"，以及使用适应性呼吸技巧以减少呼吸所需的力气。

五、疼痛

（一）定义

个体经受或叙述有严重不适的感觉。

（二）诊断依据

患者主诉疼痛或不适，可伴有痛苦表情、烦躁不安、活动受阻或保护性体位。

（三）预期目标

1. 主诉疼痛消失或减轻。

2. 能运用有效方法消除或减轻疼痛。

（四）护理措施

1. 观察、记录疼痛性质、程度、时间、发作规律、伴随症状及诱发因素。

2. 遵医嘱给予镇痛药、观察并记录用药后效果。

3. 调整舒适的体位。

4. 局部炎症处理，如冷敷、针灸、换药等。

5. 指导患者和家属正确使用镇痛药、保护疼痛部位，掌握减轻疼痛的方法。

6. 精神安慰和心理疏导。

六、营养失调(低于机体需要量)

(一)定义

非禁食的个体处于摄入的营养物质摄入不足,不能满足机体代谢需要的状态。

(二)诊断依据

1. 主要依据 ①形体改变。②按身高与体重之比值计算,较正常平均值下降10%～20%或更多。

2. 次要依据 ①不能获得足够的食物。②有吞咽和咀嚼的肌肉软弱无力、口腔疾患不能进食。③各种引起厌恶进食的患者。④不能消化食物和肠道吸收/代谢障碍。⑤缺乏饮食知识。

(三)预期目标

1. 患者能描述已知的病因。

2. 患者能叙述保持/增加体重的主要措施。

3. 患者能叙述保持/增加体重的有利性。

4. 患者接受所规定的饮食。

5. 患者体重增加。

(四)护理措施

1. 监测并记录患者的进食量。

2. 按医嘱使用能够增加患者食欲的药物。

3. 和营养师一起商量确定患者的热量需要,制订患者饮食计划。

4. 根据患者的病因制订相应的护理措施。

5. 鼓励适当活动以增加营养物质的代谢和作用,从而增加食欲。

6. 防止餐前发生不愉快或痛苦的事件;提供良好的就餐环境。

七、有感染的危险

(一)定义

个体处于易受内源或外源性病原体侵犯的危险状态。

(二)诊断依据

1. 主要依据 有利于感染的情况存在,并有明确的原因,有促成因素和危险因素存在。

(1)第一道防线不完善:如皮肤破损、组织损伤、体液失衡、纤毛的作用降低、分泌物 pH 值变化、肠蠕动变化。

(2)第二道防线不完善:如粒细胞减少、血红蛋白下降、免疫抑制、免疫缺陷或获得性免疫异常等。

2. 次要依据

(1)有急慢性疾病,营养不良。

(2)药物因素。

(3)避免与病原体接触的知识不足。

(4)新生儿及缺少母体抗体;老年人与感染性增加有关。

（三）预期目标

1.患者住院期间无感染的症状和体征,表现为生命体征正常,伤口、切口和引流周围无感染。

2.患者能描述可能会增加感染的危险因素。

3.患者表示愿意改变生活方式以减少感染的机会。

4.患者能保持良好的生活卫生习惯。

（四）护理措施

1.确定潜在感染的部位。

2.监测患者受感染的症状、体征。

3.监测患者化验结果。

4.指导患者/家属认识感染的症状、体征。

5.帮助患者/家属找出会增加感染危险的因素。

6.帮助患者/家属确定需要改变的生活方式和计划。

7.指导并监督搞好个人卫生;对患者进行保护性隔离的各项措施;加强各种管道护理,仔细观察各种引流管及敷料的消毒日期,保持管道通畅,观察引流液的性质。

8.各种操作严格执行无菌技术,避免交叉感染。

9.给患者供给足够的营养、水分和维生素。

10.根据病情指导患者做适当的活动,保持正确体位。

11.观察患者生命体征及有无感染的临床表现(如发热、尿液浑浊、脓性排泄物等)。

八、有体温改变的危险

（一）定义

个体处于可能无法维持体温在正常范围内的危险状态。

（二）诊断依据

1.主要依据　①年龄过大或过小。②体重过重或过轻。③暴露在冷、凉、暖、热的环境中。④各种原因引起脱水。⑤活动过多或过少。⑥药物引起血管收缩或血管扩张。⑦新陈代谢率的变化。⑧脑部疾患。⑨有感染存在。

2.次要依据　①疾病与创伤。②惯于久坐的生活方式。

（三）预期目标

1.使患者的体温维持在正常范围内。

2.患者/家属能采用适当的方法使体温波动维持在正常范围内。

3.患者/家属能说出体温过高/体温过低的早期表现。

（四）护理措施

1.监测体温变化。

2.保持环境温度稳定。

3.评估患者体温过高、过低的早期症状和体征。

4.指导患者识别并及时报告体温异常的早期症状和体征

(1)体温过低:体温低于36℃,虚弱,思维能力障碍,头痛,脉搏和呼吸减慢,脉搏加快,血压降低,皮肤干燥,定向力障碍,意识模糊,易怒,嗜睡。

(2)体温超过 37℃:情感淡漠,皮肤摸着硬而冷,腹部凉而硬,低血糖。

5.评估可能改变体温的家庭环境因素。

6.指导患者及家属将体温波动范围降到最低的方法。穿上合适的衣服,保持适当的营养,肥胖者减肥,保持环境温度稳定,增加活动量,在温暖的环境洗澡,采用物理降温,炎热夏季调节室内温度。

7.对出院患者及家属提供出院指导。

九、便秘

(一)定义

个体处于一种正常排便习惯有改变的状态,其特征为排便次数减少、大便干结。

(二)诊断依据

1.主要依据 ①干、硬的粪便。②排便次数少于每周 3 次。

2.次要依据 ①肠蠕动减弱。②自述在直肠部有饱满感和下坠感。③腹部可触及硬块。④活动量减少。

(三)预期目标

1.患者排便正常。

2.患者及家属能描述预防便秘的措施和治疗便秘方法。

(四)护理措施

1.与营养师商量增加饮食中的纤维素含量,并介绍含纤维素多的食物种类;讲解饮食平衡的重要性。

2.鼓励每天至少喝 1500~2000ml 的液体(水、汤、饮料)。

3.鼓励患者适当的活动以刺激肠蠕动促进排便。

4.建议早餐前 30 分钟喝一杯水,可刺激排便。

5.要强调避免排便时用力,以预防生命体征发生变化、头晕或出血。

6.患者排便期间,提供安全而隐蔽的环境,并避免干扰。

7.告知可能会引起便秘的药物。

8.指导患者进行腹部按摩以增加肠蠕动。

9.向患者解释长期使用缓泻剂的后果。

10.记录大便的次数和颜色、形状。对儿童、孕妇、老年人,根据不同的原因制订相应的措施。

十、腹泻

(一)定义

个体正常排便习惯的改变,其特征为排便次数增多,大便呈松散的、不成形的或水样便。

(二)诊断依据

1.主要依据 ①排便次数、量增加,形状呈水样或松散便,每日在 3 次以上。②腹部疼痛。

2.次要依据　①食欲下降。②恶心、腹部不适。③体重下降。

（三）预期目标

1.描述所知道的致病因素。

2.患者主诉排便次数减少。

3.患者能够描述为保持正常大便形状所需饮食以及有关克服药物副作用的知识。

4.食欲逐渐恢复正常。

（四）护理措施

1.评估记录大便次数、量、性状及致病因素。

2.根据致病因素采取相应措施,减少腹泻。

3.观察并记录患者肛门皮肤情况,有无里急后重感。

4.评估患者脱水体征。

5.注意消毒隔离,防止交叉感染。

6.提供饮食指导,逐渐增加进食量,以维持正常尿比重,注意摄入钾、钠的饮食。

7.按医嘱给患者用有关药物。

8.按医嘱给患者补足液体和热量。

9.告诉患者有可能导致腹泻的药物。

10.指导患者良好卫生生活习惯。

11.对患儿采取相应措施,如指导正确的母乳喂养知识。

十一、恐惧

（一）定义

个体或群体在感知到可识别的危险时所经历的生理或情绪困扰状态。

（二）诊断依据

1.主要依据

(1)恐惧、惊骇、焦虑和警戒的感觉。

(2)退缩行为、专注于危险的事物、注意缺陷、操作、控制、自我安慰。

2.次要依据

(1)主诉恐慌和不能摆脱的感觉。

(2)行为表现:哭泣、攻击、逃脱、过度警觉、功能损害性制动、强迫性举止、疑问增多。

(3)内脏与躯体活动:骨骼肌抖动、肌肉紧张、四肢无力。

(4)心血管表现为:心悸、脉快、血压增加。

(5)呼吸系统表现为:气短、呼吸频率加快。

(6)消化系统表现为:食欲下降、恶心、呕吐、腹泻、急迫便意、口干、喉干。

(7)泌尿生殖系统表现为:尿频、尿急。

(8)皮肤表现为:潮红或苍白、出汗、感觉异常。

(9)中枢神经系统表现为:晕厥、失眠、注意力集中困难、情绪激惹、心不在焉、噩梦、瞳孔增大。

（三）预期目标

1.识别和表达恐惧的感觉。

2.采取一种准确的应对方法。

(四)护理措施

1.鼓励患者表达自己的感受,对患者的恐惧表示理解。

2.给予可以帮助患者减轻恐惧状态的言语性和非语言性安慰。如:握住患者双手,抚摸患者等。

3.对新入院的患者,详细介绍环境、主管医生和责任护士,消除患者的陌生感,减轻患者对住院的恐惧。

4.指导患者使用放松方法,如:缓慢深呼吸、全身肌肉放松,练气功,听音乐等。

5.提供患者有关医院常规、治疗、护理方面的信息。

6.在患者感到恐惧时或治疗过程中,留在患者身边以增加安全感。

7.帮助患者确认以前曾使用过的能有效地对付恐惧的方法。

第三章 神经系统疾病护理

第一节 脑血管疾病的护理

脑血管疾病(CVD)是由于各种血管源性脑病变引起的脑功能障碍。根据神经功能缺失的时间可将脑血管疾病分为短暂性脑缺血发作(不足 24 小时)和脑卒中(超过 24 小时);根据病理性质可分为缺血性脑卒中和出血性脑卒中,前者又称为脑梗死,包括脑血栓形成和脑栓塞,后者包括脑出血和蛛网膜下腔出血。CVD 是神经系统的常见病和多发病,死亡率约占所有疾病的 10%,已成为重要的严重致残疾病。

一、短暂性脑缺血发作患者的护理

短暂性脑缺血发作(TIA)是指颈动脉或椎一基底动脉系统短暂性供血不足,引起的短暂性、局限性、反复发作的脑功能缺损或视网膜功能障碍。临床症状多在 1 小时内可缓解,最长不超过 24 小时,影像学检查无责任病灶。

(一)专科护理

1.护理要点 向患者讲解疾病的发病特点,指导患者活动时注意安全,避免单独行动,防止发生外伤。告知患者疾病的危害:如果控制不好,TIA 将会进展为脑梗死,使患者从思想上真正重视疾病。

2.主要护理问题

(1)知识缺乏:缺乏疾病相关知识。

(2)有跌倒的危险:与突发的一过性失明、跌倒发作及眩晕有关。

(3)潜在并发症:脑卒中。

3.护理措施

(1)疾病知识指导:向患者讲解疾病的病因、常见临床症状、诱因、治疗方法及自我护理知识。通过耐心的讲解,帮助患者了解疾病的相关用药知识及疾病的预后,让患者既不过分担忧疾病,又不放松对疾病的警惕,帮助患者寻找和去除自身的危险因素,积极治疗相关疾病,改变不良生活方式,建立良好的生活习惯。

(2)饮食指导:让患者了解肥胖、吸烟、酗酒及饮食因素与脑血管疾病的关系。指导患者进食低糖、低盐、低脂、低胆固醇和富含不饱和脂肪酸、蛋白质、纤维素的食物,多食含钾丰富的食物,多吃水果、蔬菜;戒烟限酒,规律饮食,避免过饥、过饱。

(3)用药指导:指导患者遵从医嘱正确服药,并注意观察药物的不良反应。如抗凝治疗时应密切观察有无牙龈出血、皮下出血、黏膜出血等表现,是否出现血尿,同时应定期检查血象;告知患者使用降压药物时,血压降到理想水平后应继续就医,遵医嘱服用维持量,以保持血压的相对稳定;对无症状的患者更应该强调用药的重要性,使其认识到不遵医嘱行为将导致的严重危害。

(4)安全指导:向患者讲解疾病的发作特点,尤其对于频繁发作的患者,应避免重体力劳动,避免单独外出、如厕、沐浴。改变体位时、转头时速度宜慢,幅度宜小,防止诱发 TIA。

（二）健康指导

1. 疾病知识指导

（1）TIA 是指各种脑血管病变引起的短暂性、局限性、反复发作的脑功能缺损或视网膜功能障碍。临床症状多在 1 小时内可缓解，最长不超过 24 小时，影像学检查无责任病灶。

（2）TIA 发生的主要原因有动脉粥样硬化、血流动力学（hemodynamics）改变及血液成分改变等。心源性栓子、动脉粥样硬化（atherosclerosis）的斑块脱落，在血流中形成微栓子，随血流到小动脉而堵塞血管，出现脑局部供血不足，而随着斑块的破裂或溶解，症状缓解。此型 TIA 发作频度低，但症状多样，每次发作持续时间长，可持续 2 小时。还有脑动脉完全狭窄或闭塞，当某些原因使血压急剧波动时，侧支循环短时间内无法建立，则会发生该处脑组织的供血不足。还有一些血液系统疾病，如血小板增多、严重贫血以及各种原因导致的血液的高凝状态等也可导致 TIA 的发病。

（3）TIA 的特点是急性发病，每次发作时间短，最长不超过 24 小时，反复发作，且每次发作症状相似，不遗留视网膜或脑神经功能障碍。根据其缺血部位不同，临床症状多样，表现为肢体的偏瘫（hemiplegia）、偏身感觉障碍、失语，双下肢无力、视力障碍、眩晕、复视、跌倒发作等。

（4）TIA 主要的辅助检查有 CT 或 MRI，但结果大多正常，血常规、凝血象、生化检查也是必要的。

（5）TIA 确诊后需针对病因治疗，治疗心律失常，控制血压、糖尿病、高脂血症、血液系统疾病等。日常活动中要防止颈部活动过度等诱发因素。药物治疗可选择抗血小板凝集药物，对预防复发有一定的作用。对于发作时间较长、频繁发作且逐渐加重，同时无明显的抗凝治疗禁忌证者进行抗凝治疗，主要药物有肝素（heparjn）、低分子肝素、华法林等。

2. 饮食指导

（1）每日食盐摄入量应在 6g 以下，对于高血压患者则控制在 3g 以下，防止食盐摄入过多导致血压升高。

（2）以清淡饮食为主，多食用豆类、植物油、粗粮、蔬菜、水果等，适量进食瘦肉、牛奶，对于体重超标的患者，建议减肥，并控制体重。

（3）糖尿病患者忌食糖及含糖较多的糕点、水果、罐头等，严格控制血糖，因为糖尿病可以导致脑动脉硬化提前发生。

（4）调整饮食，降低胆固醇的摄入量，每日不超过三个蛋黄，少食动物内脏。

（5）戒烟限酒，烟酒可以导致高血压或使血压升高，但提示戒烟、限酒需要一个过程，防止突然戒断导致不良反应的发生。

3. 日常活动指导

（1）适当的户外活动，如快走、慢跑、散步等，每次 30～40 分钟，以不感到疲劳和紧张为原则。

（2）打太极拳、垂钓、登山等，可以缓解头晕、头痛的症状，同时也可以促进血液循环。

（3）每日静坐冥思 1～2 次，每次 30 分钟左右，排除杂念，放松身心，有助于缓解神经性头痛，降低血压。

4. 日常生活指导

（1）出现头晕、头痛、复视及恶心呕吐症状的，患者要及时就医，以卧床休息为主，注意枕头不宜太高,以免影响头部的血液供应。在仰头或头部转动时动作缓慢,幅度不可过大,防止因颈部活动过度或过急导致 TIA 发作而跌伤。变换体位时动作要轻慢,以免诱发眩晕而增加呕吐次数。尽量避免患者单独活动,以免发生意外伤害。

(2)心烦、耳鸣、急躁易怒、失眠多梦的患者要多注意休息,睡前避免服用一些易导致兴奋的饮料,如咖啡、浓茶等。

(3)记忆力减退,注意力不集中,常有健忘发生的患者,身边应常备纸笔以便随时记录一些重要事情,以免再次发生遗忘。

(4)TIA 频繁发作的患者应避免重体力劳动,要重视疾病的危险性。必要时在如厕、洗浴及外出活动时均要有家属陪伴,以免发生意外。

(5)出院后定期门诊随访,动态了解血压、血脂、血糖和心脏功能,预防并发症和 TIA 的复发。

5.用药指导

(1)遵医嘱正确服药,不可以随意更改药品的种类、剂量、时间、用法,甚至终止服药。

(2)因抗凝治疗会导致皮肤有出血点,个别患者还会有消化道的出血,所以在用药时要严密观察有无出血倾向。

(3)在使用阿司匹林或奥扎格雷等抗血小板凝集药物治疗时,可出现食欲缺乏、皮疹或白细胞减少等不良反应,所以一定要严格遵医嘱用药。

6.保持心态平衡

(1)积极调整心态,稳定情绪,培养自己的兴趣爱好。

(2)建议多参加一些文体活动以陶冶心情,丰富个人生活。

(3)增强脑的思维活动,但要做到劳逸结合。

7.预防复发

(1)遵医嘱正确用药。

(2)定期复诊,监测血压、血脂等,保持情绪稳定,避免生气、激动、紧张。适当体育活动,如散步、太极拳等。

(三)循证护理

TIA 是脑卒中的重要危险因素,调查显示:因 TIA 急诊入院的患者中约有 50% 的患者在48 小时会发生脑卒中,约 10.5% 的患者在 90 天内会发生脑卒中。而 TIA 是脑卒中的可控制的危险因素。所以做好 TIA 患者的健康教育,控制 TIA 的发作,是降低脑卒中发病率的重要手段。良好的健康教育可以控制 TIA 发病率,对于 TIA 的患者如何做好健康教育应是我们护理工作的重点。

二、脑梗死患者的护理

脑梗死(CI)又称缺血性脑卒中,包括脑血栓形成、腔隙性脑梗死和脑栓塞等,是指因脑部血液循环障碍,缺血、缺氧所致的局限性脑组织的缺血性坏死或软化。好发于中老年人,多见于 50～60 岁以上的动脉硬化者,且多伴有高血压、冠心病或糖尿病;男性稍多于女性。通常有前驱症状,如头晕、头痛等,部分患者发病前曾有 TIA 史。常见表现如失语、偏瘫、偏身感觉障碍等。临床上根据部位不同可分为前循环梗死、后循环梗死和腔隙性梗死。

（一）专科护理

1.护理要点　急性期加强病情观察（昏迷患者使用格拉斯哥昏迷量表评定），防治脑疝；低盐低脂饮食，根据洼田饮水试验的结果，3分以上的患者考虑给予鼻饲，鼻饲时防止食物反流，引起窒息；偏瘫患者保持肢体功能位，定时协助更换体位，防止压疮，活动时注意安全，生命体征平稳者早期康复介入；失语患者进行语言康复训练要循序渐进，持之以恒。

2.主要护理问题

（1）躯体活动障碍与偏瘫或平衡能力下降有关。

（2）吞咽障碍与意识障碍或延髓麻痹有关。

（3）语言沟通障碍与大脑语言中枢功能受损有关。

（4）有废用综合征的危险与意识障碍、偏瘫所致长期卧床有关。

3.护理措施

（1）一般护理：①生活护理：卧位（强调急性期平卧，头高足低位，头部抬高 $15°\sim30°$）、皮肤护理、压疮预防、个人卫生处置等。②安全护理：病房安装护栏、扶手、呼叫器等设施；床、地面、运动场所尽量创造无障碍环境；患者使用安全性高的手杖、衣服、鞋；制订合理的运动计划，注意安全，避免疲劳。③饮食护理：鼓励进食，少量多餐；选择软饭、半流质或糊状食物，避免粗糙、干硬、辛辣等刺激性食物；保持进餐环境安静，减少进餐时的干扰因素；提供充足的进餐时间；掌握正确的进食方法（如吃饭或饮水时抬高床头，尽量端坐，头稍前倾）；洼田饮水试验 $2\sim3$ 分的患者不能使用吸管吸水，一旦发生误吸，迅速清理呼吸道，保持呼吸道通畅；洼田饮水试验 $4\sim5$ 分的患者给予静脉营养支持或鼻饲，做好留置胃管的护理。根据护理经验，建议脑梗死患者尽量保证每日 $6\sim8$ 瓶（$3000\sim4000ml$）的进水量，可有效地帮助改善循环，补充血容量，防止脱水。

（2）用药护理：①脱水药：保证用药的时间、剂量、速度准确，注意观察患者的反应及皮肤颜色、弹性的变化，保证充足的水分摄入，准确记录 24 小时出入量，注意监测肾功能。②溶栓抗凝药：严格遵医嘱剂量给药，监测生命体征、观察有无皮肤及消化道出血倾向，观察有无并发颅内出血和栓子脱落引起的小栓塞。扩血管药尤其是应用尼莫地平等钙通道阻滞剂时，滴速应慢，同时监测血压变化。使用低分子右旋糖酐改善微循环治疗时，可能出现发热、皮疹甚至过敏性休克，应密切观察。目前临床不常用。

（3）心理护理：重视患者精神情绪的变化，提高对抑郁、焦虑状态的认识，及时发现患者的心理问题，进行针对性护理（解释、安慰、鼓励、保证等），以消除患者的思想顾虑，稳定情绪，增强战胜疾病的信心。

（4）康复护理：躯体康复：①早期康复干预，重视患侧刺激，保持良好的肢体位置，注意体位变换，床上运动训练（Bobath 握手、桥式运动、关节被动运动、起坐训练）。②恢复期功能训练。③综合康复治疗：合理选用针灸、理疗、按摩等辅助治疗。

（5）语言训练：①沟通方法指导：提问简单的问题，借助卡片、笔、本、图片、表情或手势沟通，安静的语言交流环境，关心、体贴、缓慢、耐心等。②语言康复训练：肌群运动、发音、复述、命名训练等，遵循由少到多、由易到难、由简单到复杂的原则，循序渐进。

（二）健康指导

1.疾病知识指导

（1）概念：脑梗死是因脑部的血液循环障碍，缺血、缺氧所引起的脑组织坏死和软化，它包括脑血栓形成、腔隙性脑梗死(腔梗)和脑栓塞等。

(2)形成的主要原因:年龄(多见于 50~60 岁以上)、性别(男性稍多于女性)、脑动脉粥样硬化、高血压、高脂血症、糖尿病、脑动脉炎、血液高凝状态、家族史等,脑栓塞形成的主要原因有风湿性心脏病、二尖瓣狭窄并发心房颤动、血管粥样硬化斑块、脓栓脂肪栓子等。

(3)主要症状:脑血栓形成常伴有头晕、头痛、恶心、呕吐的前驱症状,部分患者曾有短暂性脑供血不全,发病时多在安静休息中,应尽快就诊,以及时恢复血液供应,早期溶栓一般在发病后的 6 小时之内,脑栓塞起病急,多在活动中发病。

(4)常见表现:脑血栓形成常表现为头晕、头痛、恶心、言语笨拙、失语、肢体瘫痪、感觉减退、饮水或进食呛咳、意识不清等。脑栓塞常表现为意识不清、失语、抽搐、偏瘫、偏盲(一侧眼睛看不清或看不见)等。

(5)常用检查项目:凝血象、血常规、血糖、血脂、血液流变学、同型半胱氨酸等血液检查,CT 检查、MRI 检查、DSA、TCD。

(6)治疗:在急性期进行个体化治疗(如溶栓、抗凝、降纤),此外酌情给予改善脑循环,脑保护,抗脑水肿,降颅内压,调整血压,血糖,血脂,控制并发症,康复治疗等。脑栓塞治疗与脑血栓形成有相同之处,此外需治疗原发病。

(7)预后:脑血栓形成在急性期病死率为 5%~15%,存活者中 50%留有后遗症,脑栓塞有 10%~20%的患者 10 日内再次栓塞,再次栓塞病死率高,2/3 患者遗留不同程度的神经功能缺损。

2.康复指导

(1)康复的开始时间一般在患者意识清楚、生命体征平稳、病情不再发展后 48 小时即可进行。

(2)康复护理的具体内容如下,要请专业的康复医师进行训练。

1)躯体康复

①早期康复干预:重视患侧刺激、保持良好的肢体位置、注意体位变换、床上运动训练(Bobath 握手、桥式运动、关节被动运动、起坐训练)。

②恢复期功能训练。

③综合康复治疗:合理选用针灸、理疗、按摩等辅助治疗。

2)语言训练

①沟通方法指导:提问简单的问题,借助卡片、笔、本、图片、表情或手势沟通,安静的语言交流环境,关心、体贴、缓慢、耐心等。

②语言康复训练:肌群运动、发音、复述、命名训练等,遵循由少到多、由易到难、由简单到复杂的原则,循序渐进。

(3)康复训练所需时间较长,需要循序渐进,树立信心,持之以恒,不要急功近利和半途而废。家属要关心体贴患者,给予生活照顾和精神支持,鼓励患者坚持锻炼。康复过程中加强安全防范,防止意外发生。

(4)对于康复过程中的疑问请询问医生或康复师。

3.饮食指导

(1)合理进食,选择高蛋白、低盐、低脂、低热的清淡食物,改变不良的饮食习惯,如油炸食品、烧烤等,多食新鲜蔬菜水果,避免粗糙、干硬、辛辣等刺激性食物,避免过度食用动物内脏、动物油类,每日食盐量不超过 6g。

(2)洼田饮水试验 2～3 分者,可头偏向一侧,喂食速度慢,避免交谈,防止呛咳、窒息的发生;洼田饮水试验 4～5 分者,遵医嘱给予鼻饲饮食,密切防止食物反流引起窒息。

(3)增加粗纤维食物摄入,如芹菜、韭菜,适当增加进水量,顺时针按摩腹部,减少便秘发生。患者数天未排便或排便不畅,可使用缓泻剂,诱导排便。

4.用药指导

(1)应用溶栓抗凝降纤类药物的患者应注意有无胃肠道反应、柏油样便、牙龈出血等出血倾向。为保障用药安全,在使用溶栓、抗凝、降纤等药物时需检查出凝血机制,患者应予以配合。

(2)口服药按时服用,不要根据自己感受减药、加药,忘记服药或在下次服药时补上忘记的药量会导致病情波动;不能擅自停药,需按照医生医嘱(口服药手册)进行减量或停药。

(3)静脉输液的过程中不要随意调节滴速,如有疑惑需询问护士。

5.日常生活指导

(1)患者需要安静、舒适的环境,保持平和、稳定的情绪,避免各种不良情绪影响。改变不良的生活方式,如熬夜、赌博等,适当运动,合理休息和娱乐,多参加有益的社会活动,做力所能及的工作及家务。

(2)患者起床、起坐、低头等体位变化时动作要缓慢,转头不宜过猛过急,洗澡时间不能过长,外出时有人陪伴,防止意外发生。

(3)气候变化时注意保暖,防止感冒。

(4)戒烟、限酒。

6.预防复发

(1)遵医嘱正确用药,如降压、降脂、降糖、抗凝药物等。

(2)出现头晕、头痛、一侧肢体麻木无力、口齿不清或进食呛咳、发热、外伤等症状时及时就诊。

(3)定期复诊,动态了解血压、血脂、血糖以及功能,预防并发症和复发。

(三)循证护理

由于脑梗死患者具有发病率高,并发症严重,发病年龄偏高的特点,老年脑梗死患者的护理一直是神经科护理学研究领域的热点,研究结果显示影响老年脑梗死患者康复的社会因素包括家庭经济情况,医疗及护理水平,与家庭成员关系和受教育的文化程度。多项研究结果显示早期康复能够有效改善老年脑梗死患者的肢体运动功能,促进心理状态的恢复,提高生活能力及生活质量。

关于促进老年脑梗死偏瘫患者舒适的循证护理研究表明,对导致患者不舒适的多种因素实施相应的循证护理措施显著改善了脑梗死偏瘫患者舒适状况,具体措施包括采用热敷和热水浸泡、局部按摩与变换体位等来改善腰背及肢体疼痛,同时还可采取肢体摆放、肢体活动、放松疗法等。

三、脑出血患者的护理

脑出血是指原发性非外伤性脑实质内的出血。占急性脑血管疾病的 20%～30%。高血压并发动脉硬化是自发性脑出血的主要病因,高血压患者约有 1/3 的机会发生脑出血,而

93.91％的脑出血患者都有高血压病史。脑出血常发生于男性 50～70 岁,冬春季易发,发病前常无预感,多在情绪紧张、兴奋、排便用力时发病,可出现头痛、头晕、肢体麻木等先驱症状,也可在原有基础上突然加重。

(一)专科护理

1. 护理要点　脑出血患者在临床护理中最重要的是绝对卧床休息、保持大便通畅和情绪稳定;根据出血量多少、部位不同决定绝对卧床时间;加强病情观察;高血压患者调整血压;观察患者应用脱水剂后的情况。

2. 主要护理问题

(1)急性意识障碍与脑出血产生脑水肿所致的大脑功能受损有关。

(2)潜在并发症:脑疝、上消化道出血。

(3)清理呼吸道无效与分泌物过多、咳嗽无力、意识障碍有关。

(4)有误吸的危险与吞咽神经受损、意识障碍有关。

(5)有皮肤完整性受损的危险与瘫痪、长期卧床、年老消瘦、营养低下、感知改变、大小便失禁有关。

(6)躯体活动障碍与偏瘫、意识障碍有关。

(7)语言沟通障碍与失语有关。

(8)进食、如厕自理缺陷与偏瘫有关。

(9)有废用综合征的危险与脑出血所致运动障碍或长期卧床有关。

3. 护理措施

(1)一般护理

①休息与安全:急性期患者绝对卧床 2～4 周,头部抬高 15°～30°减轻脑水肿,烦躁患者加护床挡,必要时给予约束带适当约束;病室保持清洁、安静、舒适,室内空气新鲜,室温保持在 18～22℃,相对湿度 50％～70％。

②日常生活护理:以高蛋白、高维生素、易消化的清淡饮食为主,发病 24 小时后仍有意识障碍、不能经口进食者,应给予鼻饲饮食,同时做好口腔护理。协助更换体位,加强皮肤护理,防止压疮;保持二便通畅,尤其二便失禁患者注意保护会阴部皮肤清洁干燥,早期康复介入,保持肢体功能位置。

③心理护理:评估患者心理状况,实施健康宣教,在治疗期间,鼓励患者保持情绪稳定。告知本病治疗及预后的有关知识,帮助患者消除焦虑、恐惧心理。

(2)病情观察及护理

①密切观察意识、瞳孔、生命体征变化。掌握脑疝的前驱症状头痛剧烈、喷射状呕吐、血压升高、脉搏洪大、呼吸深大伴鼾声、意识障碍加重等。发现异常情况,及时报告医生。

②保持呼吸道通畅,患者取平卧位,将头偏向一侧,及时清除呕吐物及咽部分泌物,防止呕吐物及分泌物误入气管引起窒息。

③建立静脉通道,遵医嘱用药,颅内压增高者遵医嘱给予脱水药。维持血压稳定,患者的血压保持在 150～160/90～100mmHg 之间为宜,过高易引起再出血,过低则可使脑组织灌注量不足。

④定时更换体位,翻身时注意保护头部,转头时要轻、慢、稳呼吸不规则者,不宜频繁更换体位。

⑤如患者痰液较少或呼吸伴有痰鸣音,鼓励患者咳嗽,指导患者有效排痰的方法,痰液较多、部位较深或咳痰无力时给予吸痰,吸痰前协助患者翻身、轻叩背,叩背顺序要由下向上,由外向内,力度适宜。

⑥密切观察上消化道出血的症状和体征。如呕吐的胃内容物呈咖啡色,则应考虑是否发生应激性溃疡,留取标本做潜血试验。急性消化道出血期间应禁食,恢复期应避免食用刺激性食物及含粗纤维多的食物。观察患者有无头晕、黑便、呕血等失血性休克表现。

⑦保持良好肢体位置,做好早期康复护理。对于脑出血软瘫期的患者,加强良好姿位摆放,避免一些异常反射的出现,例如牵张反射。

(3)用药护理:使用脱水降颅压药物时,如20%甘露醇注射液、呋塞米注射液、甘油果糖、托拉塞米注射液等,注意监测尿量与水电解质的变化,防止低钾血症和肾功能受损。应用抗生素,防止肺感染、泌尿系感染等并发症。

(4)心理护理:患者常因偏瘫、失语、生活不能自理而产生悲观恐惧的心理,护士应经常巡视病房,与之交谈,了解患者心理状态,耐心解释,给予安慰,帮助患者认识疾病,树立信心,配合治疗和护理。同时还要关注家属的心理护理,由于患者病情危重,家属多有紧张情绪,加之陪护工作很辛苦,导致身心疲惫,故在患者面前易表现出烦躁、焦虑、易怒,引起患者情绪波动,可能加重病情。

(二)健康指导

1.疾病知识指导

(1)脑出血指原发性(非外伤性)脑实质内的出血,占全部脑卒中的20%～30%。

(2)脑出血的病因:①高血压并发细小动脉硬化。②颅内肿瘤。③动静脉畸形。④其他:脑动脉炎、血液病、脑底异常血管网症、抗凝或溶栓治疗、淀粉样血管病。

(3)脑出血的诱因:寒冷气候、精神刺激、过度劳累、不良生活习惯(吸烟、酗酒、暴饮暴食、食后沐浴等)。

(4)脑出血的治疗:脑出血急性期治疗的主要原则:防止再出血、控制脑水肿、维持生命功能和防治并发症。①一般治疗:绝对卧床休息,保持呼吸道通畅,预防感染等。②调控血压。③控制脑水肿。④应用止血药和凝血药。⑤手术治疗(大脑半球出血量>30ml和小脑出血量>10ml)。⑥早期康复治疗。

2.康复指导

(1)急性期应绝对卧床休息2～4周,抬高床头15°～30°减轻脑水肿。发病后24～48小时尽量减少头部的摆动幅度,以防加重出血。四肢可在床上进行小幅度翻动,每2小时一次,有条件可使用气垫床预防压疮。

(2)生命体征平稳后应开始在床上进行主动训练,时间从5～10分钟/次开始,渐至30～45分钟/次,如无不适,可作2～3次/日,不可过度用力憋气。

(3)康复训练需要请专业的医师,可以为患者进行系统的康复训练。

3.饮食指导　选择营养丰富、低盐低脂饮食,如鸡蛋、豆制品等。避免食用动物内脏,动物油类,每日食盐量不超过6g,多吃蔬菜、水果,尤其要增加粗纤维食物,如芹菜、韭菜,适量增加进水量,预防便秘的发生。洼田饮水试验2～3分者,可头偏向一侧,喂食速度慢,避免交谈,尽量选用糊状食物,防呛咳、窒息,洼田饮水试验4～5分者,遵医嘱给予静脉营养支持或鼻饲饮食。

4.用药指导

(1)口服药按时服用,不要根据自己感受减药、加药,忘记服药或在下次服药时补上忘记的药量会导致病情波动;不能擅自停药,需按照医生医嘱(口服药手册)进行减或停药。

(2)静脉输液过程中不要随意调节滴速,如有疑惑请询问护士。

5.日常生活指导

(1)患者需要一个安静、舒适的环境,特别是发病2周内,应尽量减少探望,保持稳定的情绪,避免各种不良情绪影响。

(2)脑出血急性期,请不必过分紧张。大小便需在床上进行,不可自行下床如厕,以防再次出血发生;保持大便通畅,可食用香蕉、火龙果、蜂蜜,多进水,适度翻身,顺时针按摩腹部,减少便秘发生;若患者3天未排便,可使用缓泻剂,诱导排便,禁忌用力屏气排便,诱发二次脑出血。

(3)病程中还会出现不同程度的头痛,向患者解释这是本病常见的症状,随着病情的好转,头痛症状会逐渐消失。

(4)部分患者有躁动、不安的表现,为防止自伤(如拔出各种管道、坠床等)或伤及他人,应在家属同意并签字的情况下酌情使用约束带,使用约束带期间应注意松紧适宜,定时松放,密切观察局部皮肤血运情况,防止皮肤破溃;放置床挡可防止患者发生坠床,尤其是使用气垫床的患者,使用时要防止皮肤与铁制床挡摩擦,发生刮伤。

(5)长期卧床易导致肺部感染,痰多不易咳出,加强翻身、叩背,促使痰液松动咳出,减轻肺部感染。咳痰无力者,可给予吸痰。

6.预防复发

(1)遵医嘱正确用药。

(2)定期复诊,监测血压、血脂等,保持情绪稳定,避免生气、激动、紧张。适当体育活动,如散步、太极拳等。预防并发症和脑出血的复发。

(三)循证护理

研究表明由于人们生活方式、饮食结构、工作压力水平等因素的不断变化,脑出血作为临床常见疾病,近年来发病率已呈现出上升趋势。该病发病急骤、病情复杂多变,给救治带来了极大的困难,致使患者的死亡率和致残率均较高,给患者及其家属带来沉重的负担。大部分脑出血患者发病后的死因是由并发症引起的,系统而有计划的护理措施,往往对患者的治疗效果和预后转归起到不可估量的作用。

脑出血所致神经症状主要是出血和水肿引起脑组织受损而不是破坏,故神经功能可有相当程度的恢复,在病情稳定后仅进行肢体运动功能的康复,恢复时间长,易发生并发症;急性期后,实施综合性康复护理能在一定程度上预防残疾的发生,能帮助和加快受损功能的恢复。

四、蛛网膜下腔出血患者的护理

蛛网膜下腔出血(SAH)指脑底部或脑表面的病变血管破裂,血液直接流入蛛网膜下腔引起的一种临床综合征,占急性脑卒中的10%左右。其最常见的病因为颅内动脉瘤。SAH以中青年常见,女性多于男性;起病突然,最典型的表现是异常剧烈的全头痛,个别重症患者很快进入昏迷,因脑疝而迅速死亡,此类患者最主要的急性并发症是再出血。

（一）专科护理

1. 护理要点 急性期绝对卧床 4～6 周，谢绝探视，加强病情观察，根据出血的部位和量考虑是否外科手术治疗，头痛剧烈可遵医嘱给予脱水药和止痛药；保持情绪稳定和二便通畅，恢复期的活动应循序渐进，不能操之过急，防止再次出血。

2. 主要护理问题

（1）急性疼痛：头痛与脑水肿、颅内压高、血液刺激脑膜或继发性脑血管痉挛有关。

（2）潜在并发症：再出血。

3. 护理措施

（1）心理护理：指导患者了解疾病的过程与预后，头痛是因为出血、脑水肿致颅内压增高，血液刺激脑膜或脑血管痉挛所致，随着出血停止、血肿吸收，头痛会慢慢缓解。必要时给予止痛和脱水降颅压药物。

（2）用药护理：遵医嘱使用甘露醇时应快速静脉滴注，必要时记录 24 小时尿量，定期查肾功能；使用排钾利尿药时要注意防止离子紊乱，可静脉补钾或口服补钾；使用尼莫地平等缓解脑血管痉挛的药物时可能出现皮肤发红、多汗、心动过缓或过速、胃肠不适等反应，应适当控制输液速度，密切观察是否有不良反应发生。

（3）活动与休息：绝对卧床休息 4～6 周，向患者和家属讲解绝对卧床的重要性，为患者提供安静、安全、舒适的休养环境，控制探视，避免不良的声、光刺激，治疗护理活动也应集中进行。如经一个月左右治疗，患者症状好转，经头部 CT 检查证实血液基本吸收，可遵医嘱逐渐抬高床头、床上坐位、下床站立和适当活动。

（4）避免再出血诱因：告诉患者和家属容易诱发再出血的各种因素，指导患者与医护人员密切配合，避免精神紧张情绪波动、用力排便、屏气、剧烈咳嗽及血压过高等。

（5）病情监测：蛛网膜下腔出血再发率较高，以 5～11 天为高峰，81% 发生在首次出血后 1 个月内。表现为：首次出血后病情好转的情况下，突然再次出现剧烈头痛、恶心、呕吐、意识障碍加重、原有症状和体征重新出现等。

（二）健康指导

1. 疾病知识指导

（1）概念：指脑底部或脑表面的病变血管破裂，血液直接流入蛛网膜下腔引起的一种临床综合征，约占急性脑卒中的 10%。

（2）形成的主要原因：其最常见的病因为颅内动脉瘤，占 50%～80%，其次是动静脉畸形和高血压性动脉粥样硬化，还可见于烟雾病、颅内肿瘤、血液系统疾病、颅内静脉系统血栓和抗凝治疗并发症等。

（3）主要症状：出现异常剧烈的全头痛，伴一过性意识障碍和恶心、呕吐；发病数小时后出现脑膜刺激征（颈项强直、Kernig 征和 Brudzinski 征）；25% 的患者可出现精神症状。

（4）常用检查项目：首选 CT 检查，其次脑脊液检查、脑血管影像学检查、TCD 检查。

（5）治疗：一般治疗与高血压性脑出血相同；安静休息；脱水降颅压，防止再出血常用氨甲苯酸注射液；预防血管痉挛常用尼莫地平注射液；放脑脊液疗法，外科手术治疗。

（6）预后：与病因、出血部位、出血量、有无并发症及是否得到适当的治疗有关。动脉瘤性 SAH 死亡率高，未经外科治疗者约 20% 死于再出血；90% 的颅内 AVM 破裂患者可以恢复，再出血风险较小。

2.饮食指导　给予高蛋白、高维生素、清淡、易消化、营养丰富的流食或半流食,指导患者多进食新鲜的水果和蔬菜,如米粥、蛋羹、面条、芹菜、韭菜、香蕉等,保证水分摄入,少量多餐,防止便秘。

3.避免诱因　向患者和家属普及保健知识,提高其自我管理理念,定期体检,及时发现颅内血管异常,立即就医;已发病的患者应控制血压在理想范围,避免情绪激动,保持大便通畅,必要时遵医嘱使用镇静剂和缓泻剂等药物。

4.检查指导　SAH患者一般在首次出血3周后进行DSA检查,应告知脑血管造影的相关知识,指导患者积极配合,以明确病因,尽早手术,解除隐患和危险。

5.照顾者指导　家属应关心、体贴患者,为其创造良好的休养环境,督促其尽早检查和手术,发现再出血征象及时就诊。

(三)循证护理

SAH最常见的病因为颅内动脉瘤,多项研究中指出动脉瘤性SAH患者发生再出血的原因是由于血压波动引起颅内压增高,如剧烈活动、用力排便、咳嗽、情绪激动等,对动脉瘤产生刺激,从而诱发动脉瘤再次破裂。多表现为突然发病,头痛难忍,心理负担较重,易产生惊恐心理,使患者焦虑不安。这些因素如不及时控制,会导致恶性循环,不利于疾病的治疗和机体的康复。有研究指出SAH患者的典型症状是剧烈头痛,给予脱水和降颅压治疗,减轻脑水肿,这是治疗的关键。患者必须绝对卧床休息4周,过早下床活动可引发再次出血。对于再出血的患者来说,发生脑血管痉挛的时间越长、发作次数越多,预后就会越差,因此,应该采取综合性的预防和护理方法,进行及时的观察和治疗。

近年来,临床上对于SAH的治疗有很多新进展,研究显示持续腰池外引流是一种安全、有效、微创治疗SAH的方法,能不断将有害物质排出体外,减小蛛网膜粘连和脑水肿反应,从而减轻对脑血管的不良刺激,而新分泌出来的CSF又起着稀释和冲洗的作用,阻止了恶性循环。通过持续的腰池外引流并给予护理配合后,可明显缩短头痛时间、减轻头痛程度、减少脑疝及再出血的发生。该方法治愈率高,创伤小,充分体现了临床应用的价值。

第二节　中枢神经系统感染性疾病的护理

中枢神经系统(CNS)感染性疾病是指各种生物病原体侵犯中枢神经系统实质、脑膜和血管等引起的急性或慢性炎症性(或非炎症性)疾病。引起疾病的生物病原体包括病毒、细菌、螺旋体、寄生虫、真菌、立克次体和朊蛋白等。临床上根据中枢神经系统感染的部位不同可分为:脑炎、脊髓炎或脑脊髓炎,主要侵犯脑和(或)脊髓实质;脑膜炎、脊膜炎或脑脊膜炎,主要侵犯脑和(或)脊髓软膜;脑膜脑炎;脑实质和脑膜合并受累。生物病原体主要通过血行感染、直接感染和神经干逆行感染等途径进入中枢神经系统。

一、病毒性脑膜炎患者的护理

病毒性脑膜炎是一组由各种病毒感染引起的脑膜急性炎症性疾病。多为急性起病,出现病毒感染的全身中毒症状如发热、头痛、畏光、恶心、呕吐、肌痛、食欲减退、腹泻和全身乏力等,并伴有脑膜刺激征,通常儿童病程超过1周,成人可持续2周或更长。本病大多呈良性过程。

（一）专科护理

1.护理要点　急性期患者绝对卧床休息,给予高热量、高蛋白、高维生素、易消化的流质或半流质饮食,不能进食者给予鼻饲。密切观察病情变化,除生命体征外,必须观察瞳孔、精神状态、意识改变、有无呕吐、抽搐症状,及时发现是否有脑膜刺激征和脑疝的发生。

2.主要护理问题

(1)急性疼痛:头痛与脑膜刺激征有关。

(2)潜在并发症:脑疝与脑水肿导致颅内压增高有关。

(3)体温过高与病毒感染有关。

(4)有体液不足的危险与反复呕吐、腹泻导致失水有关。

3.护理措施

(1)一般护理

①为患者提供安静、温湿度适宜的环境,避免声光刺激,以免加重患者的烦躁不安、头痛及精神方面的不适感。

②衣着舒适,患者内衣以棉制品为宜,勤洗勤换,且不易过紧;床单保持清洁、干燥、无渣屑。

③提供高热量、高蛋白质、高维生素、低脂肪的易消化饮食,以补充高热引起的营养物质消耗。鼓励患者增加饮水量,1000～2000ml/d。

④做好基础护理,给予口腔护理,减少患者因高热、呕吐引起的不适感,并防止感染;加强皮肤护理,防止降温后大量出汗带来的不适。

(2)病情观察及护理

①严密观察患者的意识、瞳孔及生命体征的变化,及时准确地报告医生。积极配合医生治疗,给予降低颅内压的药物,减轻脑水肿引起的头痛、恶心、呕吐等,防止脑疝的发生。保持呼吸道通畅,及时清除呼吸道分泌物,定时叩背、吸痰,预防肺部感染。

②发热患者应减少活动,以减少氧耗量,缓解头痛、肌痛等症状。发热时可采用物理方法降温,可用温水擦浴、冰袋和冷毛巾外敷等措施物理降温。必要时遵医嘱使用药物降温,使用时注意药物的剂量,尤其对年老体弱及伴有心血管疾病者应防止出现虚脱或休克现象;监测体温应在行降温措施30分钟后进行。

③评估患者头痛的性质、程度及规律,恶心、呕吐等症状是否加重。患者头痛时指导其卧床休息,改变体位时动作要缓慢。讲解减轻头痛的方法,如深呼吸、倾听音乐、引导式想象、生物反馈治疗等。

④意识障碍患者给予侧卧位,备好吸引器,及时清理口腔,防止呕吐物误入气管而引起窒息。观察患者呕吐的特点,记录呕吐的次数,呕吐物的性质、量、颜色、气味,遵医嘱给予止吐药,帮助患者逐步恢复正常饮食和体力。指导患者少量多次饮水,以免引起恶心呕吐;剧烈呕吐不能进食或严重水电解质失衡时,给予外周静脉营养,准确记录24小时出入量,观察患者有无失水征象,依失水程度不同,患者可出现软弱无力、口渴、皮肤黏膜干燥和弹性减低,尿量减少、尿比重增高等表现。

⑤抽搐的护理:抽搐发作时,应立即松开衣领和裤带,取下活动性义齿,及时清除口鼻腔分泌物,保持呼吸道通畅;放置压舌板于上、下臼齿之间,防止舌咬伤,必要时用舌钳将舌拖出,防止舌后坠阻塞呼吸道;谵妄躁动时给予约束带约束,勿强行按压肢体,以免造成肢体骨

折或脱白。

(二)健康指导

1.疾病知识指导

(1)概念:病毒性脑膜炎又称无菌性脑膜炎,是一组由各种病毒感染引起的脑膜急性炎症性疾病,主要表现为发热、头痛和脑膜刺激征。

(2)形成的主要原因:85％～95％的病毒性脑膜炎由肠道病毒引起,主要经粪—口途径传播,少数经呼吸道分泌物传播。

(3)主要症状:多为急性起病,出现病毒感染全身中毒症状,如发热、畏光、头痛、肌痛、食欲减退、腹泻和全身乏力等,并伴有脑膜刺激征。幼儿可出现发热、呕吐、皮疹等,而颈项强直较轻微甚至缺如。

(4)常用检查项目:血常规、尿常规、腰椎穿刺术、脑电图、头CT、头MRI。

(5)治疗:主要治疗原则是对症治疗、支持治疗和防治并发症。对症治疗如剧烈头痛可用止痛药,癫痫发作可首选卡马西平或苯妥英钠,抗病毒治疗可用无环鸟苷,脑水肿可适当应用脱水药。

(6)预后:预后良好。

(7)其他:如疑为肠道病毒感染应注意粪便处理,注意手部卫生。

2.饮食指导

(1)给予高蛋白、高热量、高维生素等营养丰富的食物,如鸡蛋、牛奶、豆制品、瘦肉,有利于增强抵抗力。

(2)长期卧床的患者易引起便秘,用力屏气排便、过多的水钠潴留都易引起颅内压增高,为保证大便通畅,患者应多食粗纤维食物,如芹菜、韭菜等。

(3)应用甘露醇、速尿等脱水剂期间,患者应多食含钾高的食物如香蕉、橘子等,并要保证水分摄入。

(4)不能经口进食者,遵医嘱给予鼻饲,制订鼻饲饮食计划表。

3.用药指导

(1)脱水药:保证药物滴注时间、剂量准确,注意观察患者的反应及患者皮肤颜色、弹性的变化,记录24小时出入量,注意监测肾功能。

(2)抗病毒药:应用阿昔洛韦时注意观察患者有无谵妄、皮疹、震颤及血清转氨酶暂时增高等副作用。

4.日常生活指导

(1)保持室内环境安静、舒适、光线柔和。

(2)高热的护理

①体温上升阶段:寒战时注意保暖。

②发热持续阶段:给予物理降温,必要时遵医嘱使用退热药,并要注意补充水分。

③退热阶段:要及时更换汗湿衣服,防止受凉。

(3)腰椎穿刺术后患者取去枕平卧位4～6小时,以防止低颅压性头痛的发生。

(三)循证护理

病毒性脑膜炎是由各种病毒引起中枢神经系统的炎症性疾病,其发病机制可能与病毒感染和感染后的免疫反应有关。而症状性癫痫是由脑损伤或全身性疾病引起脑代谢失常引发的癫痫,病毒性脑膜炎是引起癫痫发作的因素之一。针对病毒性脑膜炎合并症状性癫痫患者的临床特点,有学者研究得出病毒性脑炎合并症状性癫痫患者的护理重点应做好精神异常、癫痫发作、腰椎穿刺术和用药的观察及护理。

使用头孢菌素类和硝基咪唑类抗生素后服用含有酒精类的液体或食物时会引发双硫仑样反应。双硫仑样反应表现为面部潮红、头痛、眩晕、恶心、呕吐、低血压、心率加快、呼吸困难,严重者可致急性充血性心力衰竭、呼吸抑制、意识丧失、肌肉震颤等。据报道,一个高压电烧伤者,术后给予头孢哌酮抗感染,用75%乙醇处理创面,反复出现双硫仑样反应。说明应用上述药物的患者接触任何含乙醇的制品都有导致双硫仑样反应的可能,医护人员应提高警惕,并将有关注意事项告知患者。

二、化脓性脑膜炎患者的护理

化脓性脑膜炎即细菌性脑膜炎,又称软脑膜炎,是由化脓性细菌所致脑脊膜的炎症反应,脑和脊髓的表面轻度受累,是中枢神经系统常见的化脓性感染疾病。病前可有上呼吸道感染史,主要临床表现为发热、头痛、呕吐、意识障碍、偏瘫、失语、皮肤瘀点及脑膜刺激征等。通常起病急,好发于婴幼儿和儿童。

(一)专科护理

1. 护理要点 密切观察患者的病情变化,定时监测患者的生命体征、意识、瞳孔的变化及颅内压增高表现。做好高热患者的护理。对有肢体瘫痪及失语的患者,给予康复训练,预防并发症。加强心理护理,帮助患者树立战胜疾病的信心。

2. 主要护理问题

(1)体温过高与细菌感染有关。

(2)急性疼痛:头痛与颅内感染有关。

(3)营养失调(低于机体需要量):与反复呕吐及摄入不足有关。

(4)潜在并发症:脑疝与颅内压增高有关。

(5)躯体活动障碍与神经功能损害所致的偏瘫有关。

(6)有皮肤完整性受损的危险与散在的皮肤瘀点有关。

3. 护理措施

(1)一般护理

①环境:保持病室安静,经常通风,用窗帘适当遮挡窗户,避免强光对患者的刺激,减少患者家属的探视。

②饮食:给予清淡、易消化且富含营养的流质或半流质饮食,多吃水果和蔬菜。意识障碍的患者给予鼻饲饮食,制订饮食计划表,保证患者摄入足够的热量。

③基础护理:给予口腔护理,保持口腔清洁,减少因发热、呕吐等引起的口腔不适;加强皮肤护理,保持皮肤清洁干燥,特别是皮肤有瘀点、瘀斑时避免搔抓破溃。

(2)病情观察及护理

①加强巡视,密切观察患者的意识、瞳孔、生命体征及皮肤瘀点、瘀斑的变化,婴儿应注意观察囟门。若患者意识障碍加重、呼吸节律不规则、双侧瞳孔不等大、对光反射迟钝、躁动不安等,提示脑疝的发生,应立即通知医生,配合抢救。

②备好抢救药品及器械:抢救车、吸引器、简易呼吸器、氧气装置及硬脑膜下穿刺包等。

（3）用药护理

①抗生素：给予抗生素皮试前，询问有无过敏史。用药期间监测患者的血象、血培养、血药敏等检查结果。用药期间了解患者有无不适主诉。

②脱水药：保证药物按时、准确滴注，注意观察患者的反应及皮肤颜色、弹性的变化，注意监测肾功能。避免药液外渗，如有外渗，可用硫酸镁湿热敷。

③糖皮质激素：严格遵医嘱用药，保证用药时间、剂量的准确，不可随意增量、减量，询问患者有无心悸、出汗等不适主诉；用药期间监测患者的血象、血糖变化；注意保暖，预防交叉感染。

（4）心理护理：根据患者及家属的文化水平，介绍患者的病情及治疗和护理的方法，使其积极主动配合。关心和爱护患者，及时解除患者的不适，增强其信任感，帮助患者树立战胜疾病的信心。

（5）康复护理：有肢体瘫痪和语言沟通障碍的患者可以进行如下的康复护理：

1）保持良好的肢体位置，根据病情，给予床上运动训练，包括：

①桥式运动：患者仰卧位，双上肢放于体侧，或双手十指交叉，双上肢上举；双腿屈膝，足支撑于床上，然后将臀部抬起，并保持骨盆成水平位，维持一段时间后缓慢放下。也可以将健足从治疗床上抬起，以患侧单腿完成桥式运动。

②关节被动运动：为了预防关节活动受限，主要进行肩关节外旋、外展，肘关节伸展，腕和手指伸展，髋关节外展，膝关节伸展，足背屈和外翻。

③起坐训练。

2）对于清醒患者，要更多关心、体贴患者，增强自我照顾能力和信心。经常与患者进行交流，促进其语言功能的恢复。

（二）健康指导

1. 疾病知识指导

（1）概念：化脓性脑膜炎是由化脓性细菌感染所致的脑脊膜炎症，脑和脊髓的表面轻度受累。通常急性起病，是中枢神经系统常见的化脓性感染疾病。

（2）形成的主要原因：化脓性脑膜炎最常见的致病菌为肺炎链球菌、脑膜炎双球菌及 B 型流感嗜血杆菌。这些致病菌可通过外伤直接扩延、血液循环或脑脊液等途径感染软脑膜和（或）蛛网膜。

（3）主要症状：寒战、高热、头痛、呕吐、意识障碍、腹泻和全身乏力等，有典型的脑膜刺激征。

（4）常用检查项目：血常规、尿常规、脑脊液检查、头 CT、头 MRI、血细菌培养。

（5）治疗：①抗菌治疗：未确定病原菌时首选三代头孢曲松或头孢噻肟因其可透过血脑屏障，在脑脊液中达到有效浓度。如确定病原菌为肺炎球菌，首选青霉素，对其耐药者，可选头孢曲松，必要时联合万古霉素治疗；如确定病原菌为脑膜炎球菌，首选青霉素；如确定病原菌为铜绿假单胞菌可选头孢他啶。②激素治疗。③对症治疗。

（6）预后：病死率及致残率较高，但预后与机体情况、病原菌和是否尽早应用有效的抗生素治疗有关。

（7）宣教：搞好环境和个人卫生。

2. 饮食指导　给予高热量、清淡、易消化的流质或半流质饮食，按患者的热量需要制订饮食计划,保证足够热量的摄入。注意食物的搭配,增加患者的食欲,少食多餐。频繁呕吐不能进食者,给予静脉输液,维持水电解质平衡。

3.用药指导

(1)应用脱水药时,保证输液速度。

(2)应用激素类药物时不可随意减量,以免发生"反跳"现象,激素类药物最好在上午输注,避免由于药物副作用引起睡眠障碍。

4.日常生活指导

(1)协助患者洗漱、如厕、进食及个人卫生等生活护理。

(2)做好基础护理,及时清除大小便,保持臀部皮肤清洁干燥,间隔1～2小时更换体位,按摩受压部位,必要时使用气垫床,预防压疮。

(3)偏瘫的患者确保有人陪伴,床旁安装护栏,地面保持平整干燥、防湿、防滑,注意安全。

(4)躁动不安或抽搐的患者,床边备牙垫或压舌板,必要时在患者家属知情同意下用约束带,防止患者舌咬伤及坠床。

(三)循证护理

化脓性脑膜炎是小儿时期较为常见的由化脓性细菌引起的神经系统感染的疾病,婴幼儿发病较多。本病预后差,病死率高,后遗症多。相关学者通过对78例化脓性脑膜炎患儿的护理资料进行研究,分析总结得出做好病情的观察和加强临床护理是促进患儿康复的重要环节。

对小儿化脓性脑膜炎的临床护理效果的探讨,得出结论:提高理论知识水平、业务水平、对疾病的认识,对病情发展变化作出及时、正确的抢救和护理措施,可以提高患儿治愈率,降低并发症后遗症发生,提高生命质量,促进患儿早日康复。

三、结核性脑膜炎患者的护理

结核性脑膜炎(TMD)是由结核杆菌引起的脑膜和脊髓膜的非化脓性炎症性疾病,是最常见的神经系统结核病。主要表现为结核中毒症状、发热、头痛、脑膜刺激征、脑神经损害及脑实质改变,如意识障碍、癫痫发作等。本病好发于幼儿及青少年,冬春季较多见。

(一)专科护理

1.护理要点　密切观察患者的病情变化,观察有无意识障碍脑疝及抽搐加重的发生。做好用药指导,定期监测抗结核药物的副作用。对抽搐发作、肢体瘫痪及意识障碍的患者加强安全护理,防止外伤,同时给予相应的对症护理,促进患者康复。

2.主要护理问题

(1)体温过高与炎性反应有关。

(2)有受伤害的危险与抽搐发作有关。

(3)有窒息的危险与抽搐发作时口腔和支气管分泌物增多有关

(4)营养失调(低于机体需要量):与机体消耗及食欲减退有关。

(5)疲乏与结核中毒症状有关。

(6)意识障碍与中枢神经系统、脑实质损害有关。

(7)潜在并发症:脑神经损害、脑梗死等。

(8)知识缺乏:缺乏相关医学知识有关。

3.护理措施

(1)一般护理

①休息与活动:患者出现明显结核中毒症状,如低热、盗汗、全身无力、精神萎靡不振时,应以休息为主,保证充足的睡眠,生活规律。病室安静,温湿度适宜,床铺舒适,重视个人卫生护理。

②饮食护理:保证营养及水分的摄入。提供高蛋白、高热量、高维生素的饮食,每天摄入鱼、肉、蛋、奶等优质蛋白,多食新鲜的蔬菜、水果,补充维生素。高热或不能经口进食的患者给予鼻饲饮食或肠外营养。

③戒烟、酒。

(2)用药护理

①抗结核治疗:早期、联合、足量、全程、顿服是治疗结核性脑膜炎的关键。强调正确用药的重要性,督促患者遵医嘱服药,养成按时服药的习惯,使患者配合治疗。告知药物可能出现的不良反应,密切观察,出现如眩晕、耳鸣、巩膜黄染、肝区疼痛、胃肠不适等不良反应时,及时报告医生,并遵医嘱给予相应的处理。

②全身支持:减轻结核中毒症状,可使用皮质类固醇等抑制炎症反应,减轻脑水肿。使用皮质类固醇时要逐渐减量,以免发生"反跳"现象。注意观察皮质类固醇药物的不良反应,正确用药,减少副作用。

③对症治疗:根据患者的病情给予相应的抗感染、脱水降颅压、解痉治疗。

(3)体温过高的护理

1)重视体温的变化,定时测量体温,给予物理或药物降温后,观察降温效果,患者有无虚脱等不适出现。

2)采取降温措施

①物理降温:使用冰帽、冰袋等局部降温,温水擦浴全身降温,注意用冷时间,观察患者的反应,防止继发效应抵消治疗作用及冻伤的发生。身体虚弱的患者在降温过程中,控制时间,避免能量的消耗。

②药物降温:遵医嘱给予药物降温,不可在短时间内将体温降得过低,同时注意补充水分,防止患者虚脱。儿童避免使用阿司匹林,以免诱发 Reye 综合征,即患者先出现恶心、呕吐,继而出现中枢神经系统症状,如嗜睡、昏睡等。小心谨慎使用金刚烷胺类药物,以免中枢神经系统不良反应的发生。

(4)意识障碍的护理

①生活护理:使用床挡等保护性器具。保持床单位清洁、干燥、无渣屑,减少对皮肤的刺激,定时给予翻身、叩背,按摩受压部位,预防压疮的发生。注意口腔卫生,保持口腔清洁。做好大小便护理,满足患者的基本生活需求。

②饮食护理:协助患者进食,不能经口进食时,给予鼻饲饮食,保障营养及水分的摄入。

③病情监测:密切观察患者的生命体征及意识、瞳孔的变化,出现异常及时报告医生,并配合医生处理。

(二)健康指导

1.疾病知识指导

(1)病因及发病机制:结核杆菌通过血行直接播散或经脉络丛播散至脑脊髓膜,形成结核结节,结节破溃后结核菌进入蛛网膜下腔,导致结核性脑膜炎。此外,结核菌可因脑实质、脑膜干酪灶破溃所致,脊柱、颅骨、乳突部的结核病灶也可直接蔓延引起结核性脑膜炎。

(2)主要症状:多起病隐袭,病程较长,症状轻重不一。

①结核中毒症状:低热、盗汗、食欲减退、疲乏、精神萎靡。

②颅内压增高和脑膜刺激症状:头痛、呕吐、视神经盘水肿及脑膜刺激征。

③脑实质损害:精神萎靡、淡漠、谵妄等精神症状或意识状态的改变;部分性、全身性的痫性发作或癫痫持续状态;偏瘫、交叉瘫、截瘫等脑卒中样表现。

④脑神经损害:动眼、外展、面及视神经易受累及,表现为视力下降、瞳孔不等大、眼睑下垂、面神经麻痹等。

(3)常用检查项目:脑脊液检查、头 CT、头 MRI、血沉等。

(4)治疗

①抗结核治疗:异烟肼、利福平、吡嗪酰胺、链霉素、乙胺丁醇等。至少选择 3 种药物联合治疗,根据所选药物给予辅助治疗,防止药物不良反应。

②皮质类固醇:用于减轻中毒症状、抑制炎症反应、减轻脑水肿、抑制纤维化,可用地塞米松或氢化可的松等。

③对症治疗:降颅压、解痉、抗感染等。

(5)预后:与患者的年龄、病情轻重、治疗是否及时彻底有关。部分患者预后较差,甚至死亡。

2.饮食指导　提供高蛋白、高热量、高维生素、易消化吸收的食物,每天摄入鱼、肉、蛋、奶等优质蛋白,多食新鲜的蔬菜、水果,补充维生素。保证水分的摄入。

3.用药指导

(1)使用抗结核药物时要遵医嘱正确用药,早期、足量、联合、全程、顿服是治疗本病的关键。药物不良反应较多,如使用异烟肼时需补充维生素 B_6 以预防周围神经病;使用利福平、异烟肼、吡嗪酰胺时需监测肝酶水平,及时发现肝脏损伤;使用链霉素时定期进行听力检测,及时应对前庭毒性症状。

(2)使用皮质类固醇药物时,观察用药效果,合理用药,减少不良反应的发生。

(3)应用脱水、降颅压药物时注意电解质的变化,保证水分的摄入;使用解痉、抗感染等药物时给予相应的护理,如注意观察生命体征的变化等。

4.日常生活指导

(1)指导患者注意调理,合理休息,生活规律,增强抵抗疾病的能力,促进身体康复。

(2)减少外界环境不良刺激,注意气候变化,预防感冒发生。

(3)保持情绪平稳,积极配合治疗,树立战胜疾病的信心。

(三)循证护理

结核性脑膜炎早期出现头痛、双目凝视、精神呆滞、畏光;中期出现脑膜刺激征、颅内压高、呕吐(以喷射性呕吐为主)、嗜睡;晚期出现失明、昏睡、呼吸不规则、抽搐,危重时发生脑疝而死亡的临床特点。研究表明,严密观察患者的病情变化,针对性地做好一般护理、病情观察、康复护理、饮食护理、用药护理、心理护理、康复护理和健康教育,对结核性脑膜炎患者的康复起到重要的作用。

第三节 癫痫的护理

癫痫是多种原因导致的脑部神经元高度同步化异常放电的临床综合征。此病具有反复性、短暂性及突然发作的特点。由于所累及的部位不同,临床表现也不尽相同,主要表现为意识、感觉、运动、自主神经功能障碍。癫痫是神经系统疾病中第二大疾病,仅次于脑血管疾病,流行病学资料显示普通人群癫痫的年发病率为(50~70)/10万,患病率约为0.5%,其死亡率是普通人群的2~3倍,为(1.3~3.6)/10万。我国的癫痫患者在900万以上,每年有65万~70万新发癫痫患者,难治性癫痫约为25%,数量至少在150万以上。

一、专科护理

1.护理要点 癫痫发作时,应立即取卧位,解开领口、腰带,头偏向一侧,保持呼吸道通畅,必要时吸痰。静脉注射安定,速度宜缓慢,因安定有抑制呼吸的作用。密切监测患者意识、瞳孔、呼吸、血氧饱和度的变化。

2.主要护理问题

(1)有窒息的危险与癫痫发作时分泌物增多及喉头痉挛有关。

(2)有受伤害的危险与癫痫发作突然出现意识障碍有关。

(3)气体交换障碍与癫痫发作喉头痉挛有关。

(4)排尿障碍与意识障碍有关。

(5)有个人尊严受损的危险与意识障碍引起尿失禁有关。

3.护理措施

(1)一般护理

①病房安静、整洁,避免声光刺激,床旁备压舌板。易碎危险品放置在远离患者的位置,避免癫痫发作时,患者受到伤害。为患者佩戴腕带及信息卡,指导患者及家属出现前驱症状时立即卧床或在安全的地方躺下,同时向身边的人呼救。

②选择宽松、质地柔软衣物。

③癫痫发作时,立即为患者取卧位,头偏向一侧,松解腰带、领口,清除口腔内分泌物,保持呼吸道通畅,上、下臼齿之间放入压舌板,防舌咬伤,同时给予氧气吸入。

(2)病情观察及护理

①观察癫痫发作的前驱症状。

②监测患者的生命体征和瞳孔的变化,保持呼吸道通畅。

③监测癫痫发作频次、癫痫发作时的表现、发作持续时间、是否发生自伤或他伤以及发作结束后的恢复程度等,给予及时、准确、完整记录,并告知医生。

二、健康指导

1.疾病知识指导

(1)概念:是各种原因引起的脑部神经元高度同步化异常放电的临床综合征,以短暂性、发作性、重复性及刻板性为主要临床特点。

(2)病因及诱因

①遗传因素及先天性疾病因素。

②产伤及孕期母体病症因素。

③颅内疾病,如肿瘤、脑囊虫等。

④脑血管疾病。

⑤营养代谢性疾病,如甲亢、糖尿病等。

⑥既往史诱发癫痫发作的病因,如神经系统疾病、用药史、高热惊厥史。

⑦精神因素,过度兴奋或紧张等。

(3)主要症状

1)部分性发作

①单纯部分发作,包括:部分运动性发作,即肢体局部抽搐;体觉性发作,即肢体麻木感或针刺感;自主神经性发作,即面色潮红、多汗、呕吐等症状;精神性发作,遗忘症。

②复杂部分性发作:以意识障碍为主要特征。

③部分性发作继发全面性强直-阵挛发作。

2)全身性发作:肌痉挛、失神发作、阵挛发作、强直发作等。

(4)常用检查项目:脑电图,视频脑电图,血常规,血寄生虫检查,血糖测定,头 CT、MRI、DSA 等。

(5)预后:预后较好,大部分患者需终身服药。由于癫痫类型有所不同,因此预后也不尽相同。癫痫持续状态患者多因高热、神经元兴奋毒性损伤及循环衰竭而死亡。

2.饮食指导　进食无刺激、营养丰富的食物,切勿暴饮暴食,同时勿过度饥饿;避免选择咖啡、酒等刺激性食物。

3.用药指导

(1)癫痫患者的用药要求严格,必须遵照医嘱按时、按量服药,切忌漏服、自行调量或忽然停药,这样可诱发癫痫持续状态或难治性癫痫。

(2)常见抗癫痫药物及不良反应:丙戊酸钠、苯巴比妥、卡马西平、水合氯醛等。服用丙戊酸钠的患者中可有少量出现胃肠道不良反应,例如:恶心、呕吐、消化不良等。苯巴比妥不良反应主要表现为嗜睡,其他可以出现记忆力减退、共济失调、肌张力障碍及胃肠道不良反应等。由于苯巴比妥具有强碱性,应指导患者饭后服用。卡马西平可加重失神和肌痉挛发作,部分患者服卡马西平可出现药疹。水合氯醛保留灌肠,应在患者排便后进行,避免灌肠后将药物排出。

4.日常生活指导

(1)指导患者选择舒适、柔软、易于穿脱的病服,病室环境安静,避免过度嘈杂,严格限制人员探视,危险易碎物品应远离患者放置。

(2)癫痫患者应保证足够的休息,避免情绪过度激动和紧张,避免出入嘈杂及声光刺激较强的场所。

(3)部分患者发病前有前驱症状,指导患者此时应立即采取安全舒适体位;如癫痫发作时,指导家属应立即将患者抱住,慢慢将患者放置在床上,通知医护人员,将压舌板置于患者上、下臼齿之间,以防舌咬伤,切忌用力按压患者肢体,以免发生骨折。

5.康复指导

(1)癫痫患者可遗留言语笨拙,鼓励患者进行语言训练,先锻炼单字发音,逐渐锻炼词语表达,最后为整句。

（2）帮助患者树立信心，鼓励患者多说多练。

（3）指导家属可以通过聊天的方式锻炼患者的语言能力，沟通时不可表现出厌烦，要耐心与之沟通。

三、循证护理

癫痫患者的用药时间较长，服药时间及服药剂量均有严格要求，告知患者服用药物的重要性、自行更改药量的危害性等，此类用药护理尤为重要。因此为了提高患者的疾病治愈程度，应做好用药指导，以保证患者服药的依从性。

癫痫患者住院治疗是短期的，更多的时间是在院外进行正常的生活，因此，患者出院后进行良好的康复，避免诱发因素，遵医嘱用药至关重要。研究显示，影响癫痫患者不遵医行为的因素有：对疾病知识认识理解差；健康意识薄弱，不易接受理解健康教育；疾病反复，丧失治疗的信心；担心、恐惧药物的不良反应等，因此健康教育与用药指导至关重要，应引起医护人员的重视。

第四节　周围神经系统疾病的护理

周围神经系统是指位于脊髓和脑干的软膜外的所有神经结构，即从脊髓腹侧和背侧发出的脊神经根组成的脊神经，以及从脑干腹外侧发出的脑神经，但不包括嗅神经和视神经，它们是中枢神经系统的特殊延伸。周围神经系统分为脊神经、脑神经和自主神经。在神经活动的过程中，周围神经使感受器、中枢神经系统及各效应器联系起来，保证机体内各器官的活动统一、协调，也使机体与外界环境间保持相对平衡。周围神经疾病是指原发于周围神经系统结构或功能损害的疾病。常见的有特发性面神经麻痹、急性炎症性脱髓鞘性多发性神经病等。

一、特发性面神经麻痹患者的护理

特发性面神经麻痹是指茎乳突孔内急性非化脓性神经损害引起的周围性面瘫，又称 Bell 麻痹或面神经炎。

（一）专科护理

1. 护理要点　指导患者饮食宜清淡，富有营养、易消化半流质或软质饮食。加强口腔护理及眼部护理，尽早开始面肌的康复训练，对外表形象较在意的患者，给予正确引导，减轻心理负担，鼓励患者树立战胜疾病信心，指导患者自我形象修饰的方法。

2. 主要护理问题

（1）自我形象紊乱与面神经麻痹所致口角歪斜有关。

（2）慢性疼痛与面神经病变累及膝状神经节有关。

3. 护理措施

（1）一般护理

①休息与活动：保证患者充分休息，指导患者建立规律的作息时间，睡眠差者，采用睡眠辅助方法，如背部按摩、热水泡脚等，提供安静舒适的睡眠环境，做好心理护理，消除顾虑，以利于睡眠。

②饮食护理：发病初期，患者进食时，食物很容易潴留在瘫痪侧的颊部，因此，应指导患者

从健侧进食。味觉与咀嚼功能的减退直接影响到患者的食欲,鼓励患者选择富有营养,易消化半流质或软食,饮食宜清淡,避免干硬、粗糙的食物,多食水果、蔬菜。忌辛辣生冷刺激食物。疾病恢复期应指导患者进食时将食物放在患侧颊部,细嚼慢咽,促进患侧肌群被动锻炼。

③生活护理:做好口腔护理,保持口腔清洁;眼睑不能闭合者予以眼罩、眼镜遮挡及滴眼药等保护,患者外出时可戴口罩、系围巾,或使用其他改善自身形象的恰当修饰。

(2)用药护理:指导患者了解常用药物的用法、用量、不良反应及注意事项等。应用抗病毒药物如注射用更昔洛韦、阿昔洛韦时,应指导患者摄入充足水分,加快药物代谢,降低药物毒性。

(3)心理护理:患者于患病初期多出现情绪变化,产生焦虑、恐惧、忧郁的心理,情绪紧张易激动,担心留下后遗症而悲观绝望,观察患者有无心理异常的表现,鼓励患者表达对面部形象改变的自身感受和对疾病预后担心的真实想法,给予正面引导,以解除患者的心理压力。

(4)康复护理

①早期康复干预:加强面肌的主动和被动运动,指导患者对患侧面部及耳后部位给予湿热敷,温度适中,避免烫伤,然后进行局部按摩以促进局部血液循环,减轻患侧面肌的过度牵拉。指导患者使用手掌根部自患侧口角向上方螺旋式按摩面部,每日 3 次,每次 5～10 分钟,促进血液循环。

②恢复期功能训练:当神经功能开始恢复后,鼓励患者练习瘫痪侧的面部肌群随意运动,如皱眉、闭眼、吹口哨等,训练可按节奏进行,每天 2 次,避免肌肉萎缩。

(二)健康指导

1.疾病知识指导

(1)概念:特发性面神经麻痹主要是面神经非细菌性非化脓性炎症,是一种常见病、多发病,多因局部受风吹或着凉而起病,通常认为是局部营养神经的血管因受风寒而发生痉挛,导致面神经组织缺血、水肿或受压而致病。

(2)病因:面神经炎病因尚未完全阐明。目前认为是由于骨性面神经管只能容纳面神经通过,所以面神经一旦缺血、水肿必然导致神经受压。病毒感染、自主神经功能不稳等均可导致局部营养神经的血管痉挛,神经缺血、水肿而出现面肌瘫痪。

(3)主要症状:常在 20～50 岁的青壮年中发病,单侧患病为多见,病初可有麻痹侧耳后或下颌角后疼痛。临床表现以一侧面部表情肌突然瘫痪,同侧前额皱纹消失,眼裂扩大,鼻唇沟变浅,面部被牵向健侧为主要特征。脑血管疾病所致的中枢性面瘫表现为病灶对侧眼裂以下的面瘫,二者应注意鉴别。

(4)常用检查项目:面神经传导检查对早期(起病后 5～7 日)完全瘫痪者的预后判断具有指导意义。如患侧诱发的肌电动作电位 M 波波幅为对侧正常的 30% 或以上者,则有望在 2 月内完全恢复。<30% 者,其预后多伴有并发症(如面肌痉挛)。

(5)治疗:治疗原则为改善面部血液循环,减轻面神经水肿,缓解神经受压,促进神经功能恢复。

①药物治疗,常用药物有皮质类固醇、B 族维生素、阿昔洛韦等。

②理疗:超短波速热疗法、红外线照射或局部热敷。

③康复治疗:恢复期可行碘离子透入疗法、针刺或电针治疗等。

（6）预后

①不完全性面瘫可于起病后1～3周开始恢复，1～2月内痊愈，年轻患者预后较好；老年患者发病时伴乳突区疼痛，合并糖尿病、高血压、动脉硬化等预后较差。

②完全性面瘫病后1周内检查面神经传导速度可判定预后。病后10天面神经出现失神经电位通常需3个月恢复。早期治疗对提高疗效起关键作用。

2.饮食指导　指导患者进食营养丰富的半流食或普食，进食时食物放在患侧颊部，细嚼慢咽，促进患侧肌群被动锻炼，由于咀嚼不便，唇颊之间易积食。病情较轻者，进食后及时漱口，清除口腔内侧滞留的食物；病情较重者，进食后做好口腔护理。鼓励患者每日饮水量在2000ml以上，有利于药物代谢后由肾脏排泄。

3.日常生活指导　确保患者充分休息，为患者提供安全、舒适、整洁的病房，保证患者有充足的睡眠时间，减少用眼，减少光源刺激，如电视、电脑、紫外线等；外出时戴墨镜保护，同时滴一些有润滑、抗感染、营养作用的眼药水，睡觉时可戴眼罩；注意面部保暖，出汗应及时擦干。用温水洗脸、刷牙，不接触冷风，睡眠时勿靠近窗边，外出时戴口罩，避免直接吹风。

4.自我按摩及训练指导

（1）自我按摩：按健侧肌运动方向按摩患侧，按摩手法应柔软、适度、持续、稳重，每天早晚各1次为宜。

（2）表情动作训练：进行皱眉、闭眼、吹口哨、鼓腮、示齿等运动，训练时可按节奏进行，每天训练3次以上。

5.预防复发　避免去人多、空气污浊的场所。注意气候温、凉、湿、热变化。预防面瘫复发最好的办法是平时要注意保持良好的心情及充足的睡眠，并适当进行体育运动，增强机体免疫力。此外，还应注意睡眠时避免吹风。

（三）循证护理

特发性面神经麻痹常规药物治疗能减轻炎性反应，而良好的心理活动能够提高神经系统的调节能力，使大脑皮层处于兴奋状态，将神经系统的调节能力达到最佳水平，以促进运动功能的恢复。有学者认为不同层次人员对自身的形象要求不同，护理从事公众性强的工作的患者，如演员、教师等人群，应着重帮助患者在心理上战胜自己。护理人员极有必要提高心理护理技巧，尝试对医疗无法解决的问题用护理方法来弥补，使生理上的缺陷尽可能少地影响患者的生活和工作，使不同层次的患者人群生活和工作愿望得到尽可能的展现。有学者研究表明运用健康信念模式教育在面瘫患者的护理中具有重要的意义。通过对患者进行健康信念模式教育，使患者认识到健康行为的益处和障碍，改变不良的心理负性情绪，使健康教育达到"知、信、行"，从而树立战胜疾病的信心，促进疾病的早日康复。

二、急性炎症性脱髓鞘性多发性神经病患者的护理

急性炎症性脱髓鞘性多发性神经病（AIDP），又称吉兰－巴雷综合征（GBS），为急性或亚急性起病的大多可恢复的多发性脊神经根（可伴脑神经）受累的一组疾病。主要病理改变为周围神经广泛炎症性节段性脱髓鞘和小血管周围淋巴细胞及巨噬细胞的炎性反应。病前可有非特异性病毒感染或疫苗接种史，部分患者病前有空肠弯曲菌感染史。

（一）专科护理

1.护理要点　呼吸麻痹是GBS危及生命的主要症状，应密切观察患者的呼吸型态，及时

采取急救措施,防止患者因呼吸肌麻痹而窒息死亡。给予高热量、高蛋白、高维生素、易消化的流质饮食,有进食障碍及排尿障碍患者给予鼻饲及导尿。加强生活护理及皮肤护理,注意肢体良肢位的摆放,早期协助患者进行康复训练。

2. 主要护理问题

(1)低效型呼吸型态与呼吸肌麻痹有关。

(2)躯体活动障碍与四肢肌肉进行性瘫痪有关。

(3)吞咽障碍与脑神经受损所致延髓麻痹、咀嚼肌无力等因素有关。

(4)恐惧与呼吸困难、濒死感或害怕气管切开等因素有关。

3. 护理措施

(1)首要护理措施

1)严密观察患者的呼吸频率、深度、型态及胸廓起伏变化;有无胸闷、发绀、烦躁、出汗、摇头等症状,特别是患者发病的第 1 周是病情进展的高峰期,患者极易出现呼吸肌麻痹而致的呼吸困难,甚至呼吸骤停。严密观察呼吸困难的程度,把握气管插管、气管切开指征。

2)保持呼吸道通畅及通气功能的良好状态。

①头偏向一侧,定时翻身、叩背、吸痰,给予雾化吸入抗生素、化痰药物,体位引流,以利于呼吸道分泌物及时排出,预防肺不张及肺部感染。

②根据患者缺氧状态给予鼻导管或面罩吸氧;抬高床头、半坐位,及时发现患者缺氧症状,配合医生进行急救处理。

③准备好气管插管、气管切开的用物。

④配合医生气管插管、气管切开,必要时转入 ICU 使用呼吸机辅助通气;急重症患者做好重症监护护理。

(2)一般护理措施

①休息与活动:急性期卧床休息,保持肢体功能位,恢复期指导患者进行肢体功能训练。

②饮食护理:延髓麻痹不能吞咽进食者应给予鼻饲管置管,予以高蛋白、高维生素、高热量且易消化的流质食物,保证机体足够的营养供给。进食时和进食后 30 分钟抬高床头,防止食物反流引起窒息。

③生活护理:帮助患者取舒适体位,向患者及家属说明翻身及肢体运动的重要性,每 2 小时翻身一次,保持床单位整洁干燥;每日口腔护理 2~3 次,并行温水全身擦拭,保持皮肤清洁,促进肢体血液循环。

(3)用药护理:按医嘱正确给药,注意药物的作用、不良反应。如使用丙种球蛋白时,应讲解药物应用的计算方法[0.4g/(kg·d)],在应用前签署知情同意书。药物昂贵,避免渗漏以及不必要的浪费。镇静安眠类药物可产生呼吸抑制,不能轻易使用,以免掩盖或加重病情。

(4)心理护理:本病起病急,进展快,恢复期较长,患者常产生焦虑、恐惧心理及急躁情绪,而长期的情绪低落不利于康复。应及时了解患者的心理状况,主动关心患者,耐心倾听患者的感受,帮助分析、解释病情,告知本病经积极治疗和康复锻炼大多预后良好,使患者增强自信心,去除烦恼,积极配合治疗。

(5)康复护理

①防止瘫痪肢体废用:在患病早期保持患肢良肢位;防止肩关节、髋关节外展、足下垂等痉挛姿势的发生。在恢复期做好患肢的被动、主动功能训练,步态训练,以利于肢体功能

恢复。

②预防压疮:使用预防压疮的工具如气垫床、气圈、软垫、减压贴等,以减轻受压部位的压力;保持床单位、患者皮肤的清洁干燥,定时擦浴、翻身,防止局部皮肤因汗浸、受压时间过长而引起压疮。

(二)健康指导

1.疾病知识指导

(1)概念:急性炎症性脱髓鞘性多发性神经病是一种自身免疫介导的周围神经病,常累及脑神经。

(2)病因:确切病因尚不明确,一般认为本病属一种迟发型自身免疫性疾病,病理及发病机制类似于 T 细胞介导的实验性变态反应性神经病,病原体的某些组分与周围神经髓鞘的某些组分相似,机体免疫系统发生错误识别,产生自身免疫性 T 细胞与自身抗体,并针对周围神经组分发生免疫应答,引起周围神经髓鞘脱失。

(3)主要症状

①运动障碍:急性或亚急性起病,四肢对称性无力,多从双下肢开始,逐渐向上发展,出现弛缓性瘫痪,于数日至 2 周达到高峰。病情危重者在 1～2 日内迅速加重,出现四肢对称性弛缓性瘫痪。严重者可累及呼吸肌,出现呼吸肌麻痹,甚至死亡。

②感觉障碍:肢体远端感觉异常或手套、袜子型感觉缺失。

③脑神经损害:双侧周围性面瘫多见。

④自主神经症状:多汗、皮肤潮红、手足肿胀及营养障碍。

⑤神经反射异常:深反射减弱或消失。

⑥心理社会表现:由于起病急,肌力减退逐渐加重,甚至出现呼吸困难等严重症状,患者常出现焦虑、恐惧、精神抑郁。

⑦并发症:窒息、肺部感染、心力衰竭等。

(4)常用检查项目

①脑脊液检查:特征性表现为蛋白—细胞分离即蛋白含量增高而细胞数目正常。1～2 周后蛋白质开始升高,4～6 周后可达峰值。

②肌电图:最初改变是运动单位动作电位降低,发病 2～5 周可见纤颤电位或正相波。神经传导速度检查早期可仅有 F 波或 H 反射延迟或消失,F 波异常提示神经近端或神经根损害,对 GBS 诊断有重要意义;晚期可见神经传导速度(NCV)减慢,运动潜伏期延长,波幅正常或轻度异常,提示脱髓鞘改变,轴索受损波幅明显减低。

③腓肠神经活检:可作为 GBS 辅助诊断方法。活检可见炎症细胞浸润及神经脱髓鞘。

(5)治疗

①血浆置换。

②药物治疗:常用药物有免疫球蛋白、皮质类固醇、抗生素等。

③辅助呼吸。

④对症治疗和防治并发症。

(6)预后:本病具有自限性,预后较好。瘫痪多在 3 周后开始恢复,多数患者 2 个月至 1 年内恢复正常,约 10% 患者遗留较严重的后遗症。60 岁以上,病情进展迅速并需要辅助呼吸以及运动神经波幅降低者预后不良。

2.饮食指导

(1)急性期:指导患者进食高热量、高蛋白、高维生素、易消化的软食,多食新鲜蔬菜、水果,补充足够的水分;延髓麻痹不能进食者、气管切开者给予鼻饲流食,维持水、电解质平衡。

(2)恢复期:指导患者合理进食,改变不良的饮食习惯,如少食油炸、烧烤、膨化食品等,多食新鲜蔬菜、水果,避免粗糙、干硬、辛辣等刺激性食物。

3.用药指导　及时向患者及家属进行用药宣教,耐心讲解药物的作用机制,如神经生长因子可以促进神经组织损伤后突触的神经纤维长出侧芽,提高神经递质的生物活性,具有使轴索、髓鞘再生的作用。而早期使用免疫球蛋白则可中和 IgG 抗体,阻断抗体介导的免疫损害作用,促进神经再生。用药后应密切观察药物疗效及不良反应。

4.日常生活指导

(1)指导患者及家属掌握本病相关知识及自我护理方法,鼓励患者保持心情愉快和情绪稳定,增强体质和机体抵抗力,避免淋雨、受凉、疲劳和创伤等诱因。

(2)加强肢体功能锻炼,肢体被动和主动运动均应保持关节的最大活动度,运动过程中专人陪护,防止跌倒、受伤。

5.康复指导

(1)运动疗法:运动疗法是周围神经损伤的重要康复疗法,有明显瘫痪的患者应保持患肢功能位,采用人力或器械进行患肢被动运动和按摩,其主要作用是保持关节活动度,防止关节挛缩变形,保持肌肉的长度和肌张力、改善局部循环,防止肌肉萎缩,按摩的手法要轻,长期强力按摩有加重肌萎缩的危险。

(2)物理疗法:包括温热疗法、激光疗法、水疗及电疗法,均可促进局部循环,促进细胞生长,缩短瘫痪病程作用。

(3)作业疗法:经上述康复治疗大多病例可明显恢复,如仍留有明显的运动障碍,可采用作业疗法,治疗中不断增加训练的难度和时间,以增强肌肉的灵活性和耐力,缩短康复时间。

6.预防复发

(1)加强营养,增强体质和机体抵抗力,避免淋雨、受凉、疲劳和创伤,防止复发。

(2)当患者出现胃区不适、腹痛、柏油样大便、肢体肿胀疼痛及咳嗽、咳痰、发热、外伤等情况立即就诊。

(3)遵医嘱正确服用药物。

(三)循证护理

吉兰一巴雷综合征是神经内科较为常见的一种疾病,呼吸肌麻痹是该病患者的主要死因。研究表明对出现面瘫、延髓部症状及自主神经功能障碍的吉兰一巴雷综合征患者应提前做好呼吸机治疗的准备。了解预测呼吸机治疗因素有助于医护人员观察病情、提高对危重患者的重视程度。护理过程中密切关注病情进展,重视呼吸道管理,保持呼吸道通畅是本病护理的关键。在救治患者生命的同时,还应考虑患者预后,对四肢瘫痪的患者早日实施康复训练,预防肌肉萎缩,使患者早日回归社会。

第五节　神经－肌肉接头和肌肉疾病的护理

神经－肌肉接头疾病是一组神经－肌肉接头处传递功能障碍疾病,有遗传性和获得性之分。肌肉疾病是指骨骼肌疾病,临床表现主要为肌无力、肌张力低下或强直、肌萎缩或肥大等,不伴感觉障碍和肌束震颤。

一、重症肌无力患者的护理

重症肌无力(MG)是乙酰胆碱受体抗体(AChR－Ab)介导的,细胞免疫依赖及补体参与的神经－肌肉接头处(NMJ)传递障碍的自身免疫性疾病。病变主要累及神经－肌肉接头突触后膜上的乙酰胆碱受体。MG 在我国南方发病率较高,任何年龄均可发病,常见于 20～40 岁,女性多于男性。发病诱因多为感染、精神创伤、过度疲劳、妊娠、分娩等。起病隐袭,多数患者眼外肌最先受累,受累肌肉呈病态疲劳,多于下午或傍晚劳累后加重,早晨或经休息后可减轻,呈现规律的“晨轻暮重”波动性变化。病情缓慢进行性发展逐渐累及其他脑神经支配的肌群,如面肌、延髓肌。颈肌及四肢近端肌群亦常受累。呼吸肌受累可有咳嗽软无力、呼吸困难等表现,重者可出现呼吸肌麻痹而窒息死亡。

(一)专科护理

1. 护理要点　此病具有晨轻暮重、休息后症状减轻的特点,应指导患者充分休息,避免疲劳。宜选择清晨、休息后或肌无力症状较轻时进行活动。进餐前充分休息或服药后进餐。密切观察病情,观察患者是否有重症肌无力危象发生,密切观察呼吸型态,防止呼吸肌麻痹而窒息,备好抢救物品,随时准备抢救。有躯体移动障碍的患者,注意肢体功能位的正确摆放,防止压疮。

2. 主要护理问题

(1)有发生肌无力危象的危险与病变累及延髓不能正常呼吸有关。

(2)生活自理缺陷与眼外肌麻痹、眼睑下垂或四肢无力、运动障碍有关。

(3)有误吸的危险与病变侵犯咽、喉部肌肉造成饮水呛咳有关。

(4)知识缺乏:缺乏疾病相关知识。

3. 护理措施

(1)严密监测肌无力危象,及时配合抢救与护理。重症肌无力危象指呼吸肌受累时出现咳嗽无力甚至呼吸困难,需用呼吸机辅助通气,是致死的主要原因。重症肌无力危象分为三种类型:

①肌无力危象:最常见的危象,疾病本身发展所致,多由于抗胆碱酯酶药量不足。如注射依酚氯铵或新斯的明后症状减轻则可诊断。

②胆碱能危象:较为少见,由于抗胆碱酯酶药物过量引起,患者肌无力加重,并且出现明显胆碱酯酶抑制剂的不良反应,如肌束颤动及毒蕈碱样反应。可静脉注射依酚氯铵 2mg,如症状加重则应立即停用抗胆碱酯酶药物,待药物排除后可重新调整剂量。

③反拗危象:由于对抗胆碱酯酶药物不敏感而出现严重的呼吸困难、腾喜龙试验无反应,此时应停止抗胆碱酯酶药,对做气管插管或切开的患者可采用大剂量类固醇激素治疗,待运动终板功能恢复后再重新调整抗胆碱酯酶药物剂量。

(2)一般护理措施

①休息与活动:指导患者充分休息,避免疲劳。活动宜选择清晨、休息后或肌无力症状较轻时进行,自我调节活动量,以省力和不感疲劳为原则。

②饮食护理:给予高热量、高蛋白、高维生素、富含钾钙的软食或半流食,避免干硬和粗糙

食物。进食时尽量取坐位,进餐前充分休息,或服药15～30分钟后产生药效时进餐。给患者充足的进食时间,指导患者少量多餐,细嚼慢咽。

③生活护理:肌无力症状明显时,应协助做好洗漱、进食、个人卫生等生活护理,保持口腔清洁,防止外伤和感染等并发症。

(3)用药护理:监测药物的疗效及不良反应,抗胆碱酯酶药物宜自小剂量开始,用药间隔时间尽可能延长,必须按时服用,有吞咽困难者应在餐前30分钟口服,处于感染或月经前期常需增加药量。应用皮质类固醇激素应观察并发症。应用免疫抑制剂应监测血象,注意肝、肾功能变化。

(4)心理护理:重症肌无力症状影响着患者的正常生活,此病的病程长且易复发,患者往往精神负担重,易出现悲观、恐惧的情绪,影响治疗效果。护理人员对患者做好心理护理,可以增强患者战胜疾病的信心。耐心解释病情,详细告诉本病的病因、临床过程、治疗效果,让患者了解只要配合治疗,避免诱因,预后较好。此外,也应告知患者家属给予情感支持,使患者保持良好心态,以助其早日康复。

(5)康复护理

①有严重语言障碍的患者给予语言康复训练,鼓励患者多与他人交流,并为其准备纸、笔、画板等交流工具,指导患者采用文字形式和肢体语言表达自己的需求。

②有躯体移动障碍的患者,注意保持肢体功能位的正确摆放,避免由于痉挛产生的异常姿势影响患者的生活质量,注意体位变换、床上运动训练(Bobatb握手、桥式运动、关节被动运动)、坐位训练、站立训练、步行训练、平衡共济训练等。

(二)健康指导

1. 疾病知识指导

(1)概念:重症肌无力是乙酰胆碱受体抗体介导、细胞免疫依赖及补体参与的神经-肌肉接头处传递障碍的自身免疫性疾病。

(2)病因:本病是一种与胸腺异常有关的自身免疫性疾病,但可能与某些遗传因素也有关。

(3)主要症状

①多数患者眼外肌最先受累,表现为眼睑下垂、斜视和复视。

②面肌受累时鳞纹减少、表情动作无力。

③延髓肌受累时出现吞咽困难、进食时间延长、饮水呛咳、构音不清、咳嗽无力、呼吸困难。

④颈肌及四肢近端肌群受累时表现为,屈颈抬头无力、四肢乏力。受累肌肉呈病态疲劳,呈规律的"晨轻暮重"波动性变化。

(4)临床分型

1)成人型

① I 眼肌型(15%～20%):病变仅限于眼外肌,出现上睑下垂和复视。

② II A 轻度全身型(30%):可累及眼、面、四肢肌肉,生活多可自理,无明显咽喉肌受累。

II B 中度全身型(25%):四肢肌群受累明显,除伴有眼外肌麻痹外,还有较明显的咽喉肌无力症状,如说话含糊不清、吞咽困难、饮水呛咳、咀嚼无力,但呼吸肌受累不明显。

③ III 急性重症型(15%):急性起病,常在数周内累及延髓肌、肢带肌、躯干肌和呼吸肌,肌

无力严重,有重症肌无力危象,需做气管切开,死亡率较高。

④Ⅳ迟发重症型(10%):病程达 2 年以上,常由Ⅰ、ⅡA、ⅡB 型发展而来,症状同Ⅲ型,常合并胸腺瘤,预后较差。

⑤Ⅴ肌萎缩型:少数患者肌无力伴肌萎缩。

2)儿童型

①新生儿型:母亲患 MG,约有 10% 可将 AChR 抗体 IgG 经胎盘传给新生婴儿。患儿出生后即哭声低、吸吮无力、肌张力低、动作减少。经治疗多在 1 周至 3 个月缓解。

②先天性肌无力综合征:出生后短期内出现持续的眼外肌麻痹,常有阳性家族史,但其母亲未患 MG。

③少年型:多在 10 岁后发病,常表现为单纯眼外肌麻痹,部分伴吞咽困难及四肢无力。

(5)诱因:多为感染、精神创伤、过度疲劳、妊娠、分娩等,这些因素也可使病情加重甚至诱发重症肌无力危象。

(6)常用检查项目:血、尿和脑脊液检查,重复神经电刺激、单纤维肌电图、AChR 抗体滴度检测、胸腺 CT 与 MRI 检查、甲状腺功能检查。

(7)治疗

①胸腺治疗:胸腺切除可解除患者自身免疫的始动抗原,适用于伴有胸腺肥大和高 AChR 抗体效价者;伴胸腺瘤的各型重症肌无力患者,年轻女性全身型 MG 患者;对抗胆碱酯酶药治疗反应不满意者。约 70% 的患者术后症状缓解或治愈。年龄较大或其他原因不适于做胸腺切除者亦可胸腺放射治疗。

②药物治疗:常用药物有胆碱酯酶抑制剂、肾上腺皮质激素和免疫抑制剂。肾上腺皮质激素可抑制自身免疫反应,减少 AChR 抗体的生成,改善神经-肌肉接头的传递功能。

③血浆置换:起效快,但疗效持续时间短,随抗体水平增高而症状复发且不良反应大,仅适用于危象和难治性重症肌无力。

④免疫球蛋白:大剂量静脉注射免疫球蛋白,可作为辅助治疗缓解病情。

(8)预后:重症肌无力患者一般预后良好,但危象的死亡率较高,特别是 1~2 年内,易发生肌无力危象。

2.饮食指导

(1)进食高蛋白、高维生素、高热量、富含钾与钙的软食或半流食,避免干硬或粗粮食物。

(2)进餐时尽量取坐位,进餐前充分休息或在服药后 15~30 分钟后产生药效时进餐;进餐过程中如感到疲劳,可适当休息后再继续进食,要分次少量慢咽。

(3)在安静的环境下进餐,减少环境中影响患者进食的不利因素,如交谈、电视声响等,不要催促和打扰患者进食。

3.用药指导

(1)本病病程长,需长期服药治疗,要严格遵医嘱服药,不可自行增减药量。避免因服药不当而诱发肌无力危象和胆碱能危象。

(2)抗胆碱酯酶药物:小剂量服用,逐步加量,以维持日常生活起居为宜。常用药物为溴吡斯的明、新斯的明。必须按时服用,应在餐前 30 分钟口服。密切观察有无恶心、呕吐、腹痛、腹泻、出汗、流涎等不良反应。

(3)肾上腺皮质激素:临床多采用大剂量递减疗法,症状改善后维持用量,逐渐减量。长期服用糖皮质激素,要注意有无消化道出血、骨质疏松、股骨头坏死等并发症,必要时服用抑酸剂、胃黏膜保护剂。

(4)本病应禁忌服用氨基糖苷类抗生素(庆大霉素、链霉素、卡那霉素,阿米卡星等)、奎宁、普鲁卡因胺、普萘洛尔、氯丙嗪,以及各种肌肉松弛剂(氨酰胆碱、氯化琥珀胆碱)、镇静剂等,以免使肌无力加剧或诱发危象。

(5)免疫球蛋白:副作用有头痛、感冒样症状,1～2天内症状即可缓解。

4.日常生活指导

(1)生活规律:养成良好的作息习惯,按时睡眠,不要熬夜,注意劳逸结合,眼肌型重症肌无力的患者要注意眼睛的休息,不要用眼过度,少看电视。

(2)增强营养:注意合理调整饮食,增加高蛋白、高脂肪的食物,加强营养,增强身体的抵抗能力。

(3)注意锻炼:散步、打太极拳或其他的健身操等对重症肌无力患者增强身体免疫力有一定的帮助,患者可以根据自己的病情选择合适的锻炼方法,但不可操之过急。

(4)预防感冒:患者本身抵抗力差,常因感冒诱发或加重病情,因此生活中注意预防感冒,做好保暖措施,避免加重病情。

5.管道维护　气管插管的护理:

(1)固定导管,检查其深度。保持气管插管下端在气管分叉上1～2cm,插管过深导致一侧肺不张,插管过浅易使导管脱出。选择适当牙垫,以利于固定和吸痰。

(2)保持人工气道通畅、湿润,气道内定时滴注湿化液、加强气道冲洗、雾化吸痰。

(3)吸痰时注意痰的颜色、量、性质及气味,发现异常及时通知医生,并给予相应处理。

(4)吸痰时严格执行无菌操作,使用一次性吸痰管,吸痰顺序为气管内－口腔－鼻腔,每个部位更换一次吸痰管。每次吸痰时间不能超过15秒。

(5)监测气囊压力,放气囊前先吸引口腔及咽部的分泌物,每4～6小时将气囊放气5分钟。

(6)保证充足的液体入量,每日2500～3000ml,更换体位时,避免气管插管过度牵拉、扭曲。

(7)拔管前应指导患者进行有效的咳嗽训练。

(8)拔出气管插管后应密切观察病情变化,注意呼吸频率、节律、深浅度,保持呼吸道通畅。

6.康复指导　患者进行康复训练时应遵循由少到多、由易到难、由简单到复杂原则,循序渐进。

7.预防复发

(1)严格遵医嘱服药。

(2)避免各种诱因的发生。

(3)防止并发症

①预防误吸或窒息:掌握正确的进食方法,当咽喉、软腭和舌部肌群受累出现吞咽困难、饮水呛咳时,不能强行服药和进食,以免导致窒息或吸入性肺炎。

②预防营养失调:家属应了解患者的吞咽情况和进食能力,记录每天进食量,发现患者摄入明显减少、体重减轻或消瘦、精神不振、皮肤弹性减退等营养低下表现时,应及时就诊。

③预防危象:遵医嘱正确服用抗胆碱酯酶药,避免漏服、自行停药和更改药量,防止因用药不足或过量导致危象发生。

(4)育龄妇女应避免妊娠、人工流产,防止诱发危象。

(5)如出现下列症状时应立即就诊

①上呼吸道感染症状:如寒战、发热、咳嗽、虚弱加重。

②肌无力复发现象:如呼吸困难、无法将痰液咳出、吞咽困难等。

③药物过量征象:如肌肉虚弱、腹部绞痛、严重腹泻。

（三）循证护理

重症肌无力作为一种慢性疾病,病程长且易反复发作,对患者生活、工作、学习均可造成不同程度的影响。护理工作在重症肌无力患者的治疗过程中发挥着重要的作用。研究结果表明加强对患者密切观察及有效护理是保证治疗成功的关键,应在工作中对重症肌无力的常见症状及相应护理措施进行总结,针对重症肌无力的症状,采取具有针对性的护理措施。护理人员除了对患者要进行心理护理,及时疏导患者焦躁、恐惧的心理状态,帮助患者增强信心外,还要在患者治疗期间对各种临床症状进行观察、护理,监督患者合理用药,提醒患者日常注意事项,这些对防止并发症及疾病复发、提高患者的治疗效果都有积极作用。胸腺异常是重症肌无力特征性改变,胸腺扩大切除术是治疗重症肌无力的首选方法,其疗效可达 81.8%～91.5%,重症肌无力患者进行以胸腺切除为主的综合治疗,术后病情均有不同程度的缓解,效果满意。

二、周期性瘫痪患者的护理

周期性瘫痪是以反复发作的骨骼肌弛缓性瘫痪为特征的一组疾病,其发作多与血钾代谢有关。依照发病时血清钾的水平,将本病分为低钾型、高钾型和正常钾型三型,临床上以低钾型最常见。

低钾型周期性瘫痪以 20～40 岁青壮年发病居多,男性多于女性。多在夜间饱餐后睡眠中发病,肌无力症状以肢体为主,多由双下肢开始,向上累及,肢体近端重于远端,下肢重于上肢。症状于数小时至数天达到高峰,以后逐步恢复,最先累及的部位最先恢复。

（一）专科护理

1.护理要点　发作期间指导患者卧床休息,防止跌伤。进食高钾、低钠的饮食,少食多餐。观察心率及心律的变化,以防重症者出现休克、心力衰竭、心搏骤停。观察呼吸型态,呼吸肌麻痹者应予辅助呼吸,密切监测血钾浓度变化,静脉应用补钾药物时,严格控制静脉滴注速度。

2.主要护理问题

(1)活动无耐力与钾代谢紊乱所致双下肢无力有关。

(2)生活自理缺陷与肢体瘫痪卧床有关。

(3)知识缺乏:缺乏疾病相关知识。

(4)恐惧与健康状况改变有关。

3.护理措施

(1)一般护理

①环境:为患者提供安静、温暖、舒适的环境,尽量减少探视。护理操作应相对集中进行,

动作轻巧,防止过多干扰患者。

②休息与活动:在发作期间指导患者卧床休息,有心功能损害的患者限制活动量,恢复初期活动适量,防止跌伤;待病情稳定后鼓励患者正常工作和生活,建立健康的生活方式。

③饮食护理:进食高钾、低钠的饮食,少食多餐,多食蔬菜、水果。

④生活护理:肢体乏力、限制活动或卧床休息的患者协助其洗漱、服药等,日常生活用品放到床旁,便于患者随时取用,保证患者日常生活需要。

⑤安全护理:防止跌倒,确保安全。床铺设有床挡;走廊、厕所有扶手,地面干燥、防滑、防湿,去除门槛;病室宽敞、明亮;时刻有人陪伴,防止意外发生。

(2)用药护理

①口服补钾药物:口服氯化钾多有胃肠不适,可稀释于果汁或牛奶中餐后服,减少胃肠道反应。

②静脉补钾药物:见尿补钾,不可静脉注射,静脉滴注速度不宜太快,一般浓度为 0.3%,速度以 30~45 滴/分为宜,建议使用精密输液器或输液泵控制输液速度,保证输液安全。由于氯化钾具有强刺激性,静脉滴注时要注意血管选择的计划性,一般选择较粗大的血管,避免在同一条血管反复输液,防止因机械性刺激而引起静脉炎。

③补钾期间应禁止使用保钠排钾药物及胰岛素,以免加重病情。

④定时巡视病房,发现有药物外渗,及时处理,建议使用静脉留置针,以免药物外渗导致局部皮肤红肿、静脉炎甚至坏死。

(3)病情观察及护理

①评估运动障碍的程度、范围,注意呼吸、脉搏的变化,观察有无呼吸肌无力的表现,注意血钾浓度变化。

②观察心率及心律的变化,必要时心电监护,重症者可出现休克、心力衰竭、心室颤动或心室扑动、心搏骤停。

③准确记录 24 小时尿量,发现异常及时报告医生。

(4)心理护理:营造和谐舒适的休养环境,当患者病情变化时,给患者心理援助。提供有关疾病、治疗及预后的可靠信息。告知患者本病随着年龄增长,发作频率会逐渐减少。鼓励患者表达自身感受,适应角色的转变,增强自我照顾的能力和信心。

(二)健康指导

1.疾病知识指导

(1)概念:低钾型周期性瘫痪为周期性瘫痪中最常见的类型,以发作性肌无力、血清钾降低、补钾后能迅速缓解为特征。

(2)病因:为常染色体显性遗传性疾病,其致病基因主要位于 1 号染色体长臂,该基因编码肌细胞二氢吡啶敏感的 L 型钙离子通道蛋白,是二氢吡啶复合受体的一部分,位于横管系统,通过调控肌质网钙离子的释放而影响肌肉的兴奋—收缩偶联。

(3)发病年龄:任何年龄均可发病,20~40 岁青壮年发病居多,男性多于女性,随年龄增长而发作次数减少。

(4)常见诱因:疲劳、饱餐、寒冷、酗酒、精神刺激等。

(5)主要症状:发病前可有肢体疼痛、感觉异常、口渴、多汗、少尿、潮红、嗜睡、恶心等。常于饱餐后夜间睡眠中或清晨起床时发现肢体肌肉不同程度的对称性无力或完全瘫痪,下肢重于上肢、近端重于远端,可伴有肢体酸胀、针刺感。

(6)持续时间:自数小时至数日不等,最先累及的肌肉最先恢复。发作频率不等,一般数周或数月发作一次,个别病例每天发作,也有数年一次甚至终身仅发作一次者。发作间期一切正常。

(7)常用检查项目:离子、心电图、肌电图。

(8)治疗:发作时给予10%氯化钾或10%枸橼酸钾40~50ml顿服,24小时内再分次口服,一日总量为10g。也可静脉滴注氯化钾。对发作频繁者,发作间期可口服钾盐1g,3次/日;螺旋内酯200mg,2次/日以预防发作。严重患者出现呼吸肌麻痹时应给予辅助呼吸,积极纠正心律失常。

(9)预后:预后良好,随年龄增长发作次数趋于减少。

2.饮食指导 指导患者平时多食含钾高的食物及水果,如橙汁、香蕉、蘑菇、瘦肉、西瓜、橘子、菠菜及植物的根茎等。忌食高糖或糖类食物,限制钠盐,宜少量多餐。勿过量进食碳水化合物饮食,避免过饱,忌酒,以减少发病机会。

3.用药指导

(1)口服补钾患者告知补钾重要性,应按时服药,避免漏服,口服补钾时可能会有胃肠不适,可稀释于果汁或牛奶中餐后服。

(2)对发作频繁者,发作间期可口服钾盐、螺旋内酯以预防发作。

(3)静脉补钾时不要随意调节滴速,如有疑惑请询问护士,静脉穿刺处如有疼痛、肿胀立即告知护士,以及早发现是否出现药液外渗。

4.日常生活指导

(1)生活有规律,适当运动,避免寒冷和过度劳累,养成良好的生活习惯,忌烟酒。

(2)告知患者情绪波动及焦虑均可诱发本病,帮助患者解除心理压力,保持乐观心态,树立信心,减少发作次数。

(3)养成良好饮食习惯,合理进食。

5.预防复发

(1)遵医嘱正确用药,随身备有口服补钾药物。

(2)出现口渴、出汗、肢体酸胀以及嗜睡等前驱症状时及时就医。

(3)定期复诊,复查心电图、血钾,观察疗效。

(三)循证护理

低钾型周期性瘫痪为常染色体显性遗传或散发的疾病,我国以散发多见,是神经内科常见病,病情严重时可引起呼吸肌麻痹及心脏骤停。该病早期诊治对预后至关重要。发作时血清钾测定及心电图的特征性改变具有诊断意义。通过积极有效的护理,可促进患者早日康复。研究表明低钾型周期性瘫痪以青壮年多发,但各年龄组低钾程度无明显差异,临床表现和低钾程度并不平行,其救治成功的关键在于及时有效地补钾。低钾型周期性麻痹的诱发因素大多为上呼吸道感染及劳累后发病,男性青壮年居多,夜间发病多于白天。因而,对此类患者及家属做好疾病的预防与保健知识的宣教是非常有必要的。临床上遇到周期性瘫痪患者,应结合病史、体征、心电图、血清钾等尽快明确诊断,因人因病情选用合理补钾方式,尽快纠正低钾状态的同时,应积极查找原因、消除诱因。患者应特别注意预防,避免诱发因素。

第六节　中枢神经系统脱髓鞘疾病的护理

中枢神经系统脱髓鞘疾病是一组脑和脊髓以神经髓鞘脱失为主,神经细胞及其轴突为特征的疾病,包括遗传性和获得性两大类。中枢神经系统的髓鞘是由少突胶质细胞的片状突起包绕髓神经纤维轴突而形成的脂质细胞膜,它具有保护轴索、帮助传导神经冲动和绝缘等作用。遗传性脱髓鞘疾病主要指脑白质营养不良,是由于髓鞘形成缺陷而引起神经髓鞘磷脂代谢紊乱。获得性中枢神经系统脱髓疾病又可分为原发性免疫介导的炎性脱髓鞘病和继发于其他疾病的脱髓鞘病。

一、多发性硬化患者的护理

多发性硬化(MS)是以中枢神经系统白质炎性脱髓鞘病变为主要特点的自身免疫疾病。本病多发于青壮年,女性多于男性,临床多见亚急性起病,其特点为时间上的多发性(即反复缓解、复发的病程)和空间上的多发性(即病变部位的多发)。临床症状和体征多种多样,可有肢体无力、感觉异常、眼部症状、共济失调、发作性症状、精神症状等临床表现。本病越远离赤道,发病率越高,我国属于低发病区,约为 5/10 万。

（一）专科护理

1.护理要点　患者病情反复发作,临床表现多种多样,观察患者有无运动障碍、感觉障碍、眼部症状、精神症状、膀胱功能障碍等,根据患者的疾病特点进行有的放矢的护理。做好患者安全防护,给予营养支持,加强各项基础护理工作,关注患者的心理问题。

2.主要护理问题

（1）生活自理缺陷与肢体无力、共济失调或视觉、触觉障碍等有关。

（2）尿潴留/尿失禁与膀胱反射功能障碍有关。

（3）排便异常与自主神经功能障碍有关。

（4）有感染的危险与免疫功能低下、机体抵抗力降低有关。

（5）预感性悲哀与疾病多次缓解复发、神经功能缺损有关。

（6）知识缺乏,缺乏本病的相关知识。

3.护理措施

（1）一般护理

①环境:病室环境安静舒适,光线明暗适宜,物品摆放合理,呼叫器置于伸手可及处,餐具、便器、纸巾等可随时取用;床铺设有护栏、床挡;地面平整无障碍物,防湿、防滑;走廊、卫生间等设置扶手;必要时配备轮椅等辅助器具。

②活动与休息:协助患者取舒适体位,自行变换体位困难者给予定时翻身,并注意保暖,肢体运动障碍的患者,应保持肢体的功能位,指导患者进行主动运动或被动运动。活动时注意劳逸结合,避免活动过度。

③生活护理:鼓励患者做力所能及的事情,协助患者洗漱、进食、穿脱衣物和如厕,做好安全防护。感觉障碍的患者,避免高温和过冷刺激,防止烫伤、冻伤的发生。

④饮食护理:保证患者每日的热量摄入,给予高蛋白、低糖、低脂,易消化吸收的清淡食物。食物富含纤维素,以促进肠蠕动,达到预防或缓解便秘的作用。吞咽障碍的患者可给予

半流食或流食,必要时给予鼻饲饮食或肠外高营养,并做好相关护理。

(2)用药护理:指导患者了解常用药物及用法、不良反应及注意事项等。

①皮质类固醇:急性发作时的首选药物,目的是抗感染和免疫调节,常用药物有甲泼尼龙和泼尼松。大剂量短程疗法时,监测血钾、血钠、血钙,防止电解质紊乱,长期应用不能预防复发,且不良反应严重。

②β-干扰素:具有免疫调节作用。常见不良反应为流感样症状,部分药物可出现注射部位红肿及疼痛,严重时出现肝功能损害、过敏反应等。注意观察注射部位有无红肿、疼痛等不良反应。

③免疫球蛋白:降低复发率。常见的不良反应有发热、面红,偶有肾衰竭、无菌性脑膜炎等不良反应发生。

④免疫抑制剂:多用于继发进展型多发性硬化,主要不良反应有白细胞减少、胃肠道反应、皮疹等。

(3)心理护理:因疾病反复发作,且进行性加重,患者易出现焦虑、抑郁、恐惧等心理障碍,护士应加强与患者沟通,了解其心理状态,取得信赖,帮助患者树立战胜疾病的信心。

(4)对症护理

①感染:患者出现高热、肺炎等并发症时,严密监测病情变化,采取降温措施,注意休息,保证足够的热量和液体摄入,必要时吸氧。

②排泄功能:保持患者大小便通畅。便秘患者,指导其进食富含纤维素的食物,适量增加饮水量,顺时针按摩腹部,促进肠蠕动,必要时遵医嘱给予缓泻剂或灌肠。评估患者有无排尿异常,尿失禁患者可遵医嘱给予留置导尿,尿潴留患者可采用听流水声、按摩腹部、热敷等方法促进排尿,若效果不佳,可遵医嘱给予留置导尿,观察并记录尿液的颜色、性质和量,严格无菌操作,加强会阴护理,预防感染。

③压疮:做好皮肤护理,保持皮肤清洁干燥,定时协助更换体位,加强患者的全身营养状态。

④视力障碍:提供安静、方便的病室环境,灯光强度适宜,减少眼部刺激,生活用品放置于随手可及处。

(二)健康指导

1.疾病知识指导

(1)流行病学:本病好发于北半球的温带和寒带地区,多发于青壮年,女性稍多,与西方国家相比我国急性多发性硬化较多。

(2)主要原因:病因目前尚不完全清楚,目前认为可能与免疫反应、病毒感染、遗传因素及环境因素等有关。

(3)主要症状:病程中症状发作与缓解是本病的重要特点,复发次数可达数十次,每次复发后易残留部分症状和体征,病情逐渐加重。部分患者为进展型,无明显缓解期。病变累及视神经、脊髓、脑干、小脑或大脑半球白质时,可出现多样的临床症状,如运动障碍、感觉障碍、视觉障碍、膀胱功能障碍、构音障碍、疼痛、精神症状等。核间性眼肌麻痹和旋转性眼球震颤为高度提示本病的体征。

(4)常用检查项目:脑脊液检查、电生理检查、头 CT 检查、头 MRI 检查。

(5)治疗:在急性期首选皮质类固醇治疗,进展型多发性硬化可使用免疫抑制剂。缓解期为预防复发和治疗残留症状,可采用β—干扰素疗法和免疫球蛋白输注。出现运动障碍、尿便异常、精神障碍等症状时对症治疗。

(6)预后:多数患者呈缓解—复发病程,在数月或数年内死亡;部分患者复发次数不多或在首次发作后完全缓解,预后较好;个别患者病情发展快,初次发病即死亡。

2.日常生活指导　鼓励患者做力所能及的事情,适当进行体育锻炼,通过良好的膳食增进营养、避免疲劳、感冒、感染、发热、妊娠、分娩、拔牙、冷热刺激等因素引起复发。

3.饮食指导

(1)改变不良的饮食习惯,进食高蛋白、低糖、低脂、易消化吸收的清淡食物,保障液体的摄入。多食新鲜的蔬菜、水果及富含维生素的食物,促进肠蠕动,预防便秘发生。

(2)吞咽障碍的患者给予半流食或流食,预防呛咳及窒息的发生,必要时遵医嘱给予留置胃管,保障营养的摄入,并做好相关护理。

4.用药指导

(1)应用皮质类固醇药物时显效较快,常见的不良反应有电解质紊乱、向心性肥胖、胃肠道不适、骨质疏松等。定期测量血压、监测血糖、离子变化,做好皮肤及口腔护理。应用免疫抑制剂时,常见白细胞减少、胃肠道反应、肝肾功能损害、出血性膀胱炎等不良反应。

(2)按时服用口服药,皮质类固醇药物不能突然减药、加药、擅自停药,防止发生"反跳现象",引起病情波动。

(3)静脉输液时根据病情和药物性质调节滴速,密切观察患者的病情变化,如有异常及时报告医生,并做好相关记录。

5.照顾者指导　与家属做好沟通,因患者的病情反复发作,容易出现焦虑、抑郁、厌世等情绪,家属应配合医务人员,共同给予关爱和支持。

6.预防复发

(1)避免感冒、疲劳、手术、感染、体温升高、拔牙等诱因。

(2)遵医嘱正确用药,定期复诊。

(3)生活规律、适当进行体育锻炼,注意营养均衡,增强抵抗力。

(4)女性患者首次发作后2年内避免妊娠。

(三)循证护理

由于多发性硬化的主要临床特点呈时间上的多发性和空间上的多发性,临床中尚没有行之有效的方法可以治愈。多发性硬化的护理与康复治疗是神经科护理研究的重点。通过对多发性硬化患者的护理与康复治疗进行研究,结果表明多发性硬化患者在系统性的整体护理下可以大大提高生活质量及独立能力。将一般护理、心理护理与健康教育相结合,对患者的功能障碍给予及时、积极的康复治疗,可以减轻患者疾病导致的痛苦并增强康复效果,提高其生存质量。护士是与患者及其家庭的直接接触者,在患者及其家庭、医生及相关医疗工作者之间起着至关重要的纽带作用。多发性硬化的护理需要通过患者及其家庭和护士之间的合作,来提高患者自我护理的能力。

二、视神经脊髓炎患者的护理

视神经脊髓炎(NMO)是一种视神经和脊髓同时或相继受累的急性或亚急性起病的炎性脱髓鞘疾病。表现为视神经炎以及脊髓炎,该病由 Devic 首次描述,又称 Devic 病或 Devic 综合征,有学者认为视神经脊髓炎是多发性硬化的一个变异型。本病多发于青壮年,男女均可罹患。

(一)专科护理

1.护理要点 急性期注意观察患者的视力变化,做好眼部的护理,防止用眼过度,满足患者的基本生活需要,做好安全防护。脊髓损害时根据病变部位的不同,观察患者有无肢体瘫痪、麻木、痉挛,皮肤营养障碍、膀胱功能障碍等。患者出现截瘫时密切观察病变平面的变化,保持患者呼吸道通畅,患者出现呼吸困难、吞咽困难时及时给予相应的护理措施。

2.主要护理问题

(1)生活自理缺陷:与视力丧失或截瘫等有关。

(2)感知改变:与视觉和视神经损伤有关。

(3)有受伤的危险:与短时间内失明或截瘫有关。

(4)知识缺乏:缺乏本病的相关知识。

3.护理措施

(1)一般护理

①环境:病室环境安静,光线明暗适宜,床铺设有床挡,地面无障碍物,去除门槛。床单位清洁、干燥、无渣屑,生活必需品置于伸手可及处。

②生活护理:满足患者的基本需要,协助患者清洁卫生,预防感染。卧床的患者给予气垫床保护皮肤,指导或协助患者取舒适体位,保持肢体功能位,定时更换体位,防止压疮的发生。协助患者被动运动,防止肌肉萎缩。视力部分或全部丧失时做好眼部保护,防止并发症。

③饮食护理:给予高蛋白、高维生素、易消化吸收的饮食,多食蔬菜、水果及富含纤维素的食物,保证热量与水分的摄入,预防便秘的发生。

④病情观察:急性起病时视力可在数小时或数日内丧失,注意评估患者的视力变化,有无疼痛、视神经盘水肿、视神经萎缩。出现截瘫时,病变平面是否上升,有无尿潴留、尿失禁等自主神经症状。

(2)用药护理:指导患者了解常用药物、用法、不良反应及注意事项等。首选药物为大剂量皮质类固醇,如甲泼尼龙或地塞米松冲击疗法,使用时严密观察不良反应,如继发感染,血压、血糖、尿糖的变化等。

(3)心理护理:因视力部分或全部丧失,可出现焦虑、急躁等情绪,告知患者本病多数患者视力在数日或数周后可恢复,要积极配合治疗;出现运动、感觉及自主神经功能损害时,应稳定患者的情绪,帮助患者树立战胜疾病的信心。

(4)康复护理

①急性期康复:保持良好的肢体功能位置,协助被动运动和按摩,促进血液循环,防止关节畸形和肌肉萎缩,定时更换体位,预防压疮的发生。

②恢复期康复:根据患者的病情,制订恢复期康复计划,由易入难,循序渐进,如翻身训练、坐起训练、转移训练、站立训练、步行训练等。

(二)健康指导

1.疾病知识指导

(1)流行病学:本病在我国多见,男女均可发病,女性稍多,多见于 20~40 岁,一般急性或亚急性起病。

（2）形成的主要原因：病因及发病机制目前尚不完全清楚，可能是多发性硬化的一种临床亚型或临床上的一个阶段。

（3）主要症状：起病前可有上呼吸道或消化道的感染史，少数患者有低热、头痛、咽痛、周身不适等前驱症状，同时或相继出现视神经损害及脊髓损害。在短时间内连续出现较严重的视神经炎和脊髓炎预示为单相病程，也可有缓解－复发，多数复发病程间隔期为5个月左右。

①视神经损害表现：为视神经炎及球后视神经炎，双眼同时或先后受累。急性起病时，受累侧眼数小时或数日内视力部分或完全丧失，伴眼球胀痛。视神经炎眼底检查可见早期有视神经盘水肿，晚期有视神经萎缩；球后视神经炎眼底检查可见早期眼底正常，晚期视神经萎缩。大部分患者视力可在数日或数周后有显著恢复。

②脊髓损害表现：临床常表现为播散性脊髓炎，体征呈不对称和不完全性。首发症状为肢体麻木、肩痛或背痛，继而出现截瘫或四肢瘫，感觉障碍等。自主神经损害时可出现尿便异常、皮肤营养障碍等。

（4）常用检查项目：脑脊液检查、诱发电位、MRI检查等。

（5）治疗：首选皮质类固醇治疗，大剂量冲击疗法，再改为口服逐渐减量至停药。皮质类固醇治疗无效时，可用血浆置换来改善症状。出现运动、感觉和自主神经功能障碍时对症治疗。

（6）预后：多因连续发作而加剧，预后与脊髓炎的严重程度及并发症有关。

2.日常生活指导 进行功能锻炼的同时，保证足够的休息，劳逸结合。鼓励患者保持情绪平稳，防止感冒、外伤、疲劳等诱发因素，加强营养，增强机体抵抗力。

3.用药指导 对药物的使用进行详细的指导，做好药物不良反应与病情变化的区分。应用皮质类固醇药物时注意观察药物效果及不良反应。口服给药时，按时服用，不能擅自减量、加量，甚至停药，防止"反跳现象"的发生。

4.饮食指导 保持营养均衡，保证热量与水分的摄入，多食新鲜的蔬菜和水果，减少并发症的发生。

5.预防复发 遵医嘱正确用药，定期门诊复查，预防各类诱发因素的发生，适量运动，如出现病情变化及时就诊。

三、急性播散性脑脊髓炎患者的护理

急性播散性脑脊髓炎（ADEM）是一种广泛累及中枢神经系统白质的急性炎症性脱髓鞘疾病，通常发生在感染、出疹或疫苗接种后，故又被称为感染后、出疹后、疫苗接种后脑脊髓炎，主要病理特点为多灶性或弥漫性脱髓鞘。好发于儿童及青壮年，无季节性，散发病例多见，通常为单项病程。

急性出血性白质脑炎（AHLE）被认为是急性播散性脑脊髓炎的暴发型，起病急骤，病情凶险，死亡率较高。

（一）专科护理

1.护理要点 监测患者的生命体征，密切观察患者瞳孔、意识的变化，患者有无痫性发作、脑膜刺激征、脑疝等的发生。急性期特别关注患者有无呼吸肌麻痹，保持呼吸道通畅，维持生命功能，加强安全护理，避免患者受伤。

2.主要护理问题

(1)急性意识障碍与大脑功能受损有关。

(2)体温过高与感染、免疫反应等有关。

(3)低效性呼吸型态与呼吸肌麻痹有关。

(4)有皮肤完整性受损的危险与脊髓受累所致瘫痪有关。

(5)躯体活动障碍与脊髓受累所致瘫痪有关。

3.护理措施

(1)一般护理

①生活护理:急性期指导患者卧床休息,保持病室安静。满足患者的生理需要,做好各项清洁卫生工作,如皮肤的护理、头发的护理、口腔护理、会阴护理等。

②饮食护理:给予高蛋白、高维生素,易消化吸收的食物,保证水分的摄入。患者不能经口进食时,给予肠外营养或留置胃管,并做好相关护理工作。

③病情观察:密切观察患者的意识、瞳孔及生命体征变化并详细记录。出现病情变化时及时报告医生,并配合抢救。

(2)发热的护理

①针对病因进行药物治疗。

②物理降温:给了酒精、温水擦浴等,局部使用冰帽、冰袋、冰槽等降温,小心谨慎,防止冻伤发生。

③适量增加液体摄入。

④注意保暖。

⑤监测体温。

(3)用药护理

①使用肾上腺皮质类固醇药物时,早期、足量、短程、合理使用,注意观察用药效果及不良反应。

②使用免疫抑制剂时易出现白细胞减少、胃肠道反应、肝肾功能损害等不良反应。用药期间需严密观察,监测血常规及肝肾功能。

③保持水、电解质及酸碱平衡。

(4)心理护理:及时了解患者的心理状况,关心体贴患者,树立信心,取得患者的信任与配合。

(5)安全护理

①意识障碍或躯体移动障碍的患者给予床挡保护。

②患者出现痫性发作时要尽快控制发作,遵医嘱正确用药,保持呼吸道通畅,维持生命功能,预防外伤及其他并发症的发生。

(6)呼吸肌麻痹的护理:给予持续吸氧。保持呼吸道通畅,勤翻身、叩背,及时清理口鼻分泌物,鼓励患者深呼吸及有效咳嗽。出现呼吸困难、动脉血氧饱和度下降或血气分析指标改变时要及时报告医生,必要时遵医嘱给予机械通气,根据患者的病情实施面罩吸氧、气管插管、气管切开等措施。

(二)健康指导

1.疾病知识指导

(1)流行病学:本病好发于儿童及青壮年,散发病例多见,四季均可发病,男女发病率差异不大。

（2）形成的主要原因：发病机制尚不清楚，可能与感染、疫苗接种或某些药物所引起的免疫反应有关。

（3）主要症状：多在感染或疫苗接种后1～2周急性起病，突然出现高热、头痛、呕吐、癫痫发作、意识障碍等，脊髓受损平面以下的截瘫或四肢瘫；急性出血性白质脑炎起病呈暴发式，表现为高热、头痛、意识障碍进行性加重、精神异常、瘫痪等，症状和体征迅速发展，死亡率高。

（4）常用检查项目：血常规、血沉、脑脊液、脑电图、肌电图 CT 检查、MRI 检查等。

（5）急性播散性脑脊髓炎的治疗：早期使用肾上腺皮质类固醇，抑制炎症脱髓鞘，减轻脑和脊髓的充血和水肿，保护血脑屏障。无效者考虑使用血浆置换和免疫球蛋白。部分治疗效果不明显的患者使用免疫抑制剂。

（6）急性播散性脊髓炎的预后：大多数患者可明显恢复，预后与发病诱因及病情的严重程度有关，部分患者遗留有功能障碍。急性出血性白质脑炎死亡率高。

2. 用药指导

（1）使用肾上腺皮质类固醇药物时，早期、足量、短程治疗，合理用药，减少不良反应。密切观察药物效果，减量过程中，注意药物剂量的变化。

（2）口服药按时服用，不要根据自己感受减药、加药，忘记服药或在下次服药时补上忘记的药量会导致病情波动；不能擅自停药，以免造成"反跳"现象。

3. 日常生活指导　指导患者自我护理的方法，提高患者的自理能力，满足患者的各项生理需求。定时更改体位，防止皮肤破损。深呼吸、有效咳嗽，勤翻身、叩背、吸痰，防止肺感染。保障营养摄入，促进疾病康复。

（三）循证护理

急性脊髓炎发病急，病变水平以下的运动、感觉神经功能障碍，多伴有多种并发症。尤其以颈段性和上升性脊髓炎危害更严重，威胁青壮年的健康和生存质量。通过对 29 例急性脊髓炎患者的病情进行有针对性的观察并积极采取预见性的护理措施，能使并发症的发生明显降低，并提高抢救成功率。结论证明进行针对性的观察病情及采取预见性的护理措施在积极预防并发症，降低致残率、病死率，提高疗效，减轻疾病所致痛苦等方面有着至关重要的作用。

第七节　流行性脑脊髓膜炎的护理

流行性脑脊髓膜炎（epidemic cerebrospinal meningitis，meningococcal meningitis）简称流脑，是由脑膜炎奈瑟菌引起的急性化脓性脑膜炎，主要临床表现为突发高热，剧烈头痛，频繁呕吐、皮肤黏膜瘀点、瘀斑及脑膜刺激征。严重者可出现败血症休克和脑实质损害。

一、病原学

脑膜炎奈瑟菌（又称脑膜炎球菌）属奈瑟氏菌属，革兰染色阴性，呈肾形双球菌，常呈凹面相对成对排列或呈四联菌排列。有荚膜，无芽胞，不活动。该菌仅存在于人体，可从带菌者鼻咽部及患者血液、脑脊液、皮肤瘀点中发现。多数存在于中性粒细胞中，裂解时能产生毒力较强的内毒素，是致病的重要因素。为专性需氧菌，在普通培养基上该细菌不易生长，在巧克力或血培养基或卵黄培养基上生长良好。

脑膜炎奈瑟菌具有下列主要抗原:血清群特异性荚膜多糖、主要外膜蛋白、脂寡糖及菌毛抗原等。按表面特异性荚膜多糖抗原之不同分为 A、B、C、D、X、Y、Z、29E、W135、H、I、K、L13 个亚群(90%以上为 A、B、C3 个亚群)。

本菌对干燥、湿热、寒冷、阳光、紫外线及一般消毒剂均极敏感,在体外易自溶而死亡。

二、流行病学

1.传染源　带菌者和患者。患者从潜伏期末开始至发病 10 天内具有传染性。本病隐性感染率高,在流行期间,人群带菌率高达 50%,感染后病原菌寄生于人的鼻咽部,无症状不易被发现,而患者经治疗后细菌很快被消灭,所以带菌者作为传染源的意义更重要。

2.传播途径　病原菌借咳嗽、打喷嚏由飞沫直接从空气中传播,因其在外界生活力极弱,故通过日常用品间接传播的机会极少。但密切接触如同睡、怀抱、喂乳、接吻等对 2 岁以下婴儿传播本病有重要意义。

3.人群易感性　人群普遍易感,感染后仅 1‰ 出现典型临床表现。新生儿有来自母体抗体故很少发病,6 个月至 2 岁时抗体降到最低水平故发病率最高,以后随年龄增长因隐性感染而逐渐获得免疫力故发病率逐渐下降。人感染后产生特异性免疫力,各群间有交叉免疫,但不持久。

4.流行特征　本病遍及全球,在温带地区可出现地方性流行,全年经常有散发病例出现,但多见于冬春季节,从每年 11 月至次年 5 月,流行高峰为 3、4 月,5 月开始下降。我国曾发生多次全国性大流行,流行株以 A 群为主,自 1985 年开展 A 群菌苗注射后,发病率持续下降,未再出现全国性大流行。近几年有上升趋势,尤其是 B 群和 C 群有增多的趋势。

三、发病机制与病理特征

病原菌侵入鼻咽部后,如免疫力低下,细菌可在鼻咽部繁殖而成为无症状带菌者,或仅有轻微的上呼吸道感染症状而获得免疫力。少数情况下,当人体免疫力明显低下或细菌毒力较强时,细菌可从鼻咽部进入血液循环,形成短暂菌血症,表现为皮肤黏膜出血点,仅极少数发展为败血症,继而侵犯脑脊髓膜,形成化脓性脑脊髓膜炎。

细菌释放的内毒素是本病致病的重要因素。败血症期间细菌侵袭皮肤血管内皮细胞,迅速繁殖并释放内毒素,引起全身中毒症状及皮肤、黏膜出血征象。内毒素引起全身的施瓦茨曼反应,激活补体,血清炎症介质明显增加,产生循环障碍和休克。脑膜炎球菌内毒素较其他内毒素更易激活凝血系统,因此在休克早期便出现 DIC,及继发性纤溶亢进,进一步加重微循环障碍、出血和休克,最终造成多器官功能衰竭。

细菌侵犯脑膜,进入脑脊液,释放内毒素等引起脑膜和脊髓化脓性炎症及颅内压增高,引起惊厥、昏迷等症状。严重脑水肿时形成脑疝,可迅速致死。

败血症期主要病变为血管内皮损害,血管壁炎症、坏死和血栓形成,组织、脏器出血,也可见心肌炎和肺水肿;脑膜炎期主要病变为软脑膜和蛛网膜的化脓性炎症;暴发休克型皮肤、内脏血管损害更加广泛、严重,造成组织的广泛出血;暴发脑膜脑炎型病变主要在脑实质,脑组织充血、出血、水肿、坏死,颅内压升高,严重者可有脑疝。

四、临床表现

潜伏期 1～7 日,一般为 2～3 日,据病情和病程分为下列临床类型。

1.普通型 最常见占全部病例的90%以上。

(1)前驱期(上呼吸道感染期):多数患者症状不明显,少数患者可出现低热、咽痛、咳嗽、鼻炎、全身不适等症状,持续1～2日。

(2)败血症期:起病急,突起寒战、高热,体温39～40℃,伴头痛、呕吐、全身痛、精神极度萎靡等明显的全身中毒症状。婴幼儿常表现哭闹、拒食、烦躁不安、皮肤感觉过敏和惊厥。70%～90%的患者出现皮肤、黏膜瘀点,初呈鲜红色,迅速增多、扩大,中央呈紫黑坏死,以四肢、软腭、眼结膜及臀等部位多见。其出现速度、范围大小及颜色与病情有关,本期持续1～2日。

(3)脑膜炎期:除高热和中毒症状外,出现剧烈头痛、频繁呕吐、烦躁不安及脑膜刺激征等表现。重者谵妄、抽搐及意识障碍。此期持续2～5日。

(4)恢复期:经治疗体温逐渐降至正常,意识及精神状态改善,皮肤瘀点、瘀斑吸收或结痂愈合,意识及精神状态改善,神经系统检查恢复正常。病程中约10%的患者可出现口周疱疹。在1～3周内痊愈。

2.暴发型 起病急骤,病情凶险,多见于儿童,根据临床表现可分三型。

(1)休克型:突发寒战、高热,伴头痛、呕吐。迅速出现精神萎靡,瘀点、瘀斑迅速增多并融合成大片伴中央坏死。循环衰竭为突出表现,可见面色苍白、四肢厥冷、尿量减少、血压下降、脉搏细速等。

(2)脑膜脑炎型:以脑实质损害为主要表现,除高热、毒血症状、瘀斑外,严重颅内高压为突出表现,出现剧烈头痛、喷射性呕吐、意识障碍,可迅速出现昏迷,严重者可发生脑疝。

(3)混合型:兼有上述两型表现,常同时或先后出现,为最严重的类型,病死率极高。

3.轻型 多发生于流行后期,病变轻微,仅有较轻的上呼吸道感染症状,可出现皮肤少量出血点及脑膜刺激征。

五、辅助检查

1.血常规检查 白细胞计数显著增高,多在20×10^9/L以上,中性粒细胞在80%以上,可出现中毒颗粒。并发DIC时血小板显著下降。

2.脑脊液检查 病初期或休克型患者,脑脊液多无变化,应12～24小时后复查。典型的脑膜炎期,压力增高,外观变混浊如米汤样或呈脓样,白细胞数明显升高超过1000×10^6/L,以中性粒细胞为主,蛋白含量增高,糖和氯化物明显减少。

3.细菌学检查 是确诊的重要方法。

(1)涂片:皮肤瘀点处的组织液或脑脊液离心沉淀物涂片染色镜检,可见革兰染色阴性球菌,有早期诊断价值,阳性率可达60%～80%。

(2)细菌培养:取血液、皮肤瘀点组织液或脑脊液进行培养。抗生素治疗之前进行标本采集并及时送检可提高阳性率。培养阳性者应进行抗菌药物敏感试验。

4.血清免疫学检查 用对流免疫电泳法、乳胶凝集试验等进行脑膜炎奈瑟菌抗原检测,主要用于早期诊断,阳性率在90%以上。

六、诊断要点

1.疑似病例

(1)有流行病学史:冬春季节发病,1周内有流脑患者密切接触史,或当地有流脑的发生或流行;既往未接种过流脑疫苗。

(2)临床表现及脑脊液检查符合化脓性脑膜炎表现。

2.临床诊断病例　在疑似病例的基础上，伴有临床表现及脑脊液检查符合化脓性脑膜炎表现，皮肤黏膜瘀点、瘀斑；或有流脑流行病学史，虽无化脓性脑膜炎表现，但在感染中毒性休克表现的同时伴有迅速增多的皮肤黏膜瘀点、瘀斑。脑膜刺激征阳性。严重患者出现感染性休克、意识障碍、惊厥及呼吸衰竭。

3.确诊病例　在临床诊断病例的基础上，细菌学或流脑的特异性血清免疫学检查阳性。

4.实验室检查　血白细胞计数和中性粒细胞数增高。脑脊液检查压力增高及化脓性改变。

七、治疗原则

1.普通型

(1)病原治疗：应早期、足量应用细菌敏感又能透过血脑屏障的抗生素。①青霉素：目前仍为高度敏感的杀菌药物。缺点为不易透过血脑屏障，即使在脑膜炎情况下脑脊液药物浓度仅为血液浓度的 $10\%\sim30\%$，故需大剂量使用才能达到有效治疗浓度。②头孢菌素：第三代头孢菌素，对脑膜炎球菌抗菌活性强，易透过血脑屏障，毒性低。③氯霉素：本药较易通过血脑屏障，脑脊液药物浓度是血浓度的 $30\%\sim50\%$，对脑膜炎球菌有良好的抗菌作用，适用于对青霉素过敏的患者。用药期间注意监测血象，防止出现骨髓抑制。

(2)一般对症治疗：早期诊断，就地住院隔离治疗。维持足够液体量及电解质平衡。高热时给予物理降温和药物降温，惊厥者适当应用镇静剂。颅内压增高者应用脱水剂降颅压。

2.暴发型

(1)休克型

1)病原治疗：尽早使用有效抗生素如青霉素、氯霉素或头孢菌素。

2)抗休克治疗：①扩充血容量：可快速静脉滴注低分子右旋糖酐、平衡盐液、0.9%氯化钠等液体，改善微循环。②纠正酸中毒：根据血气分析结果，应用5%碳酸氢钠纠正酸中毒。③应用血管活性药物：在扩充血容量和纠正酸中毒基础上，应用血管活性药物，常用山莨菪碱。④肾上腺糖皮质激素：有减轻毒血症状、稳定细胞膜、解除小血管痉挛和增强心肌收缩力作用，有利于纠正休克。⑤抗DIC的治疗：皮肤瘀点、瘀斑迅速增多、扩大并有融合成大片瘀斑的倾向，有血小板明显减少者，是应用肝素治疗的指征。高凝状态纠正后，应输入新鲜血、血浆维生素K，以补充被消耗的凝血因子。⑥保护重要脏器功能：如心率明显增快可用强心剂。

(2)脑膜脑炎型

1)病原治疗：及早应用有效的抗菌药物，同休克型。

2)防治脑水肿、脑疝：治疗关键是较早发现脑水肿，积极脱水治疗，预防脑疝。可快速静脉滴注20%甘露醇，此外还可应用白蛋白、甘油果糖、呋塞米、激素等药物。

3)防治呼吸衰竭：在积极治疗脑水肿的同时，保持呼吸道通畅，必要时气管插管，使用呼吸机治疗。

八、护理评估

1.健康史　是否是流行季节；是否与流脑患者接触过；近期是否接种过流脑疫苗；既往是否得过流脑；注意患者发病年龄。

2.身心状况　询问患者早期是否有发热、咽痛等呼吸道感染症状，评估是否有突然高热、头痛、呕吐、皮肤瘀点、瘀斑、剧烈的头痛、喷射状呕吐、意识障碍等症状。了解患者及家属心理状态。

3.辅助检查　血常规、病原菌培养阳性结果及血清学检查结果。

九、常见的护理诊断/问题

1.体温过高　与脑膜炎奈瑟菌感染有关。

2.组织灌注量改变　与脑膜炎奈瑟菌内毒素引起微循环障碍有关。

3.皮肤完整性受损　与内毒素作用于皮肤、毛细血管有关。

4.潜在并发症　惊厥、脑疝、呼吸衰竭。

十、护理目标

1.体温维持正常范围内。

2.皮肤无破溃,瘀点、瘀斑消失。

3.血压稳定,组织灌注量正常。

4.无并发症发生。

十一、护理措施

1.并发症护理

(1)病情观察:严密监测生命体征、意识状态;瞳孔是否等大等圆,对光反应是否存在,有无抽搐、惊厥先兆;记录 24 小时出入量。一旦发现颅内高压、脑疝的症状体征,如意识障碍、烦躁不安、剧烈头痛、喷射状呕吐、血压升高等及时通知医生。

(2)休息和体位:患者应绝对卧床休息,治疗护理操作要集中进行,尽量减少搬动患者,避免惊厥的发生。呕吐时,患者头偏向一侧。颅内高压的患者需抬高头部。腰椎穿刺后,协助患者去枕平卧 6 小时。

(3)呼吸衰竭的护理:及时吸痰,保持呼吸道通畅,给予吸氧,准备好各种抢救物品和药品,如吸痰器、气管插管或气管切开包、呼吸兴奋剂等,做好抢救的准备。出现呼吸衰竭时,遵医嘱使用洛贝林等呼吸兴奋剂。若患者呼吸停止,应配合医生行气管切开、气管插管,施行机械通气。忌胸外按压。

(4)用药护理:①若使用青霉素治疗,应注意观察有无青霉素过敏反应。应用氯霉素治疗,应注意有无胃肠道反应、骨髓抑制现象等。②应用甘露醇等脱水剂时,要注意观察呼吸、心率、血压、瞳孔的变化,颅内高压、脑膜刺激征表现有无改善,脱水的同时注意监测电解质平衡状况。颅内高压者行腰椎穿刺前应先脱水治疗,以免诱发脑疝。③使用强心剂时,严格掌握给药方法、剂量、间隔时间,观察心率、心律的变化。④应用肝素治疗 DIC 时,要注意用药剂量、用法、间隔时间,观察有无过敏反应及出血情况。

(5)安全护理:意识障碍者,应使其头偏向一侧,避免呕吐物吸入,造成吸入性肺炎。昏迷患者应注意有无尿潴留,及时给予排尿,以防患者躁动引起颅内压增高,对于烦躁不安者,应加床栏或四肢加以约束,防止患者坠床,必要时遵医嘱给予镇静剂。

2.皮肤护理

(1)皮肤观察:注意全身皮肤有无瘀点、瘀斑,其部位、大小,进展或好转情况。

（2）皮肤护理：①重点保护出现瘀点、瘀斑的部位，病变局部不宜穿刺。②水疱发生溃破时，可用无菌生理盐水清洗，涂以抗生素软膏保护，以防止继发感染。③瘀点、瘀斑在吸收过程中，常有刺痒感，应修剪并包裹患者指甲，避免抓破皮肤。④昏迷患者应定时翻身、拍背，翻身时避免推、拉、拽等动作，防止擦伤皮肤。定时按摩受压部位，以防压疮发生，也可用气垫、空心圈等加以保护。⑤床褥保持清洁、平整，内衣裤应柔软、宽松、勤换洗，防止大小便后浸渍。

十二、护理评价

1.评估患者体温是否恢复正常。

2.患者皮肤是否有破溃，感染情况发生。

3.组织灌注量是否改变或恢复正常。

4.是否有潜在并发症发生。

十三、健康指导

1.疾病知识指导　帮助患者和家属掌握本病的有关知识和皮肤护理及自我护理方法，积极配合治疗，促进早日康复。

2.生活指导　患者要绝对卧床休息，保持室内迪风、安静、清洁。少数患者可留有耳聋、失明或肢体瘫痪等神经系统后遗症，应指导进行切实可行的功能锻炼与康复保健治疗，以提高生活质量。

3.病情观察　指导指导患者及家属细心观察、及早识别病情变化，定期门诊随诊，发现患者就地隔离治疗。

4.用药指导　讲述流脑治疗的用药注意事项，嘱患者遵医嘱用药，教会其观察药物疗效和不良反应。

5.安全指导　指导家属应注意及时给昏迷患者排尿。对于意识障碍或嗜睡者，避免呕吐物吸入，造成吸入性肺炎。烦躁不安者应加床挡或四肢加以约束，防止患者坠床。

参考文献

[1]赵爱平.手术室护理[M].北京:人民卫生出版社,2012.

[2]王欣然,杨莘,韩斌如.急危重症护理手册[M].北京:北京科学技术出版社,2012.

[3]邓秀珍.经椎间孔腰椎椎体间融合术治疗腰椎滑脱 19 例围术期护理[J].齐鲁护理杂志,2013(07):91－92.

[4]鄢淑清,毕红颖.内科护理[M].北京:人民卫生出版社,2013.

[5]徐茂凤.内科护理[M].北京:人民卫生出版社,2010.

[6]王立新,姜梅.实用产科护理及技术[M].北京:科学出版社,2008.

[7]郝云霞,朱俊,于丽天,王曼,杨艳敏,谭慧琼,刘庚,杨志敏,张炜,张艳娟,章晏.心脏性猝死高危患者家庭成员心肺复苏培训方法的研究[J].护理研究,2013(07):659－661.

[8]章泾萍.临床护理技能标准操作规程[M].北京:军事医学科学出版社,2012.

[9]许蕊凤.实用骨科护理技术[M].北京:人民军医出版社,2009.

[10]刘桂华.胰腺癌 17 例围术期完全胃肠外营养护理[J].齐鲁护理杂志,2012(18):53－54.

[11]张波,桂莉.急危重症护理学[M].北京:人民卫生出版社,2012.

[12]耿爱芹.羊水栓塞 5 例急救护理[J].齐鲁护理杂志,2012(06):61－62.

[13]王晓军,许翠萍.临床急危重症护理[M].北京:中国医药科技出版社,2011.

[14]温贤秀.实用临床护理操作规范[M].成都:西南交通大学出版社,2012.

[15]付平,林国礼.新生儿及小儿护理技术改进[J].中国民族民间医药,2011(01):100.

[16]孙燕,易祖玲.骨科护理[M].北京:人民军医出版社,2010.

[17]吴荷玉,王萍.急性冠状动脉综合征早期冠状动脉血运重建术的手术配合[J].中华护理杂志,2011(12):1220－1221.

[18]李俊华,程忠义,郝金霞.外科护理[M].武汉:华中科技大学出版社,2013.

[19]王瑛,季艳玲,吴鹏.老年骨折患者危险因素分析与综合护理干预[J].齐鲁护理杂志,2013(16):49－50.

[20]袁丽,武仁华.内分泌科护理手册[M].北京:科学出版社,2011.

[21]赵东红,王健.羊水栓塞 5 例急救护理[J].中华护理杂志,2012(06):557－558.

[22]刘杰,吕云玲.内科护理[M].北京:人民卫生出版社,2010.

[23]岳晓红,闫翠云,张玢玢.妊娠期糖代谢异常筛查的临床研究[J].护理研究,2012(24):2271－2272.

[24]卢根娣,席淑华,叶志霞.急危重症护理学[M].上海:第二军医大学出版社,2013.

[25]王晓红,王国标,邱平.儿科护理[M].武汉:华中科技大学出版社,2013.

[26]王兴民.消化病诊疗护理手册[M].济南:山东大学出版社,2013.

[27]任辉,余珊.内科护理技术[M].北京:人民卫生出版社,2012.

[28]王丽娟,孙苗芳.非酒精性脂肪肝病运动疗法的研究进展[J].中华护理杂志,2014

(05):588—592.

[29]石兰萍.临床内科护理基础与实践[M].北京:军事医学科学出版社,2013.

[30]王青尔,周婷婷,吕桂兰,孙慧敏,谌璐,钱凯,李涛彧,俞雨生.关键监测指标在腹膜透析患者容量管理中的应用效果[J].中华护理杂志,2014(06):661—666.

[31]邱丽清,蔡文智.内科护理学实验指导[M].北京:科学出版社,2013.

[32]李静.48例肝性脑病的护理体会[J].中国伤残医学,2013(04):314—315.

[33]黄行芝,刘庆,彭树兰.临床护理实用手册[M].北京:人民军医出版社,2011.

[34]李一杰,张孟,何敏.急救护理[M].武汉:华中科技大学出版社,2013.

[35]邓秀珍.经椎间孔腰椎椎体间融合术治疗腰椎滑脱19例围术期护理[J].齐鲁护理杂志,2013(07):91—92.